자폐 스펙트럼 장애와 언어로서의 예술치료

『자폐 스펙트럼 장애와 언어로서의 예술치료(*Art as a Language for Autism*)』는 자폐 스펙트럼 장애가 있는 이들과 함께 작업할 때 흔히 발생하는 임상적인 문제를 다루며, 사고의 과정과 선호도가 분명한 어린 내담자들에게 예술적 표현이 어떻게 의사소통을 위한 언어로 제공될 수 있는지를 살펴본다.

이 책은 예술과 놀이에 기반한 접근법이 어떻게 치료 작업에서 효과적인 도구가 될 수 있는지를 탐색하면서 어린 내담자가 의사소통, 표현, 공감적 이해를 충분히 지원할 수 있는 표현적 '언어'를 찾고 이완, 진정, 대처 기술을 구축하는 데 도움이 되는 전략을 소개한다. 내담자의 개별적인 강점과 관심사를 기반으로 구축된 이 놀이적이고 통합적인 접근법은 자폐증이 있는 아동·청소년 개개인의 감각통합과 발달적 필요성에 대한 인식을 특징으로 한다. 독자는 이러한 재료들과 치료 과정에 대한 인지도를 높임으로써 자신의 어린 내담자가 알고 있고 관심 있어 하는 것을 함께 나눌 공간을 마련해줄 수 있다.

이 흥미진진한 신간은 자폐 스펙트럼에 속한 아동 및 청소년과 함께 작업하는 임상의들에게 꼭 필요한 책이다.

제인 페리스 리처드슨(Jane Ferris Richardson)은 미술치료사, 전시 예술가, 놀이치료사이자 레슬리 대학교 미술치료학과의 부교수로 재직 중이다. 그녀는 아이들과 함께 하는 작업에서 예술과 놀이를 모두 결합한 발달 기반적인 통합접근법을 주로 활용한다.

"아동의 발달 및 의사소통 능력을 알아가는 과정 속에서, 나는 아이들이 우리에게 자신을 드러낼 때까지 우리가 매우 협소한 시각으로 한계를 정해놓고 아이들을 이해한 다는 사실을 무용계에서 임하면서부터 깨닫게 되었다. 이러한 관점에서『자폐스펙트럼 장애와 언어로서의 예술치료』는 가장 훌륭하고 환영할만한 책으로, 독자들에게 관계 형성 및 아이와 그 가족의 삶을 변화시키는 결과를 재구상하는 강력하고 창의적인 접근 방식에 대한 통찰력을 제공한다. 수십 년간의 실제 임상 경험과 예술 및 놀이 기반 치료 실습에 대한 풍부하고 깊이 있는 학문적 지식을 바탕으로 쓰인 제인의 저서는 정말로 획기적이며, 아이들 개개인의 고유한 잠재력을 주시하고 이를 발견해낼 수 있는 영감을 주는 하나의 통로를 제공한다."

- 앨리 골딩(Ali Golding), 이학 석사, 특수교육요구 대학원 인증 과정 이수,
학사 학위, 영국 왕립예술학회 석학회원
무브먼트 웍스 설립자, 감독, 예술 감독

"리처드슨 박사는 자폐 스펙트럼 장애에서 절실히 필요로 했던 문헌에 공헌함으로 써 임상의, 교육자, 부모에게 자폐 스펙트럼 장애 아동에 대한 창의적 접근법의 가치를 알려주고 있다. 리처드슨은 의사소통에 어려움을 겪는 일반인들을 위해 의사소통 수단 의 하나로 예술을 제시해 왔으며, 예술이 근본적인 표현 방식이라는 사실을 우리에게 상기시킨다. 그녀가 어린 환자들에게 전하는 말과 경험은 진심 어린 존중을 바탕으로 하며, 예술 및 놀이치료사, 심리학자, 자폐 연구자들의 이론을 전문적으로 엮어 이러한 일화들을 해설하고 있다. 이 책을 학생, 환자, 동료들에게 추천하기를 바란다."

- 레이첼 브랜도프(Rachel Brandoff) 박사, 미국 공인 미술치료사,
미국 공인 미술치료 수퍼바이저, 미국 공인 예술치료사
토마스 제퍼슨 대학교 미술치료 심화과정,
커뮤니티 및 트라우마 상담 프로그램의 조교수 및 코디네이터

"이 사려 깊은 책은 레지오 에밀리아의 인본주의적인 접근법과 미술치료 사이의 연 결 고리를 이어준다. 이탈리아의 교육 철학은 아이들을 유능하고 온전한 존재, 그리고 사회의 일부로 인식하는 것이다. 제인 페리스 리처드슨은 이를 특히 예술치료와 자폐증 분야에 깊이 접목시켰다. 그녀는 다양한 만화경을 통해 각 개인에 맞춰 조율되어 가는 치료과정을 보여준다. 그녀는 각 환자에 대한 심층적인 조율 과정을 통해 시각 예술, 음 악, 동작, 놀이, 모래 놀이, 스토리텔링과 같은 많은 비언어적인 의사소통 언어를 재미있 게 결합한다. 다양한 개입 범위는 마음, 뇌, 감각 간의 연결고리를 통합한다. 그녀는 예 술이 치료에서 얼마나 중요한지, 그리고 특히 자폐증이 있는 아동의 경우에는 예술이 그 아이에게 접근하는 유일한 방법일 수도 있음을 보여준다. 이 책은 예술치료와 놀이 치료에 관심이 있고 자폐증을 가진 사람들과 함께 작업하고자 하는 이들에 대한 의미 있는 공헌이라 할 수 있다."

- 노나 오벡(Nona Orbach), 종합 예술가, 치료사, 블로거, 발표자.
최근 출간작: 굿 이너프 스튜디오(*The Good Enough Studio*)

"제인 페리스 리처드슨은 그녀의 저서, 『자폐 스펙트럼 장애와 언어로서의 예술치료: 자폐 스펙트럼 아동 및 청소년과 효과적인 치료 관계 형성하기』에서 자폐증적 아동에 대해 매우 획기적이고 흥미로운 시각을 제시했다. 리처드슨은 놀이의 치료적 힘과 예술의 치유적 요소 및 표현적 개입을 할 수 있는 교차 지점을 능숙하게 엮어 보여준다. 이 책은 전반적으로 환자 사례, 사례 연구 지원, 미술 및 놀이 개입을 제시하고 있다. 특히 청소년을 위한 12장과 예술을 통한 어머니와 아들의 여정 및 교감이 설득력있게 묘사한 14장은 눈여겨볼 필요가 있다. 이 책은 자폐증적 아동 및 그 가족과 작업하는 창의적이며 표현력을 지닌 치료사들에게 도움을 줄 것이다. 또한 부모와 가족에게 설득력있는 통찰력을 건네는 책이기도 하다. 자폐성이 있는 사람들을 위한 예술의 힘과 관련성은 그간 문헌에서 충분히 다뤄지지 않았다. 리처드슨은 이 부족한 부분을 메워줄 수 있는 훌륭한 작업을 해내고 있다."

- 로버트 제이슨 그랜트(Robert Jason Grant) 박사, *AutPlay*® 테라피 창립자

JANE FERRIS RICHARDSON

ART AS A LANGUAGE FOR AUTISM

자폐 스펙트럼 장애와 언어로서의 예술치료

Building Effective Therapeutic Relationships
with Children and Adolescents

옮긴이 이현지

자폐 스펙트럼 장애와 언어로서의 예술치료

첫째판 1 쇄 인쇄 │ 2023년 10월 13일
첫째판 1 쇄 발행 │ 2023년 10월 23일

지 은 이   Jane Ferris Richardson
옮 긴 이   이현지
발 행 인   장주연
출 판 기 획   임경수
책 임 편 집   김지수
편집디자인   조원배
표지디자인   김재욱
발 행 처   군자출판사(주)
　　　　　등록 제4-139호(1991. 6. 24)
　　　　　본사 (10881) **파주출판단지** 경기도 파주시 회동길 338(서패동 474-1)
　　　　　전화 (031) 943-1888　　　　팩스 (031) 955-9545
　　　　　홈페이지 │ www.koonja.co.kr

Art as a Language for Autism
ⓒ 2023 Taylor & Francis
All Rights Reserved.

Authorised translation from the English language edition published by Routledge, a member of the Taylor & Francis Group LLC.

This translation of Art as a Language for Autism is published by arrangement with Routledge.

ISBN 979-11-7068-059-8 (93510)

정가 15,000원

"아이들은 예술을 통해 자신이 누구인지를 우리에게 보여준다."는 사실을 일깨워 준 무용가이자 교사이자 작가이자 자폐동작치료(Autism Movement Therapy)의 창시자인 조안 라라(Joanne Lara)에게 이 책을 바칩니다.

목차

여는 글

숀 맥니프

지난 50년 동안 나는 동료들에게 모든 예술 형태의 표현 방식이 상호적으로 동등하게 통합적으로 접근되어야 하며, 치료 및 교육에서도 마찬가지로 우리가 세상을 배우고 참여하는 무한하고 고유한 방식을 지원해야할 필요성을 인식할 것을 촉구해왔다. 제인 페리스 리처드슨은 이와 관련된 질문을 다루면서 심층적이면서 수준 높은 예술성과 설득력 있는 실용성에 근거하여 명확하고 뚜렷한 언어로 예술과 경험에 대한 통합적인 비전을 제시한다. 그녀는 모든 예술 형태의 표현 방식과 더불어 교육과 치료, 인지와 감정 영역을 융합하여, 각 개인의 다양한 니즈와 능력에 맞춰 성장할 수 있는 공동체로 나아가도록 고안된 상상력 넘치는 학습 환경의 사례를 만들어냈다. 이 책에서 제시하는 타인의 참여를 유도하는 창의적인 접근법은 자폐증의 고유한 증상을 다룰 수 있을 뿐만 아니라 치료와 교육에서도 더욱 포괄적이고 전문적인 실습 모델로 활용할 수 있다.

통상적으로 아동 및 청소년에게는 공유된 목표와 역량 달성을 위해 개개인의 다양한 삶의 경로에 맞춰 학습하도록 설계한 개별맞춤형의 접근법이 많은 도움이 될 것이다. 그러나 우리 사회의 직업 및 제도적인 구조는 이와는 정반대되는 경향을 띠며, 여러 가지 경험적 측면에 임의적인 경계를 세워 구분 지음으로써 생산적인 형태의 상호의존적 관계를 저해하고 있다. 나는 이러한 현상을 바라보면서 다음과 같은 질문을 계속해서 던지게 된다. 과연 치료와 교육이 우리의 삶에서 더 진보하기를 바라는 충만함과 창조적인 상호성을 실현할 수 있을 것인가?

현재나 과거에 통용되었던 방식이 미래에도 효과가 있을 거라고는 절대 장담할 수 없으므로 우리는 겸허한 자세로 젊은이들이 배움을 통해 성장할 수 있도록 도와야 한다. 예술은 과학과는 달라서, 적용 시 오차 없이 주어진 절차를 실행하거나 절차의 첫 단계에서부터 마지막 단계가 어떻게 종료될 것인지 정확하게 예측하기란 불가능하다. 아이들을 양육하는 것뿐만 아니라 교육하고 치료하는 과정은 관계를 형성하고 여러 가지

시도를 하는 등 헌신적인 노력을 요하는 창의적인 분야다. 창의적인 작업이 필요한 치료 과정에서 불확실성은 필연적이다. 좌절의 순간 또한 필연적으로 찾아올 것이며, 그럼에도 불구하고 끝까지 헌신할 수 있는 능력이 필요한데, 이러한 복합적인 창의성을 요하는 치료 과정에 대한 믿음만 잃지 않는다면 통제에서 벗어난 일에 대해서도 숙고, 인정, 통합하려는 이성적인 사고를 통해 더 나은 방향으로 이 과정을 이끌어나갈 수 있을 것이다(McNiff, 1998).

우리는 문제가 발생할 때, 특히 매우 심각한 문제가 발생할 때면 항상 색다른 것을 시도하게 된다. 나의 경험상 예상치 못한 일에 대응하고 이를 포용해낼 수 있을 때 이에 비례하여 실질적인 효과를 볼 수 있으며, 타인이 자기 고유의 삶을 창조하는 과정에 있을 때 옆에서 최선을 다해 그들을 도와 줄 때야 비로소 이러한 효과를 기대할 수 있다. 우리는 전문가라서 이미 답을 알고 있다고 자신하지 말고, 우리 모두 살다 보면 다방면으로 복잡한 경험에 직면하는 일이 생기듯이, 아동 및 청소년이 이를 직면하고 헤쳐 나갈 때 자신의 길을 찾을 수 있도록 옆에서 도울 수 있어야 한다. 이러한 접근법은 여러 면에서 현대 사회에서 당연시 여기는 예측 가능성, 통제성을 갖추고 동일하게 적용 가능한 결과를 기대하는 방식과는 큰 차이를 보인다. 변화에 대한 거부감, 반복되는 행동에 대한 심각한 집착 증상과 같은 자폐적인 특징이 일상을 살아가는 일반인들에게서도 조금씩 찾아볼 수 있다는 점을 생각해 본다면 자폐증을 가지고 살아가는 이들을 조금은 더 깊이 있게 공감해 볼 수 있을 것이다. 이 책에 등장하는 어린 인물들은 우리가 그들에게 가르침을 주듯이 우리에게 교훈과 메시지를 전달해 주고 있다.

제인 페리스 리처드슨은 자폐증을 지닌 채 살아가는 아동 및 청소년을 대상으로 한 치료 과정에서 상황적인 필요에 따라 다양한 분야의 치료 방식을 적용하고 해당 자원을 집중하는 등 상황별 특성에 맞춰 심층적이고 다양한 사례들을 소개한다. 그녀는 오늘날 치료와 교육에서 흔히 볼 수 있는 획일적인 방법을 적용하는 대신 각 사례마다 치료사와 환자가 공동으로 참여하는 능동적인 방식을 사용한다. 전문적인 서비스를 제공하는 치료사들의 역할과 책임은 이미 정해져 있지만, 치료 과정에 있어서는 상황에 따라 맞춰 상호 간의 지속적인 의사 결정이 이뤄져야 하며, 치료의 목표 및 환자의 안녕을 위해 직관적으로 상황을 판단하여 전반적인 과정이 진행되어야 한다. 예를 들어, 자폐증은 구어적인 의사소통을 심각하게 제한하는 경향이 있기 때문에, 이 책에서는 '언어적 의사소통의 향상을 돕는 감정과 경험을 심도있게 표현하는 다감각적 예술 언어'의 사용과 발달을 탐구한다. 자폐증을 다루는 과정상, 대개는 자폐증이 있는 이들과 소통하고 그들의 삶을 이해하려는 방식 자체가 사실상 수립되어 있지 않기 때문에 우리는 이를 위한 대안책을 강구해야 한다. 언제나 그랬듯이 특수치료적인 맥락에서 효과를 보았던 방식은 삶 전체로 확장해서 적용할 수 있다. 인간은 무언가에 대한 '욕구'가 생기면 생각지도 않았던 일을 하게 된다. 그리고 그 결과는, 교실 안에서 어린아이들과 함께 모든 형태의 예술표현을 '학습 언어'의 하나로 사용한다는 K. K. Gallas의 설명(1991, 1994)과 '아동기의 생태학적 상상력'이 어떻게 생애 전반에 걸쳐 창의력의 기반이 되는지에 관한 이디스 콥(Edith Cobb)의 설명을 통해 확인할 수 있다(1992).

제인 페리스 리처드슨은 자폐증과 이에 대한 치료를 진행하는 과정에서 발생하는 어려움을 경험하면서 창의성과 학습을 탐구하여 이 오래된 분야에 중요한 공헌을 이뤘다. 삶의 모든 영역에서 창의적인 표현의 긍정적인 특징들을 끌어내리면 저항 심리와 두려움은 수반될 수밖에 없다. 나는 이 책을 본보기로 고난과 불편함을 이겨내는 능력을 키우고, 경험적인 모든 측면이 요구되는 더 큰 과정에 앞서 이러한 과정을 필수로 거쳐야 한다는 믿음을 가지고 계속 나아가야 한다고 생각한다. 아동 미술과 놀이에 보편적으로 등장하는 괴물(McCarthy, 2007, 2008, 2015)은 우리가 역경에 맞서는 새로운 방법을 발명하도록 도와주는 친구이자 조력자 역할로 활용될 수 있다. 예술은 고통을 삶에 대한 긍정과 미래에 대한 희망으로 바꿔주며 창작을 통해 그림자를 역으로 사용함으로써 우리의 아픔을 치유할 수 있게 한다(McNiff, 2004, 2015). 고난은 삶을 새롭게 하는 원동력으로 사용될 수 있고, 이 책에서 계속 말하는 바와 같이 예술과 놀이의 긍정적인 결과는 자신감을 쌓게 도와주며 인생을 다방면으로 경험할 수 있도록 이끌어준다.

참조

Cobb, E. (1992). *The ecology of imagination in childhood*. Spring Publications (originally published in 1977, NY: Columbia University Press).

Gallas, K. (1991). Art as epistemology: Enabling children to know what they know. *Harvard Educational Review, 61*(1), 40–50.

Gallas, K. (1994). *The languages of learning: How children talk, write, dance, draw, and sing their understanding of the world*. Teachers College Press.

McCarthy, D. (2007). *"If you turned into a monster": Transformation through play: A body-centered approach to play therapy*. Jessica Kingsley Publishers.

McCarthy, D. (Ed.). (2008). *Speaking about the unspeakable: Non-verbal methods and experiences in therapy with children*. Jessica Kingsley Publishers.

McCarthy, D. (Ed.). (2015). *Deep play*. Jessica Kingsley Publishers.

McNiff, S. (1998). *Trust the process: An artist's guide to letting go*. Shambhala Publications.

McNiff, S. (2004). *Art heals: How creativity cures the soul*. Shambhala Publications.

McNiff, S. (2015). *Imagination in action: Secrets for unleashing creative expression*. Shambhala Publications.

역자서문

　부끄러운 고백을 하자면, 자폐 스펙트럼에 있는 있는 아동과 청소년이 미술치료를 접했을 때 어떤 효과가 있을지 의심한 적이 있었다. 그러나 이 책을 번역하면서 잊고 있던 예술의 본질이 떠올랐다. 예술은 어디에나 있었고, 자폐증적인 사람들에게도 예외가 아니었다. 한번만 보고도 광활한 풍경을 단번에 그려내는 스테판 월셔에서부터 일일이 이름을 나열할 수조차 없을만큼 많은 아웃사이더 아티스트들의 그림은 이미 말하고 있었다. 예술은 자신의 목소리이자 소통의 도구라는 것을 말이다. 따라서 예술치료가 이들에게 무언가를 해주기보다는 이들이 들려주는 이야기를 치료사가 예술을 통해 듣는다고 표현하는 것이 오히려 순서에 맞을지도 모르겠다. 이에 덧붙여, 본문에서 저자가 특히 강조하는 '관심사와 감각 선호도'를 파악하고 공유하는 것은, 아이의 주의를 집중시키고 '내가 너의 이야기를 듣고 있어'라는 소통의 관문이 되어 호혜적이고 상호적인 관계와 활동을 끌어낼 수 있다. 특히 모래가 지닌 유동성, 점토의 가소성과 아이디어를 유발하는 다양한 피규어들은 아이가 자기만의 세상을 구현하는 것을 수월하게 하고, 더하거나 덜어내는 과정, 스토리의 탄생을 통해 창의적인 단계에 이르게 한다. 이 책은 자폐 스펙트럼 장애 치료의 접근방식뿐 아니라 이 분야의 놀이치료사와 예술치료사들이 '더 귀를 기울여야 할 것'과 더 '보아야 할 것'에 대해 친절하게 호소하고 있다.

　번역 중 길을 헤맬 때 신석호 전문의로부터 많은 도움을 받았다. 원서의 제목인 『Art as a Language for Autism』에서 Autism은 DSM-V에 와서 자폐 스펙트럼 장애(ASD)라는 단일 진단명으로 통합되었다. 이전에 미국정신의학협회는 자폐성 장애, 아스퍼거 장애, 소아기 붕괴성 장애, 레트 장애, 상세 불명의 전반적 발달장애(PDD-NOS)를 별개로 진단하였으나 가벼운 정도의 자폐 증세를 보이는 환자와 전형적이고 심한 증세를 보이는 환자의 양 끝단에 다양한 증세가 관찰되었기에 DSM-V의 개정판에서는 공식적인 진단명을 '자폐 스펙트럼 장애'로 하였다. 이는 예전에 TV에서 방영했던 '이상한 변호사 우영우'에서 우영우가 자신을 소개한 대목을 떠올리면 쉽게 이해된다. 따라서 '책의 제목은 '자폐 스펙트럼 장애'로 하되, 본문에서 저자가 혼용하고 있는 Autism, ASD는 '자폐증'과 '자폐 스펙트럼 장애' 또는 ASD로 표기하였다. 또 하나의 중요한 용어는 연속선상(continuum)이다. 'continuum'은 연속, 연속체, 연속선상 등으로 번역되며, 미술치료에서는 '표현치료연속체(Expressive Therapies Continuum)'로도 알려져 있다. 그러나 역자는 이 용어를 '연속체'보다는 '연속선상', 내지는 '연속적 범주'로 해석해 왔다. 'continuum'은 어떤 현상의 강도나 세기의 정도가 끊김 없이 선형적으로 계속 늘어나거나 줄어드는 상태를 말한다. 따라서 양 끝단이 고정되지 않고 계속 움직인다. 연속체를 한자로 표기한 連續體에서 '체(體)'는 유체역학, 즉 물질의 역학적 상태, 운동의 변화상태를 설명하는 물체를 총칭하는 것이다. 그러나 이를 자폐 스펙트럼에 적용했을 때는 '어떤 일이나 현상, 행위 따위가 끊이지 아니하고 죽 이어지는 측면'이라는 '연속선상'으로 해석되는 것이 더 자연스럽다. 자폐 스펙트럼 장애 전문 서적에서도 '연속선상'으로 기술되었으며, 전문의에게 자문한바, 본 역서에서도 문맥에 따라 '연속선상' 또는 '연속성'으로 표기하였다. 다음으로, 'autistic children'과 'children with autism'의 구분이다. 이둘은 편의상 '자폐아', '자폐 아동'으로 부를 수 있으나, 저자는 본문에서 자폐가 그 사람의 전부가 아닌 부분임을 강조하기 위해 이를 의도적으로 구분하고 있다. 따라서 역자는 저자의 가치관을 반영하여 '자폐증적 아동'과 '자폐증이 있는 아동' 등으로 해석하였다. 본문에서 '완벽주의'로 해석된 'perfectionism'은 고집이 매우 강한 완벽주의를 의미하며, 이와 상반되게 사용된 'playfulness'는 완강한 완벽주의가 다소 해제된 상태, 장난기 있고 유희적인 것으로, '유희성'으로 표기하였다. 'non-speaking'은 비언어, 즉 말을 하지 않는 무발화를 의미하며, 'non-autistic people'은 '문제는 있으나, 자폐는 없는 상태'로, 본문에서는 '비자폐인'으로 해석하였다. 신경전형인으로 해석된 'Neurotypical'은 신경질환이 없는 사람을 부르는 말로, 소위 말하는 '정상인'으로 볼 수 있다. 그러나 '신경 다양인'과 이에 상응하는 '신경 전형인'이라는 용어는 인간을 정상과 비정상으로만 보는 이분법적 가치관을 넘어 뇌신경의 다양성으로 바라보는 상징적 용어라고 본다. 따라서, 예술치료 현장에서 발달 장애를 지닌 내담자를 '신경 다양인'의 관점에서 이해하는 것은 당사자만의 관심사와 강점을 이해하는 데 더 많은 도움이 될 것으로 본다.

'우리 사회에 소통이 부재할수록 자폐 스펙트럼에 관한 연구가 더 많이 되어야 한다'는 어느 책의 글귀처럼 오늘날 우리는 경청하지 않음으로써 많은 문제를 놓치고 오해가 생기는 것은 아닐까? 2장의 제목처럼 우리는 천천히 귀를 기울이지 않아서 많은 것을 놓쳤던 것은 아닐까? 신속하고 정확한 것만을 추구하고 경쟁과 서열을 부추기는 이 사회에서 놀이처럼 '유희적이고' 모래처럼 '유연한' 사회를 지향하는 것은 어떨까? 지하철 안에서는 각자의 핸드폰만 보느라 교통약자를 시선에서 놓치거나, 나의 문제를 누군가와 논의하려 해도 '능력'의 이름으로 혼자서 짊어져야 하는 구조가 만연하다. 책의 저자가 언급하듯이 서로 관계를 맺고, 소통하기 위해 상대방을 유심히 관찰하고 경청하는 것은 공감의 밑바탕이 된다. 이는 비단 자폐 스펙트럼 장애라는 진단명에만 국한된 것은 아닐 것이다. 이 책을 다 번역할 때쯤 뉴스에서 연일 보도된 사회 문제들과 저자의 호소가 맞물리면서 이 책의 대상군이 더 광의적이라는 생각을 해 보았다. 바쁘신 와중에도 역자의 질문에 상세히 설명해 주신 신석호 선생님께 진심으로 감사드린다. 올 한해 유난히 바쁜 역자를 이해해주고 기다려주신 군자출판사의 임경수 과장님, 세심하게 편집하고 역자가 놓친 부분까지 짚어주신 김지수 편집자님, 의미 있는 책을 출간하기 위해 고군분투하는 군자출판사 관계자 분들께 깊이 감사드린다. 번역의 부족한 부분들은 앞으로 계속 성장할 역자의 몫으로 남겨두겠다.

이현지

감사의 말

이 책에서 자신의 작품과 이야기를 공유해준 아이들과 그 가족분들에게 감사의 말을 전합니다. 여러분은 제가 귀 기울이지 못해 놓칠 수 있었던 것들을 잘 알려주셨습니다. 또한 이를 통해 더 깊이 이해할 수 있었던 부분을 다른 이들과 공유할 수 있게 해주신 것에 깊은 감사를 드립니다.

훌륭한 인터뷰를 해주고 시간과 자신의 통찰을 아낌없이 나누어준 제니퍼 데미언(Jennifer Damian)과 마이클 톨레슨 로블스(Michael Tolleson Robles)에게 깊이 감사드립니다. 매사추세츠에서 맨해튼, 베이징에 이르는 우리의 공동 연구, 문화 간 협력 및 우리 연구를 발전시켜 준 크리스탈 드메인(Krystal Demaine), 안드레아 골럽(Andrea Gollub, 천홍 왕(Chunhong Wang)에게 감사합니다.

그리고 베이징에서 지치지 않고 자원봉사를 해 준 가브리엘카 하비에르비에다(Gabryjelka Javierbieda)에게 감사합니다. 델리, 다카에서의 여행과 강의를 공유하며 자폐증을 지원하기 위한 표현적 접근법에 대해 심도있는 조사를 가능하게 해준 앨리 골딩(Ali Golding), 카렌 하워드(Karen Howard), 스티븐 쇼어(Stephen Shore)에게 감사합니다. 우리의 작업을 전문가, 부모, 아동들과 공유할 수 있게 해 주신 마니시(Manish)와 말비카 삼나니(Malvika Samnani), SOCH 구르가온(Gurgaon), 그리고 아프타브 우딘 박사(Dr. Aftab Uddin), 모하메드 라피킬 이슬람(Mohammad Rafiquil Islam), 페이스 방글라데시(Faith Bangladesh)에 감사드립니다.

자폐증에 관한 파리 마스터 클래스에서 조안 라라(Joanne Lara)와 함께 미술과 동작을 통해 본래 나와의 연결이 중요하다는 것을 탐구하도록 저를 초대해준 이리나 카츠 마질루(Irina Katz-Mazilu)와 프랑스 미술치료 연합(Federation Francaise D'Art Therapeute)에 감사의 마음을 전합니다.

국제 미술치료 컨퍼런스에서 쾌활한 홍콩의 미술과 예술 놀이에 대해 추가로 연구해볼 것을 권한 모니카 웡(Monica Wong)과, 자폐증을 위한 예술 언어가 정말로 세계적이라는 것을 이해하는 첫 번째 기회를 준 스테파니 브룩(Stephanie Brooke)과 도쿄 표현치료 컨퍼런스에 감사드립니다.

저와 함께 이탈리아에서 교실에서 실습에 이르기까지 레지오 영감(교육)이 예술치료에 어떤 영향을 미치는지 연구해준 셸리 괴블-파커(Shelly Goebl-Parker)에게 감사드립니다. 예술치료가 레지오 원리로부터 어떤 영감을 얻고 유아기 학습을 지원할 수 있는지 이해하고 제 학생들과 저를 칼리쳐(Khayelitsha)에 초대해 주신, Art Aids Art의 도로시 가르시아(Dorothy Garcia)와 톰 하딩(Tom Harding)에게 감사드립니다.

표현적 접근법을 통해 "함께하는 것이 더 낫다."는 믿음을 주고, 다른 치료사 및 예술가들과 협력할 많은 기회를 주신 표현치료서밋(Expressive Therapies Summit)에 감사드립니다. 이 동료 그룹에 함께 해준 일레인 홀(Elaine Hall)과 케리 바워스(Kerry Bowers)에게 감사드립니다.

자폐증 예술(The Art of Autism)의 데브라 무지카(Debra Muzikar)가 아낌없이 공유해 준 놀라운 자원과 통찰력에 감사드립니다.

그리고 저의 집필본을 챕터별로 읽어주신 모든 분께 감사드립니다. 공감에 대해 함께 논의한 낸시 조 카딜로(Nancy Jo Cardillo), 모래놀이에 대한 의견을 나눠준 헬렌 캐시디 페이지(Helen Cassidy Page), 아동의 긍정적 이미지가 자폐증 아동의 권리를 어떻게 지원하는지에 대한 이해를 나눠 준 인권미술치료사들(Art Therapists for Human Rights)의 코니 그레치(Connie Gretsch)에게 감사드리며, 통합적 접근법에 대한 그의 전반적 이해를 공유해 준 숀 맥기번(Shawn McGivern), 표현치료연속성(Expressive Therapies Continuum, 이하 ETC)에 대해 각 예술가들의 피드백을 공유해 준 에이미 오도넬(Amy O'Donnell)과 론 포티어(Ron Fortier), 동료의 부모님이자 치료사로서 레지오 '언어'에 대한 이해를 나눠준 캐시 웨스트게이트 베나(Kathy Westgate Vena)에게 감사드립니다. 예술치료 기구에 대해 레지오에 입각한 관점을 공유해 준 노나 오백(Nona Orbach)에게 감사드립니다.

편집 과정에서 이자벨 크랩트리(Isabel Crabtree)와 알렉스 캡티탄(Alex Kaptitan)이 준 도움은 이 책을 집필해 나가는 데 많은 힘이 되었습니다. Routledge 출판사의 아만다 디바인(Amanda Devine), 그레이스 맥도넬(Grace McDonell), 카티아 포터(Katya Porter)는 더 없는 인내심으로 이 출판작업을 지원해 주셨습니다. 저의 레슬리 대학교 동료인 로렌 레오네(Lauren Leone)와 안드레 루쉬(Andre Ruesch)는 작가로서의 경험에 의한 귀중한 조언을 해주었습니다.

마지막으로, 저의 연구와 기나긴 책 집필과정에 대해 인내심을 갖고 지켜봐 준 가족들에게 깊이 감사드립니다. 전문가의 시각에서 글과 사진을 면밀히 살펴보고, 아이들의 이야기를 시각적으로 보여주는 데 도움을 주신 데이비드 리처드슨(David Richardson)에게 감사드립니다. 책 표지에 자신의 작품을 사용하도록 관용을 베풀어 주시고 예술가의 관점에서 제 작업을 이해해 준 가브리엘 리처드슨(Gabriel Richardson)에게도 감사드립니다.

이 책은 부분적으로 안식년 기금과 레슬리 대학교의 교수 개발 보조 기금을 지원받아 집필되었습니다.

추천의 말

『자폐 스펙트럼 장애와 언어로서의 예술치료』는 자폐 스펙트럼 장애 아동들을 대상으로 언어적 표현 및 의사소통의 어려움을 보이는 아동들에게 미술과 같은 예술을 통하여 비언어적 상호소통을 증진하는 것을 목적으로 하고 있습니다. 이 책의 저자는 자폐 스펙트럼 장애를 비롯한 발달장애 아동들의 사회성 및 상호적인 놀이능력을 개선시키는 Stanley Greenspan의 floortime 방식을 많이 참고하고 있습니다.

일반적으로 시행하고 있는 미술치료 등 예술치료는 정서-심리적인 어려움에 도움을 주는 응용심리치료의 일환으로 볼 수 있습니다. 하지만, 자폐 스펙트럼 장애의 아동에서는 기존의 미술치료 등 예술치료의 방식을 그대로 사용하면 그다지 효율적이지 않은 것으로 알려져 있습니다. 저자는 발달놀이치료(developmentally based interactive play therapy)에서 사용하는 치료기법을 참조하여 정서-심리적인 어려움보다는 사회적 의사소통과 사회적 상호작용에 초점을 맞추어 치료방식을 자폐 스펙트럼 장애 아동에게 도움이 되는 방향으로 수정 발전시키고 있습니다. 따라서, 이 책이 자폐 스펙트럼 장애 아동의 사회적 의사소통 및 상호작용을 개선하는 역할을 하리라 기대됩니다.

이 책의 역자인 이현지 선생님은 미술치료 분야에서 내담자들과 가족들을 만나온 전문가입니다. 역자로서 전문 용어의 정확한 사용 등을 꼼꼼하게 번역하여 독자들이 읽기에 큰 도움이 되리라 생각합니다. 이 책은 자폐 스펙트럼 장애 아동의 사회성 및 상호작용을 예술치료를 통하여 개선시키는 치료방식에 대하여 잘 정리되어 있어 기쁜 마음으로 일독해 보시기를 추천합니다.

신석호
현 소아청소년정신과의원 원장
전 대한자폐스펙트럼연구회 회장

Chapter 1

서문

무지개가 뜬 날

"이 일이 선생님께서 가장 좋아하시는 거예요? 아이들이 선생님을 보러 여기에 와서 같이 작업하는 거요?" 한 아이가 종이배를 마무리하며 물이 가득찬 모래 상자에 배를 띄울 준비를 하면서 내게 이런 질문을 던졌다. 아이들의 삶과 세상을 이해하기 위해 치료사들은 아이들이 듣지 못하는 것에도 귀를 기울이고, 안전하다고 느끼게끔 도와주고, 아이들에게 중요한 것이 무엇인지를 배울 필요가 있다. 자폐증이 있는 아동·청소년이 특별히 관심을 갖는 주제는 다른 사람들에게 자신을 소개하는 중요한 방법적인 측면이 될 수 있는데, 동물 봉제 인형, 액션 피규어나 돌로 채워진 주머니 등을 치료실에 가져오는 것은 이러한 관심사를 공감해주는 환경 속 사물과 바로 연결되기도 한다.

이러한 관심사란 아이가 모래놀이를 위해 피규어들이 진열된 선반 쪽으로 가는 것을 의미할 수도 있고, 때로는 그림 그리기에서 이미 공유한 것을 되풀이하는 것일 수도 있다. 아이들에게 "너는 어떤 것에 흥미가 많니?" 그리고 "어떤 것이 관심이 있니?"라고 묻는 것은 아이들에게 동기를 부여하고 그들을 움직이게 하는 법을 알려주는 하나의 방안이 되는데, 이때 대답을 꼭 말로 할 필요는 없다. 하지만 질문은 진중해야 한다. 성인들과의 예술치료와 놀이치료 워크숍에서 나는 그들이 자신의 관심사에 대해 깊이 생각하고, 관심거리를 그림으로 그려보게끔 한다. 내가 이 접근 방식을 처음 사용한 것은 컨퍼런스의 기조 발표자였던 템플 그랜딘(Temple Grandin)이 내 워크숍에 참석하여 그린 소 그림을 건네 받았을 때였다. 소에 대한 관심은 그녀의 작업에 평생 동기를 부여했다.

예술, 놀이와 치료적 관계는 아이들의 의도와 상상력을 지원해 준다. 아이들이 자신의 의도와 관심사를 표현하게끔 돕는 것은 치료과정에 그들을 참여시키는 것과 같다. 움직이는 마법 생명체를 만드는 데 특별한 능력을 보인 한 아이는 비행하는 야수를 종이로 만든 후 처음으로 내 방에 데리고 왔다.

이 야수는 인형의 집에 걸터앉은 채 미술 재료와 놀이용 모래상자를 위한 물건들로

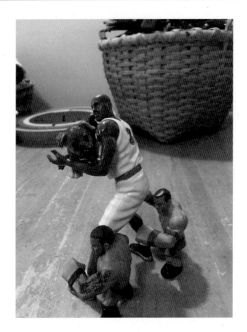

그림 1.1 아이가 모래 상자용 선반에서 찾아낸 특별한 관심사들

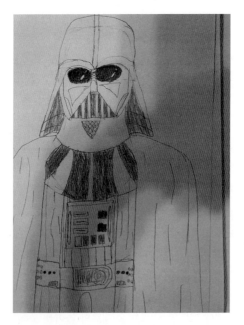

그림 1.2 스타워즈에 특별한 관심사를 지닌 한 성인의 그림, 다스 베이더(Darth Vader) 초상화

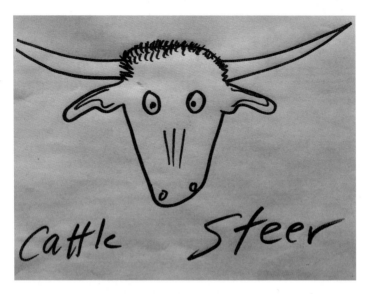

그림 1.3 "당신이 정말로 흥미있는 어떤 것, 당신이 정말로 관심있는 어떤 것"을 그려보라는 나의 요청에 템플 그랜딘이 그린 소 초상화. 템플 그랜딘 제공

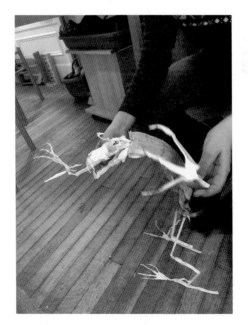

그림 1.4 날으는 야수

가득 찬 선반을 내려다보며 아이와 함께 온 방을 탐험했다. 작업할 준비를 마친 아이는 의자에 앉아 아름다운 형상을 점토로 만들면서 자신이 만든 야수에 대한 이야기뿐 아니라 학교에서의 힘든 하루도 들려주었다. 우리는 아이의 강점이 무엇인지, 어려운 것은 무엇인지, 그리고 바뀌고 싶은 것이 무엇인지를 함께 고민했다. 이러한 강점은 서로 얘기하고 의견을 나눌 때 더 확연하게 드러나며 문제를 더 수월하게 다뤄준다.

아동이나 청소년이 예술이나 놀이를 통해 중요하게 여기고 반응하는 것은 그들의 관심사, 세상에 대한 접근 방식, 그들이 편해하거나 불편해하는 영역과 깊은 관련이 있다. 특히 신경학적 구조로 인해 융통성이 다소 떨어질 수 있는 아동과 청소년이 자신만의 '언어'를 찾고 이를 통해 소통할 수 있게 돕는 것은 치료사의 유연성을 요하는 작업이기도 하다. 다양한 의사소통 방식을 지원함으로써 관계를 강화하고, 표현력을 늘리고, 강점을 발견할 수 있다. 한 아이와 나는 잡기 놀이를 하던 중 공을 잡았을 때 우리가 좋아하는 것으로 각각 이름을 붙여 주기로 했다. 신이 난 아이는 내게 "나랑 놀자!"라는 말을 해 달라고 했다. 그러고나서 아이는 자신도 여기 와서 함께 놀고 작업하는 것이 너무 좋다고 덧붙였다.

자폐동작치료(Autism Movement Therapy)의 창시자인 조안 라라(Joanne Lara)가 종종 관찰한 바와 같이 아이들은 자신의 예술을 통해 자신이 누구인지를 보여준다(개별 담화, April 1, 2019). 아이들의 예술작품을 공유함으로써 다른 사람들은 아이를 더 온전히 이해할 수 있다. 한 아이의 설명에 따르면, 아이디어가 떠올랐을 때 '그 아이디어를 생각할 수도 있고…그릴 수도 있고…그 다음에는 그 아이디어에 대해 이야기할 수도 있다'. 그 아이에게 있어서 그림은 "무언가 새로운 것"을 공유하는 편안한 방법이자 관계를 형성하는 것이기도 하다.

자폐증은 마음, 뇌 그리고 감각에 영향을 미친다. 아동·청소년이 겪는 핵심 문제에는 사회적 의사소통, 감정 조절 그리고 감각 경험 등이 있다(Greenspan & Shanker, 2004; Greenspan & Wieder, 2009; Prizant 외., 2000). 자폐증이 있는 아동·청소년과의 치료에 대한 전인적이고 개별화된 접근방식은 개개인의 욕구, 강점 그리고 도전 과제에 대한 인식을 기반으로 한다. 마음, 뇌 그리고 감각은 모든 예술 작업과 역동적인 놀이 과정에서 일어나는 동작을 통해 고무된다. 예술과 놀이의 표현적이고 창의적인 과정에 대한 통합적 접근법은 유연성을 발휘하는 데 어려움을 겪을 수 있는 아동·청소년의 욕구를 충족시키기에 충분히 유연하며 바로 그 점이 이 책에서 탐구되는 접근 방식이다. 미술치료사이자 놀이치료사로서 내가 하는 훈련법은 다양한 감각 욕구와 소통방식을 지원하고 감정 조절을 돕기 위한 개별화된 발달기반 접근법의 이해를 바탕으로 하므로 자폐

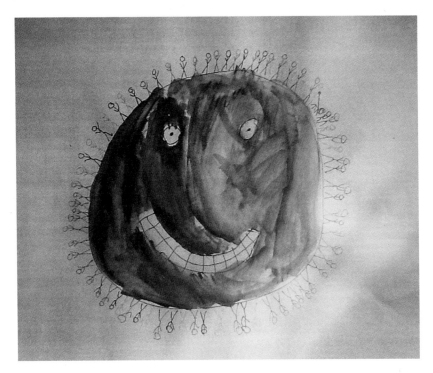

그림 1.5 세상은 행복한 곳

증이 있는 아동·청소년과 함께 하는 이 방법의 개발에 있어서 꼭 필요한 것이었다[1]. 이러한 것들은 치료에서, 그리고 가족, 공동체와 교육 환경이라는 더 큰 맥락 안에서 자폐증이 있는 아동청소년과 연결되고 소통하기 위한 자원이 된다.

감정과 경험을 탐구하기 위한 언어 탐색은 반드시 필요하다. "특히 사회적 소통과 자신의 감정 파악이 힘겨울 수 있는 자폐 성향의 사람들에게 대화 치료는 그닥 효과가

---

1) 자폐증이 있는 아동의 성장을 지원하기 위한, 발달에 기반한 개별화된 접근법으로는 DIR Floortime(Greenspan & Wieder, 2009)과 SCERTS 모델(Wetherby & Prizant, 2000)이 있다. 이 접근법에서 플로어 타임(Floortime)의 기본 과정과 SCERTS의 두 단계가 포함된 저자의 훈련법은 그들의 성장을 촉진하는 관계 형성을 강조함으로써 더 광범위한 맥락에서 이 연구를 구축해 왔다. 저자의 교습법으로 인정받은 자폐동작치료(Lara, 2016)의 신경학 및 발달기반 접근법 역시 예술의 통합이 어떻게 표현법과 개인의 발달을 돕는가를 이해하는 데 필수적이다.

없을지도 모른다."(Weinstock, 2019).

예술과 놀이기반 접근법의 기본 원칙에는 비언어적이되 풍부한 표현 언어인 예술과 놀이 과정의 활용이 있다. 레지오 교사들의 가르침에 따르면, 놀이와 예술은 '삶, 감각 그리고 의미들을 경험하고 탐험하는 것이다'(Gandini 외., 2005, p.9). 아이들이 놀이와 예술 과정을 신뢰하도록 지원해 주면 이러한 탐험이 가능해진다. 내가 치료시간에 만났던 한 어린 소녀의 말을 빌리자면, 치료사들은 세상을 '뭔가 친근한 곳'으로 경험하게 하고 표현하게끔 해준다.

개인치료에서 자폐증이 있는 아동청소년과 만나 함께 작업할 때 내 목표는 학교나 가정에서 변하기 힘든 것들을 다루어 주거나 불안과 우울감을 조절하도록 도와주는 것이었다. 자폐증이 있는 아동·청소년들의 불안과 우울증의 비율은 그렇지 않은 아이들에 비해 상대적으로 더 높다. 의사소통, 진정하기와 대처하기는 이러한 난제들을 해결하기 위한 중요한 치료적 목표가 된다. 이와 동시에, 이들이 자신들의 긍정적 이미지를 지키고 자기효능감을 발전시키도록 도와 스스로 할 수 있는 것이 무엇인지 탐색하게 하는 것이 중요하다. 이 책에서 설명된 접근법은 예술치료와 놀이치료가 통합된 특성을 띠며, 어느 시점에 아이가 주도하게 할 것인지, 그리고 어느 시점에 더 구조화되고 지지적인 치료를 제공할지를 신중하게 헤아리고 있다. 가장 중요한 목표는 자폐·아동청소년들과 더 관계를 맺고 소통하는 것이며 그들이 자기표현을 하고 타인과 의사소통을 할 수 있게 돕는 것이다. 내가 설명하는 이 아이들의 이야기는 레이몬드 포예(Raymond Foye, Silberman & Foye, 2020에서 인용)가 관찰한 자폐증적 사람들처럼 '자폐의 경험뿐 아니라 인간으로서의 경험'도 묘사하고 있지만 이런 경험들은 꼭 필요하면서도 개별적인 자

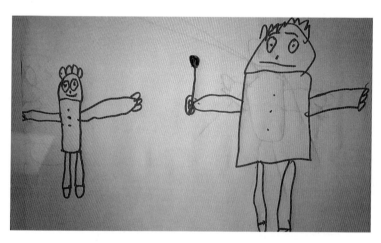

그림 1.6 강도들이 나타난 무서운 꿈

폐증의 요소를 담고 있다.

Prizant (2015)가 설명한 바와 같이, "자폐증이 스펙트럼 장애로 불리는 이유는 자폐증을 지닌 사람들의 능력과 문제들이 하나의 연속선상에 있으며 두 명에게 같은 방식의 자폐증이 나타나지 않기 때문이다."(p.223). 진단의 범주가 의미를 갖기 위해서는 반드시 강점과 문제점 둘 다 개인의 삶의 맥락에서 이해되어야 한다. 각각의 개인을 더 잘 이해하고 그들의 욕구를 더 잘 충족시켜주는 데 진단의 목적이 있는 것이다. 자폐·아동 청소년을 '낫게' 하는 것이 치료의 목적이 아니다. 자폐증이 있는 아동과 청소년은 그들이 걱정과 불안에서 벗어나기를 원한다. 이들은 자유롭게 놀고 싶고, 다른 사람들과 어울리고 싶고, 소통하고 싶어 한다. 또한 자신의 관심사와 중요한 것이 무엇인지 자유롭게 찾아내고 싶어 한다. 아이들과 청소년들은 자신이 자폐증을 명확하게 인지하고 있다는 것을 표현할 때도 있지만, 몇몇 중요한 측면에서는 자신들이 다르지 않기를 원한다는 점도 알게 되었다. 이 책에서 사용된 언어는 이런 선호도를 반영하여 '자폐증적 아동(autistic children)'(또는 청소년) 그리고 '자폐증이 있는 아동(children (or adolescents) with autism)(또는 청소년)'이라는 언어를 사용하여, 자폐증이 아이의 전부가 아니라 한 부분임을 알려주고자 한다.

아이들은 그들이 경험한 것과 치료받았으면 하는 것을 설명하면서 자신들이 인식한 것을 표현해낸다. 한 5학년 아이는 자신의 학교 일기장에 다음과 같은 글을 썼다:

나는 사람들이 다칠까 봐 걱정된다. 나는 많은 것들을 걱정한다. 언젠가 이 걱정들을 멈추고 싶다. 언젠가는 그럴 날이 올 거다. 나는 화재가 걱정된다. 강도가 걱정된다. 사고가 날까 봐 걱정된다. 성적표가 나쁘게 나올까 봐 걱정된다. 사람들이 걱정된다. 구타당하는 사람들 말이다. 나는 반려동물이 걱정된다.

그렇지만, 자신의 자폐증을 돌이켜 본 그는 '자폐증은 특별한 것'이고 자기가 어떤 것을 더 잘할 수 있게 도와주는 자신의 일부라는 느낌도 함께 나누었다. 그는 이 느낌에 대해 다음과 같이 설명했다:

저의 자폐증은 제 안쪽에 있으니까 만질 수가 없어요... 자폐증은 특별한 거예요…. 대부분의 사람한테는 없어요…. 대부분의 사람은 자폐증을 갖고 있지 않으니까 알 수가 없어요. 자폐증은 안에 있어서 느끼거나 만질 수가 없어요…. 자폐증이 있는 사람들은 평범하게 행동하지 않아요. 가끔 자폐증이 있는 사람들은 음악을 정말 잘해요…. 그 사람들은 머리도 좋고 일도 잘해요.

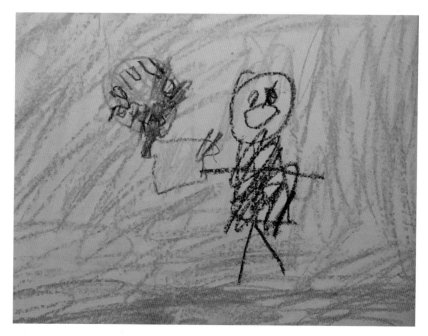

그림 1.7 아이가 준비한 간식(집에서 구운 토스트)을 들고 있는 저자의 초상화

그리고 한 10대 소녀는 "저는 그렇게 달라지고 싶지 않아요…. 제가 좋아하는 걸 바꾸고 싶지도 않아요…. 저는 정말로 친구를 사귀고 싶어요…. 제가 원하는 걸 사람들이 알아줬으면 좋겠어요…. 제가 편안하게 느끼도록 말이죠."라고 설명했다.

치료 환경을 편안하게 해주는 과정을 통해 아동과 청소년은 치료사뿐 아니라 치료 환경 및 재료와도 연결된다. 그리기, 색칠하기 또는 점토 성형하기에는 진정하기와 자기 조절이라는 특유의 진정 효과가 나타난다. 반응성이 뛰어나고 유연한 재료로 작업하는 것은 아동이나 청소년에게 유연성을 길러줄 수 있다. 예를 들어 흐르는 물감으로 작업하는 것과 더 딱딱한 크레용이나 연필로 작업하는 것 사이에는 엄청난 차이점이 있다. 모든 아동이나 청소년들이 모든 재료에 끌리거나 사용해 보려고 하지는 않을 것이다. 그러나, 새로운 재료와 작업과정을 경험해 보는 것은 유연성을 높이고 새로운 통찰력을 키울 수 있게 한다.

어느 날 나는 대기실에서 한 어린아이를 만났는데, 그 아이는 독특한 무지개 안경을 쓰고 있었다. 아이는 내게 무지개 안경을 쓰고 복도에 매달린 샹들리에를 보라고 권했는데, 그 샹들리에는 정말로 엄청나게 빛이 나고 반짝거렸다. 익숙한 세상을 다른 방식으로 경험하게 한 아이의 제안은 정말로 놀라운 것이었다. 미술놀이실로 이동하던 아이는 무지개색 실로폰을 꺼내든 후 자신을 '편안하고 행복하게' 해주는 곡을 연주하면서 "이건 제가 워밍업을 하는 하나의 방법이에요."라고 말했다. 우리는 학교에서 긴 하루를 보낸 후 편해지려면 몸을 움직이고, 뭔가 활동적인 일을 하는 것이 기분을 좋게 하고 워밍업이 된다는 생각을 나누었다.

　실로폰의 음색이 희미해지자, 아이는 내게 "무지개가 뜬 하루를 맞이하시게 될 거에요."라고 일러주었다. 아이는 방을 주의 깊게 관찰한 다음, "선생님은 무지개를 정말로 좋아하시네요."라고 말했는데, 그 이유는 내게 아주 다양한 색의 놀잇감과 매우 많은 색의 물감이 종류별로 있었기 때문이다. 우리는 무지개색을 통해 마음을 편안하게 해주는 이야기를 한 편 지어냈고, 아이는 이 과정을 즐거워하며 계속해서 그 이야기로 돌아갔다. 다르게 구조화되었음에도 편안하게 경험하듯이, Khalsa (2016)는 아이들이 관심 있어 하는 것을 치료사들이 알고서 이러한 관심사들을 조절 욕구를 뒷받침하는 방식과 연결하면 성공적으로 이완할 수 있다고 설명한다(p.122). Siegel(2012)은 '어떻게 신체에서 피질로 올라가는 낮은 에너지와 정보가 우리의 몸 상태, 감정 상태와 우리의 사고를 변화시키는지'(p.59)를 설명한다. 무지개와 함께 한 우리의 놀이 같은 작업은 아이에게 조절감을 알려 주었고, 아이는 이제 자신을 편하게 해주는 방법을 모색하게 되었다.

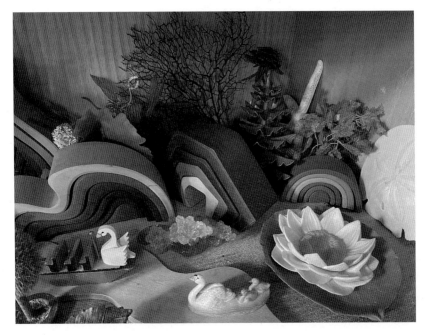

그림 1.8 자연의 이미지와 천연 재료가 있는 모래상자용 선반

무지개를 묘사한 그의 그림과 점토 작업, 그리고 우리가 몇 번이고 되풀이한 주제를 회상하면서 우리는 둘 다 무지개를 좋아한다는 결론을 내렸다. 나는 항상 아이들의 특별 관심사와 감각 선호도를 통해 아이들과 관계를 맺으려고 하지만, 아이 역시 나의 관심사와 우리가 공유했던 관심사를 눈여겨보고 생각하고 있었다. 이 아이는 내가 모아 놓은 광물과 크리스털과 정동석(geode)이 담겨 있는 바구니를 특히 좋아했으며, 때로는 자신이 수집한 암석과 광물을 가져와 내게 보여주곤 했다. Courtney (2017)가 "치료실에서 자연적인 소재를 만날 때 아이들은 손을 뻗어 만지고 싶어 한다. 눈으로 보는 것만으로는 충분하지 않기 때문에, 아이들은 완전한 접촉을 통해 그들의 세상을 알고자 하는 내면적이고 근원적인 충동과 연결되는 것이다."(p.107)라고 제안했듯이 말이다.

무지개에 관한 이야기를 나누면서 우리는 장난감 바구니에서 프리즘을 꺼내 들고 각자 방 주변으로 반사된 프리즘의 빛을 따라 움직이며 함께 춤을 추었다. 그런 다음 아이는 나무로 만들어진 커다란 무지개를 모래 상자에 넣었다. 우리는 이 모래 상자 속 세상을 바라보는 아이의 시선을 어떻게 사진으로 담을 수 있을지 고민했다.

아이가 프리즘을 들고 있는 동안 나는 내 카메라 렌즈 앞에 프리즘을 댄 채 모래 상자를 찍었다. 아이는 이 모래 상자 세상에서는 모든 것이 거꾸로이고, 이곳의 규칙을 '똑바로 있는 사람은 없다'라고 정했다.

아이는 다른 관점에서 사물을 보고 있었고, 나는 아이가 다른 관점에서 사물을 볼 수 있게 도와주었다. 아이가 모래 위에 짓는 세상의 구조물을 통해, 치료사는 말 그대로 역동적이고 서서히 변화하는 방식으로 아이의 관점을 경험하게 된다. 아이가 자신이 만든 세상에 있을 건물과 사람을 선택하기 시작하면서, 나는 아이의 놀이, 그리고 아이가 만들던 장면에 대해 아이가 떠올린 생각을 따라가며 그의 행동과 말을 조심스레 기록했다. 여기서 내가 해야 할 일은, 아이가 자신의 놀이와 연결되어 있다고 느끼게 도움으로써 스스로 자기 이야기를 충분히 경험하고 공유할 수 있게 하는 것이었다(Richardson, 2012). 아이는 펜을 쥘 만큼 충분히 편안해 했고, 자신의 놀이에 대해 적은 나의 글에다가 '똑바로인 사람은 없다'는 자기만의 규칙을 추가했다. 그런 다음 스마일 스펀지공을 쥐고서는 "이제 얘는 얼굴을 찡그려요. 하지만 사람들이 이 세상에 머물러서 행복했고 여기에는 소름 끼치는 일도 없었어요."라고 말했다.

이 아이는 생생한 상상력으로 인해 커져만 갔던 끝없는 두려움과 싸워왔기 때문에 이렇게 자세한 설명은 매우 중요한 것이었다. 이 아이의 사연과 이 책에서 소개되는 다른 아동·청소년들의 사연은 그들이 지닌 문제뿐 아니라 강점까지도 포함한 '긍정적 이미지'의 관점에서 언급되고 있다. 많은 아이들의 치료 경험을 바탕으로 한 사례이므로 공통된 주제를 탐구하되, 아동과 청소년의 발달 단계는 세심하게 묘사되어 있다. 자폐·아동청소년들이 예술과 놀이를 창의적으로 활용하면서부터 진정하기, 대처하기와 의

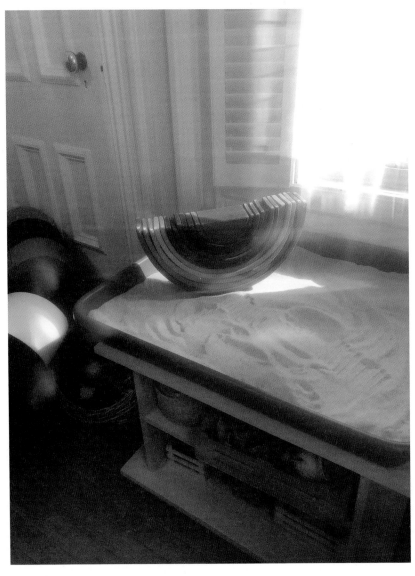

그림 1.9 아이와 함께 프리즘을 대고 찍은 모래 상자 사진

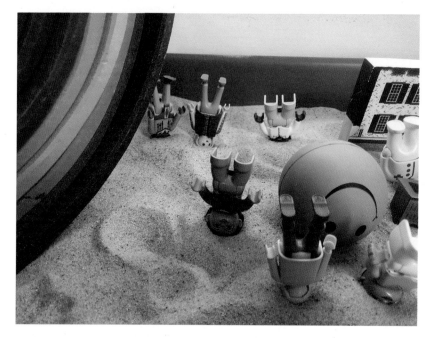

그림 1.10 모래 상자 안의 거꾸로 된 세상

사소통을 향상하는 방안들에 많은 관심이 쏠리고 있다. 관계의 발전과 공감적인 이해는 이 치료 과정에서 중요한 구성 요소가 된다.

치료사는 아이들의 놀이를 관찰하고 놀이의 방향에 주목하면서 아이의 놀이를 지켜 보는 역할도 하지만, 이날처럼 아이가 치료사에게 적극적으로 놀이에 참여해달라고 권 할 수도 있다. 그러한 권유는 아이가 자신의 놀이에 생명을 불어넣고 치료사와 더 온전 하게 연결되고 소통하는 데 도움이 되게 한다. 아이와 나는 몸을 거꾸로 한 채 우리의 다 리 너머로 보이는 모래 상자를 바라보며 아이가 만든 평화로운 세상을 바라보았다. 우 리는 똑바로 서서 보는 것보다 거꾸로 보는 게 조금 더 어렵긴 해도 '흥미롭고 재미있다' 고 말했다. 나는 아이가 정한 방식으로 아이가 만든 세상을 보게 되어 행복했고 그의 무 지개 안경을 통해 보게 된 것이 얼마나 특별했는지도 말해주었다.

모래 상자는 생각, 감정과 감응이 가시화되는 공간이다(Richardson, 2012). 나는 이 모래놀이 세션 동안 아이가 모래의 안과 밖에서 노는 방식을 관심 있게 지켜보았는데, 이는 공유된 놀이, 예술작품의 제작 그리고 의사소통이라는 수많은 순간을 선사했다. 모래 놀이 세션을 마친 아이는 스카프를 활용한 감각 놀이 중 '무지개를 날리고 싶다'고 했다. 우리는 번갈아 가며 형형색색의 비단 스카프들을 날린 다음 스카프들이 우리 위

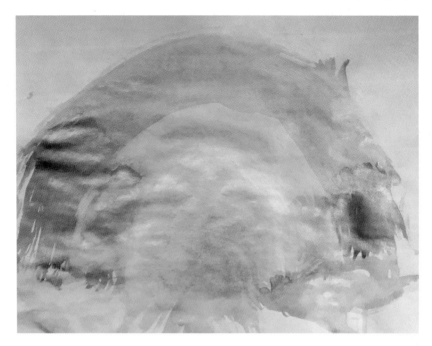

그림 1.11 **구름 위에 떠 있는 채색된 무지개**

로 떨어지게 했다. 시간이 남은 관계로, 나는 아이에게 이 이미지를 간직할 수 있게 무지
개를 그려보자고 했다. 아이는 자신의 안경을 통해 보았던 반짝이는 색을 내기 위해 진
주펄이 섞인 물감을 골랐다.

아이는 "저는 항상 구름을 그리는 걸 좋아해요."라며 조심스럽게 구름을 더 그려 넣
었다. 이 작업은 이날 그리고 우리가 함께 작업한 시간을 되돌아볼 수 있게 한 또 하나의
기회가 되어 주었다. 무지개는 이 아이의 예술과 놀이에서 계속 등장하는 주제였다. 그
아이의 놀이에 함께 참여하면서 나는 이러한 특정한 이미지의 중요성과 그가 놀이에서
표현한 주제를 이해할 수 있었다. 아이 역시 자신의 집중력과 숙달된 솜씨에 대한 만족
감을 경험할 수 있었을 뿐 아니라 우리가 함께한 시간 내내 재미와 이완을 즐길 수 있었
다. Sandtray-WorldPlay®의 드 도메니코(De Domenico)가 "창작에 몰입할 때 자신을 발
견하게 된다."(개별 담화, 2004년 8월 5일)라고 언급했듯이 말이다. 그 아이의 창작물은
아이가 자신의 문제를 뛰어넘어 성장하는 것을 우리 모두가 지켜보게 해 주었다.

이 세션은 음악, 동작, 모래 상자 놀이뿐 아니라 페인팅 및 디지털 이미지 제작이 모
두 통합된 것이었다. 아이는 서로 다른 언어들 사이를 오갔다. 그리고 자신이 주도한 놀
이와 치료사인 내가 제안한 것을 수용하며 번갈아 놀았다. 아이는 자신의 시선을 공유

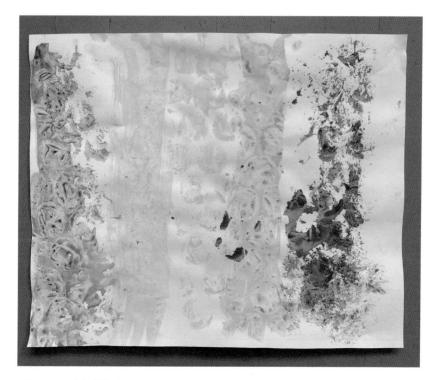

그림 1.12 무지개 판화 작업

하기도 하고 나를 그 시선 안으로 끌어들이기도 했다. 나는 아이의 특수 안경을 통해 오른쪽이 위가 되고 아래가 거꾸로 되는 것을 볼 수 있었다. 우리는 모래 상자 속 세상과 물감이 흐르는 그의 그림을 함께 들여다보았다. 아이는 숙달된 솜씨로 두려움을 다스리고, 사회적 환경 속에서 편안함을 찾고, 감정을 조절하는 작업을 해왔다. 아이는 치료를 통해 경험해 온 모든 도구를 활용하여 조절감을 찾고 자신의 욕구를 전달했다. 이 세션과 이 심상 작업은 치료 과정에서 일종의 시금석이 되어 주었다.

이후 세션에서 우리는 그가 매우 신나게 수행했던 이 날의 작업을 다시 찾아내어 덧작업을 했다. 스트레스를 받고 답답하다고 느껴지면 그는 내 미술 재료 중 뽁뽁이(bubble wrap)를 찾아냈다. 얼굴이 환해진 아이는 "저는 뽁뽁이가 좋아요."라고 말했다. 나는 그가 고른 뽁뽁이를 사용해 보길 권했고, 그는 그 커다란 뽁뽁이들을 터뜨리고 싶어 했다. 우리는 뽁뽁이를 바닥에 펼쳤고, 뽁뽁이가 완전히 납작해질 때까지 뻥뻥 터지는 소리가 울려 퍼졌다. 아이가 좀 더 차분해지고 편안해지자 나는 뽁뽁이로 뭔가를 만들어 보자고 했다. 우리는 판화 작업을 위해 물감을 꺼냈다. 그는 조심스럽게 무지개색의 물감들을 고르기 시작했고, 도화지는 뽁뽁이의 질감을 지닌 부드러운 무지개색으로 변하고 있었다.

　아동·청소년들은 종종 한 가지 형태로만 미술 작업을 하다가 다른 형태의 미술 작업으로 전환하기도 하고, 놀이에서 미술 작업으로, 또는 미술 작업에서 놀이로 전환하기도 한다. 어떤 아동·청소년은 처음 치료실에 들어갈 때 미술 재료에는 반응을 안 보일 수도 있으나, 드럼이나 실로폰을 연주하고 실크 스카프로 자기 몸을 휘감거나 손 인형 놀이를 통해 치료사와 수월하게 의사소통할 수도 있다. '물론', Rubin(2005)이 언급했듯이, "예술과 놀이 사이에는 밀접한 관련성이 있다. 때로는 장난기가 하나의 창의적인 과정이 되기도 하고, 훌륭한 놀이 치료에는 예술성이 많기도 하다."(p.350).

　의사소통은 언어보다는 예술을 통해 더 명확해질지도 모른다. 그리고 결국은 예술을 경험하는 것이 언어적 의사소통을 늘릴 수도 있다. Shore(2006a)는 어떻게 음악이 자폐증이 있는 아동에게 구조적인 규칙성을 부여 하는지(p.69), 그리고 그가 '언어적 의사소통을 위한 신호 운반체'라고 칭하게 되었는지도 설명하고 있다. 리듬은 시각적인 예술을 제작하기 위한 하나의 요소도 되며, 맥니프(McNiff)가 언급한 바와 같이 리듬이 우리를 예술작품의 제작 안으로 이끌 때 '예술은 숨을 쉬듯이 자연스러운 것일 수 있다'(개별 담화, 2018년 3월 28일). 치료는 다른 이들과 함께 공유된 리듬(shared rhythm) 안으로 들어갈 수 있는 안전한 공간을 제공한다.

Note

　자폐증이 있는 아동의 성장을 지원하기 위한, 발달에 기반한 개별화된 접근법으로는 DIR Floortime (Greenspan & Wieder, 2009)과 SCERTS 모델(Wetherby & Prizant, 2000)이 있다. 플로어 타임(Floortime)의 기본 과정과 SCERTS의 두 단계가 포함된 저자의 훈련법은 그들의 성장을 촉진하는 관계 형성을 강조함으로써 더 광범위한 맥락에서 이 연구를 구축해 왔다. 저자의 교습법으로 인정받은 자폐동작치료(Lara, 2016)의 신경학 및 발달기반 접근법 역시 예술의 통합이 어떻게 표현법과 개인의 발달을 돕는가를 이해하는 데 필수적이다.

Chapter 2

놓쳤을지도 모르는 것에 귀 기울이기

치료에서 초기 의사소통이 갖는 과제는 아이들이 치료실에 들어가게끔 용기를 주고, 그곳에서 할 수 있는 것들을 찾아내도록 격려하는 것이다. 어느 날, 귀에 무선용 이어폰을 단단히 꽂은 채 멍한 표정으로 내 치료실 복도에서 기다리고 있던 작고 귀여운 소녀를 보게 되었다. 그녀는 장난감과 미술 재료로 가득 찬 내 치료실에 들어오고 싶었지만 음악은 끄지 않으려 했다. 나는 그녀의 이어폰을 가리키며 호기심 어린 표정을 지었고, 내 귀를 가리키며 그 음악을 나도 들을 수 있는지 궁금하다는 듯 과장된 표정을 지어 보였다. 놀랍게도 그녀는 내가 음악을 듣게 해 주었는데, 이것은 말 그대로 그녀의 머릿속에서 일어나는 것의 일부를 내가 듣는 것이다. 운 좋게도 나는 많은 손 인형과 동물 컬렉션을 가지고 있었기에 춤추는 곰과 날아다니는 말의 가사가 들어간 그녀의 노래에서 재빨리 캐릭터를 뽑아낼 수 있었다. 그녀는 내가 그 캐릭터들을 춤추게 하고 방을 날아다니게 하는 것을 조심스레 바라보았고, 그녀의 사적 공간 바로 밖에서 벌어지는 일임을 인지하고 있었다. 그녀는 그 노래를 들으며, 그리고 나와 함께 콧노래를 부르며 천천히 치료실을 탐색하기 시작했다. 마침내 그녀는 그림을 그리고 싶어 했고, 색과 형태로 가득 찬 그림을 그려나갔다. 흐르는 물감은 드럼 연주로 이어졌으며, 우리는 그녀의 이름만으로 만든 노래를 함께 부르며 마무리했다. 공간과 재료들 사이를 가로지르는 이 움직임은 언어들 사이를 움직이는 것처럼 느껴진다. 움직임은 아이들이 자신을 표현하는 방식을 선택할 수 있도록 북돋아 주고 힘을 실어준다. 아이들은 이 새로운 환경, 즉 창작하고, 놀고, 의사소통하고 싶은 것을 그들 스스로가 결정할 수 있게 격려받을 수 있다. 청소년들은 창작 과정 안에서 그들의 관계에 대해 반추할 수도 있다. 예술과 놀이를 위한 비구조화된 재료에 새롭고 표현적인 형태를 부여함으로써 그들이 만든 창작물이 자기 자신을 표현한 것처럼 느낄 수도 있다.

이탈리아에 있는 레지오 에밀리아 학교(Malaguzzi, 1987)에서 표현 및 의사소통을 위한 '언어(languages)'에는 말로 하는 방식뿐 아니라, 말로 하지 않는 방식도 포함된다. 아이들이 말을 할 수 없거나 하지 않는 경우 우리는 '아이들이 **사용할 수 있는** 다른 모든 언어에 특별한 관심을 기울여야 한다.'(Reggio Children, 2015). 동작, 제스처, 춤이라는 신체 기반 언어와 음악과 말이라는 소리 관련 언어, 그리고 예술과 자연 소재가 만들어 내는 시각 언어를 포함한 많은 시각언어적 접근법은 아이들의 이해력과 의사소통 능력을 키워준다. 음악 치료사인 카렌 하워드(Karen Howard)는 어떻게 '예술이 보이지 않는 것을 보이게 하는지'를 설명한다(개별 담화, 2018년 11월 29일).

예술과 놀이의 과정과 재료는 표현력을 발달시키며, 치료사의 지원은 아이들이 표현 언어에 더 많이 접근할 수 있게 해 준다. 자폐증적 아동을 예술 안으로 참여시키는 것은 유연성을 높이고, 완벽주의를 줄이고, 관심사를 늘리고, 재능을 키워주는 하나의 방안이 된다. 카렌 하워드(Karen Howard)는 '호혜적인 사회적 의사소통을 표현한 복합적인 춤'(p.4)이라는 Prizant (Gray, 2002)의 설명을 충실히 따르고자 아동의 언어적인 의사소통과 비언어적인 의사소통에 모두 맞춰준다. Evans와 Dubowski(2001)는 이것을 '가능한 한 자연스럽고 편안하게 아이들의 경험에 맞춰주는 과정'(p.75)이라고 말한다. 그리고 Berger(2002)는 "아이들에게는 반드시 정서적이고 감각적인 수준에서의 개입이 이루어져야 한다."(p.31)라고 경고한다. 자폐증이 있는 아동을 위해 이렇게 인식하고 '맞춰주기' 위해서는 아이가 편안해하는 것에 특별한 주의를 기울여야 한다.

유연하면서도 놀이적인 접근법이 결합된 예술은 살아 움직이는 것이 되고, 동작, 변화, 정교화하기와 전환하기가 가능해진다. 아이들의 놀이는 때로는 예술이 되고 때로는 예술에서 놀이가 되기도 한다. 예술 작업으로 유연하게 전환할 때 재료를 활용하여 작업하는 것은 아이에게 놀이의 특성을 안겨준다. 아이들의 놀이와 예술은 들리지 않는 것을 들리게 하면서 자신과 자신을 둘러싼 세상을 경험하게끔 한다.

아이를 둘러싼 환경과 관계를 통한 지지는 예술작품 제작하기, 놀이, 의사소통 및 새로운 배움을 격려하는 데 있어서 필수적이다. 그린스펀(Greenspan)은 치료의 근원적인 목표로, 유연성 강화, 창의성 장려 및 의미 있는 의사소통 구축에 대해 논의한 바 있다(Greenspan & Shanker, 2004, p.222). 그러나 감정 조절의 어려움은 새로운 경험에 대해 반응하는 자폐증적 아동의 치료에서조차 영향을 줄 수 있다. Wetherby와 Prizant (2000)가 설명했듯이, 자폐증적 아이들의 핵심 과제는 다른 사람에게 주의집중하고 계속 반응하는 것이다. 이러한 노력에 과자극을 받아온 아이는 분명 혼란스러움을 느낄 수도 있고, 눈에 띄게 불안해지거나 자기를 위로하는 행동으로 물러날 수도 있다. 또한, 아이들은 소리, 냄새, 질감 또는 다른 사람이나 특정 사물의 있는지 없는지와 같이 환경 자극을 극도로 민감하게 경험할 수도 있다. 이러한 감각 반응은 너무 예민하고 불편해서 아이를 완전히 산만하게 만들 수도 있다. Henley (1992)는 창작을 같이 하면서도 어떻게 '같은 곳을 보는 것'(p.70)조차 함께하기 어려운지를 관찰했다.

언어적인 강점보다 시각적인 강점이 더 큰 아이들에게는 의사소통의 구조나 사회적인 실용론이 어리둥절하게 느껴질 수 있다. 의사소통 능력은 아이들이 활동과 재료작업에 참여하고 상징적으로 의사소통을 할 수 있는 장소에서 예술을 작업하고 놀이를 함으로써 강화될 수 있다. 이에 대해 Wetherby와 Prizant (2000)는 다음과 같이 설명한다:

먼저, 공동 관심(joint attention)의 역량이 증대함에 따라 아이들은 호혜적인 상호 작용을 통해 사회적 파트너에게 의사를 표명할 뿐 아니라 관심사를 공유하고 감정을 공유할 수 있게 된다. 다음으로, 상징적 행동역량이 늘게 되면서 아이들은 다른 사람과 의사소통을 하고 같이 놀 수 있는 더 미묘하고 추상적인 수단을 만든다.

p.3

자폐증이 있는 아동은 놀이와 예술 작업을 통해 자신이 편안한 방식으로 의사소통을 할 수 있게 된다. 치료사를 시작으로 그 아이들은 다른 이들의 마음속에 들어가기 위해 적극적인 시도를 할지도 모른다. 한 아이가 내게 진지한 표정으로 "선생님은 어렸을 때 고생물학자가 되고 싶었나요?"라고 물었다. 고생물학자는 당연히 그 아이의 장래희망 직업이었다. 아이는 나 역시 고생물학자가 될 수 있다고 자주 말해주었으며, 자신의 미술치료 세션을 매우 즐거웠음에도 불구하고 고생물학자가 되는 것이 미술치료 일보다 더 재미있을지도 모른다고 너그럽게 조언해 주었다. 그 아이는 친절하게도 내 모래 상자에 넣을 돌에다가 화석을 몇 개 그려 주었다. 심지어 아이는 모래 만지기를 좋아하지 않았음에도, 내가 모래 만지기를 좋아하고 중요하게 생각한다는 것을 알고 있었다.

베이징에서 만났던 자폐증이 있는 청년 예술가 리징디(Li Jing Di)는 타인의 존재와 외양을 세심하게 관찰할 수 있었다. 그녀는 중국 전통 붓과 먹을 활용하여 섬세한 초상화를 그려낸다. 나와는 가까운 동료이자 그녀의 치료사인 왕춘홍(Wang Chunhong)은 자신들이 어떻게 '작업을 함께 함으로써 관계를 만들고' 예술을 창작하고 연결될 수 있었는지를 설명해 주었다(개별 담화, 2015년 8월 10일). 징(Jing)은 자신감을 가지고 생동감 있는 그림을 그렸다. 그녀는 자신이 그리고자 하는 대상의 특성들을 세심하게 바라보았고, 그녀의 예술을 통해 타인을 이해하게 되었다.

아동·청소년 및 청년들이 그들만의 표현적인 '언어'를 찾아 의사소통할 수 있게 돕는데는 유연성이 필요한데, 특히 신경학적 구조로 인해 융통성이 없는 개인에게는 더욱 그렇다. 그러한 치료에는 아이들의 새로운 능력, 표현, 성향을 지원해주기 위해 수용되는 모든 예술적이고 유희적인 언어가 포함된다. 자폐증이 있는 아동의 경우 예술작품을 통한 의사소통이 갖는 잠재력은 매우 중요하다.

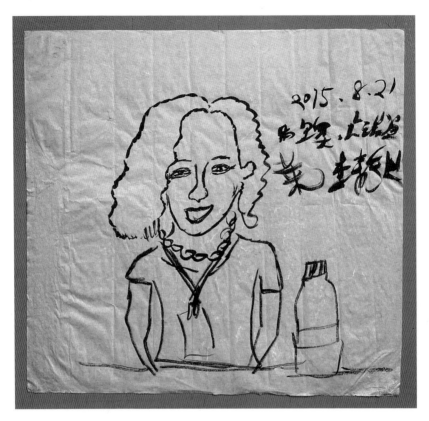

그림 2.1 리징디(Li Jing Di)가 먹으로 그린 자화상. 작가 소장

아이들의 미술은 아이의 생각과 감정을 들여다보게 하는 독특한 창을 제공한다. 프리드(Frith)가 설명한 것처럼(Kellman, 2001에서 인용) 자폐증이 있는 아동은 대개 직접적인 질문을 매우 불편해할 수 있다. 그러나 점토로 형상을 만들거나 종이에 형태를 포착한 이미지라는 존재는 그들의 생각을 전달하고 이야기를 들려주고, 감정을 반영하는 구체적인 방안을 제공한다. 예술은 자폐증이 있는 아동·청소년에게 그들의 예술을 통해, 그리고 그들의 예술에 대해 다른 사람들과 소통할 수 있게 한다.

예술을 제작하는 과정 또한 아이의 불안을 유발하는 것이 무엇인지 명확하게 설명하는 데 도움이 될 수 있다. 한번은, 아이가 머뭇거리며 자신이 꾼 악몽을 들려주기 시작했다. 처음에 아이는 "말하기가 힘들어요…. 너무 무섭거든요."라고 했다. 아이는 그 꿈을 눈에 보이게 그릴 수도 있다는 나의 제안에 응한 다음, "만약 그린다면 저게 더 좋겠어요."라며 그림을 위한 색을 고르기 시작했다.

예술 작업은 무서운 경험을 안전하게 담아주는 하나의 그릇이 되어 주었다. 자신의 불안을 하나의 이미지로 모래 속에 놓든지(Richardson, 2012), 아니면 종이에 꿈을 그리든지 간에 아이들은 자기 생각과 감정을 구체적으로 묘사한 것을 눈으로 본다는 것의 진가를 알고 있으며, 이를 안전한 거리에서 공유하고 바라볼 수 있게 된다. 악몽을 그린 아이는 자신의 포트폴리오에 그 그림을 당당하게 넣으며 "무서운 꿈이 저기로 들어가요…. 거기 그대로 있어."라고 되뇌고 있었다.

자폐증이 있는 아동은 자신이 좋아하는 주제나 활동에 열정적인 관심을 보이는 경우가 많다. 우리는 그들의 관심사와 열정이 예술과 놀이를 통해 생생하게 살아나는 것을 볼 수 있다. 특별한 관심사에 대해 헌신을 다하는 것은 대단한 일이며, 이러한 관심사를 공유하는 것은 치료사에게 구체적으로 소통할 수 있는 무언가를 제공한다. 특별한 관심사는 아이들에게 진정한 기쁨을 줄 수 있다. 나는 아이들이 자신의 흥미를 자극하는 새로운 재료를 발견했을 때, 말 그대로 스카프나 셰이커를 들고 행복하게 춤을 추며 기뻐서 날뛰는 모습을 본 적이 있다. 자폐증이 있는 아동이 지닌 높은 관심사와 열정은 종종 그들이 즐거워하는 활동으로 이어지며 Lovecky (2006)가 언급한 바와 같이 "또 다른 창의성의 원천이 될 수 있다."(p.222). 로벡키(Lovecky)는 자폐증이 있는 영재 아동에 관한 그녀의 연구에서 자폐증의 사고 과정을 "다르다…. 그리고 매우 독창적이기도 하다."(p.223)라고 설명한다. 이 아이들 스스로가 중요하다고 생각하는 것은 그들의 관심사, 세상에 대한 접근 방식, 그들이 편안해하거나 불편해하는 영역과 긴밀하게 연관된다.

아이들은 무기력한 모습으로 나의 치료실에 도착했고 영상화면이 없자 "지루해요"라고 말했다. Malchiodi와 Crenshaw (2017)가 언급했듯이 아이가 아늑한 의자나 쿠션 더미에 조용히 자리를 잡아 버리면 세션을 시작해야 할 시점을 찾기가 어려워진다. 감각적인 재료를 사용해 보고 치료실을 몸소 탐색하는 것은 몸을 움직이게 하는 데 도움이 된다. '지루하고' 피곤해서 아무것도 하기 싫다고 한숨을 내쉬던 한 아이는 푹신한 대형의자에서 천천히 일어난 다음 커다란 말 모양의 손 인형을 하나 집어 들었다. 그 손 인형을 껴안은 다음부터 그의 긴장은 눈에 띄게 풀리기 시작했다. 그는 말을 위한 '헛간'을 만들었으며, 헛간으로 기어 올라가 그 안에 들어가서 말에게 담요와 음식을 주고 안아주기도 했다. 말이 조용히 자는 동안 아이는 점점 더 활기를 띠게 되었고, 그림을 그리기 위해 '헛간'에서 기어 나온 다음에는 자는 말의 모습을 지켜봐 줄 새(bird) 모양의 인형을 하나 가져가 놓았다.

교사나 부모와 마찬가지로 치료사들 역시 아이들의 강점과 관심 분야를 발전시키고 다른 이들과 관계를 맺게끔 도울 수는 있지만, "새로움이라는 것은…흥미로우면서도 무서워요…얼굴을 들이대면 무서워요."(Grandin, 2006b)라는 템플 그랜딘의 경험을 기억할 때만 이런 것들이 가능한 일이다. 그랜딘은 어떻게 자신의 '더 창의적인 자폐유형'

(Grandin, 2006a)이 학교로부터 격려를 받는지, 그리고 학교 연극을 위한 의상을 제작하여 자신의 시각적인 강점을 사회적인 영역으로 가져왔는지를 설명했다. 이 과정에서 그녀는 자신의 관심사를 다른 사람들과 나누는 것 또한 중요하다는 것을 알게 되었다.

그랜딘이 설명한 것처럼 나는 예술이 다른 사람들과 더 온전하게 연결될 수 있고, 관심사를 확장할 수 있는 영역이라는 아이들의 이야기를 종종 듣곤 했다. 한 16세 소년은 극장에 대해 '내가 연결될 수 있는 곳'이라고 말했다. 그리고 학교에서 관계 문제를 겪고 있던 한 10살 아이는 그녀의 연극 캠프에 대해 "최고로 즐거웠어요. 다 같이 재밌는 걸 하니까 즐거웠어요"라고 계속 말해주었다. 호혜적인 의사소통은 나눔을 통해 이루어진다. 공유된 경험이라는 결과가 자폐증이 있는 아동에게 쉽지 않은 과정일 수 있지만, 누군가는 반드시 의도적으로라도 지원해야 하는 과정이다. 쇼어(Shore)는 아이들이 자기 인식과 자아존중감을 형성하여 자신의 강점을 경험하고 공유함으로써 아이들의 제한된 관심사를 '집중적이고' 의도적인 것으로 재구성하도록 돕는 것이 중요하다고 강조해 왔다.

한 12살 아이는 내게 "저는 드럼연주를 잘해요…저는 다른 아이들과 함께 드럼을 치

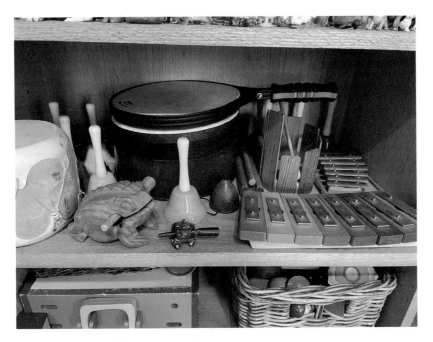

그림 2.2 무지개 실로폰이 있는 악기용 선반

는 게 즐거웠어요."라고 했다. 나의 치료실에서 실로폰을 연주하고 자신의 연극 이야기에 어울리는 곡을 만들던 또 한 명의 아이는 실로폰 연주를 멈춘 다음 내게 이렇게 말했다. "제가 음악에 소질이 있을 줄은 꿈에도 몰랐어요!" 그리고, 몇 주 동안 기타 수업을 받은 한 중학생 아이는 "선생님은 제가 이미 그 화음들을 다 알고 있었다는 사실에 놀라셨군요!"라고 했다.

　　Shore (2006a, 2013)는 음악이 지닌 조직적인 잠재력에 대해 설명하면서, 자폐증이 있는 아동의 경우 내가 함께 작업했던 소년처럼 청각이 매우 예민하고 완벽하거나 거의 완벽에 가까운 음정을 가질 수 있다는 사실을 강조한다. 자폐증이 있는 아동에게 미술, 동작 또는 음악은 자신에게 잘 맞는 방식이자 매력적이고 논리적으로 느껴질 수 있다. 그들이 음악에 반응하고, 악기를 연주하고, 그림 그리는 능력을 뽐낼 수 있는 것은 즐거움뿐 아니라 숙달감의 원천이 되기도 한다. 예술을 통한 나눔은 Moon (C. Moon, 2010)이 말하는 관계 미학(relational aesthetic) 안으로 우리를 끌어들인다. 관계적인 관점에서 볼 때, 치료에서 창작된 예술의 중요성은 일면 '관계의 질을 증진하고 심화시키는 능력' (p.142)으로 평가된다. 이러한 관계성은 아동·청소년이 자신의 창작물과 연결되는 것으로부터 치료사와의 관계 및 성장하는 자아 관념으로까지 뻗어 나간다. 자폐증이 있는 내담자들과 함께 작업하는 미술치료사인 Ed Regensburg (2016)는 미술치료사들이 자폐증이 있는 아동에게 선천적으로 '이해되는' 다양한 치료 언어를 활용한다고 언급했다. 그는 치료사들이 "그들의 주파수에 맞춘 방식을 활용할 때 신뢰감이 생겼다"라고 보았다(p.5). Rubin (2005)이 언급한 것처럼, 재료를 탐색하던 아이들이 그 재료를 새롭고 표현적인 형태로 전환시킬 때 그들은 자신의 예술을 종종 '자아가 확장된 것처럼' 느끼곤 한다(p.132).

　　자신의 경험을 반추하고 아이들은 명확하게 표현할 수 없는 것을 할 줄 아는 성인 자폐증에 관한 보고는 치료사, 교사와 부모들에게 필수적인 지침서가 되어 준다. '넘쳐나는 심상들로 번영한 마음'이라는 그랜딘의 유명한 어록과는 달리 고인이 된 자폐 예술가이자 작가인 Donna Williams (Richardson, 2009)는 자폐증과 예술 간의 상호적인 관계인 '예술주의'의 표현적인 과정에 대해 언급했는데, 그녀는 많은 역동적인 수준에서 이 예술주의가 자신에게 효과적이었다고 믿었다. 그녀는 자신만의 창조적인 과정을 시각적이기보다는 운동적인 것으로 묘사하면서 다음과 같이 설명했다. "내 마음은 모자이크 같아요. 나의 의식적인 생각들은 대개 예술을 통해 표현되고 경험되기 전까지는 만질 수 없는 무형의 것입니다."(Richardson, 2009, p.109에서 인용). 저스틴 칸하(Justin Canha)는 뉴욕에서 전시하는 젊은 자폐성 예술가다. 그의 부모는 저스틴이 처음 그림에 관심을 가질 수 있도록 어떻게 도와주었는지, 그리고 아들과 최대한의 의사소통을 하기 위해 그의 시각적인 능력을 어떻게 구축해 나갔는지 설명했다(Richardson, 2009).

부모님은 저스틴에게 말과 의사소통의 기술을 가르칠 수 있다는 것을 알고 있었지만, 그와 의사소통을 하는 '발견의 순간(eureka moment)'을 경험한 것은 바로 예술을 통해서였다. Clara Park(2001)은 그녀의 딸이자 화가인 제시(Jessy)가 미술 시간에 자신의 표현력을 처음으로 발견한 다음의 여정을 설명한다. 그 여정에서, 그녀의 어머니는 "벨소리에 비명을 지르고…거의 말을 하지 않던 이 이상한 애는 이제 어떤 임무든 수행할 수 있게 되었지요"(p.23)라고 말했다. 이제, 전시회를 열고 작품을 의뢰받는 탄탄한 경력을 가진 성인 예술가로서 제시는 "예술은 자폐적인 강박이 아름다움으로 자라나듯이 그 자체만으로 소중한 것이죠."(p.123)라고 말한다. 하지만 제시카 박(Jessica Park)의 창작 활동에는 "예술은 그녀가 사람들과 만나게 해 줘요. 그것은 그녀의 의사소통 능력을 향상시키죠."(p.132)라는 어머니의 언급처럼 다양한 이점들을 지니며, 그녀의 수입 창출을 가능하게도 한다. 킴 밀러(Kim Miller)에게 있어서 예술이란, 처음에는 소통의 수단이었으며 나중에는 정체성과 사명감의 원천이 되었다. 킴이 그녀의 예술을 통해 의사소통을 시작하게 되자 그녀의 세계는 확장되었다. 그녀의 어머니인 에일린 밀러(Eileen Miller)는 자신의 저서 『그림으로 말하는 소녀(The Girl Who Speak in Pictures)』(2008)에서 예술을 통한 킴의 의사소통과 관계성의 성장을 보여준다. 밀러는 "킴은 대개 예술을 통해 자신의 감정, 욕구, 필요한 것, 그리고 지적 발달을 표현할 수 있었기에 훨씬 더 충분한 교육적 경험을 가질 수 있었다."라고 회고했다. 이제는 아동서적의 삽화를 그리는 한 젊은 여성으로서 그녀는 자신의 창작 과정이 자신의 삶에 필수적이라고 느낀다.

아이들도 예술가가 사용하는 재료와 창작 과정에 진지하게 참여할 수 있다. Kellman(2001)은 자폐증적 아이들의 예술작품 제작에 관한 연구를 통해, 자폐증이 있는 아동·청소년들에게는 종종 그들이 관찰하는 것에 집중하는 능력이 있음을 언급한다. 그녀는 이 능력을 '자신이 그리거나 색칠하고자 하는 것을 자세하게 관찰하는 것'으로 설명하면서, 이것이 '예술가가 개발한 최초의 그리고 가장 중요한 기술 중 하나'라고 지적한다(p.46). 또한, 그녀는 자폐증적 아이들이 다른 아이들보다 더 끈질기게 사물을 관찰하는 경향이 있다는 것을 알게 되었다. 그들의 그림은 '그들이 몰두하는 것과 몰두하는 목적'(Kellman, 2001, p.67)을 매우 명확하게 보여준다. 자폐증이 있는 한 청년 예술가는 이러한 목표지향적인 작업에 대해, "먼저 이미지를 떠올려서 주의를 기울인 다음, 이미지를 내보내는 것"이라고 내게 설명했다(Richardson, 2009, p.110). 어린 아이들도 환경과 재료를 탐색하는 것에서 창작과 소통하는 단계로 나아가면서 스스로를 능동적인 창작자로 여길 수 있게 된다.

Shore (2006a, 2006b)는 자폐증이 있는 아동이 예술에 참여하는 것이 의사소통 수단에서 근원적인 중요성을 갖는다고 논한다. 그는 예술이 감정이입, 의사소통 그리고 긍정적인 행동 변화를 만들어내는 데 중요한 자원을 제공한다고 본다. 그리고 Attwood

(Baron 외., 2006에서 인용)는 어떻게 미술 재료가 말 그대로 이완을 위한 도구가 될 수 있는지, 그리고 페인팅과 같은 예술제작 과정이 '불편하고 압도적이기도 한 스트레스 요인과 감정'을 조절하는 데 어떻게 활용될 수 있는지 설명했다(p.361). 예술은 감정을 표현하는 것뿐 아니라 위로를 건넬 수도 있다. Shore (Hosseini, 2012에서 인용)는 이에 대해 더 자세히 설명해 준다:

음악, 드라마, 시각 예술, 코미디, 춤 또는 다른 어떤 예술 형태가 되든, 나는 부모가 자녀와 함께 창의적으로 '놀기'를 권한다. 모든 아이가 모든 형태의 예술에 반응하는 것은 아니지만, 모든 아이의 내면에는 어떤 예술 형태로든 연결되고 채워지기를 바라는 잠재력이 있다. 자녀의 예술석인 '보상'을 찾아주면, 당신의 가장 자유분방한 상상력과 꿈을 뛰어넘는 가능성의 문이 열릴 것이다.

p. 46

아이들을 예술에 참여시키는 이러한 관점은 아이에 대한 깊은 존중과 자폐증이 있는 아동에 대한 긍정적 이미지를 가늠하게 한다. 아이들의 강점을 키우기 위해 치료사는 반드시 주의 깊고 반응이 빠른 관찰자가 되어야 한다. 치료사는 Rubin (2005)이 언급한 '제3의 눈'(p.93)을 통해 아이가 선택한 것과 그들이 묘사한 이미지 또는 아이들과 창작품에 대한 향상된 인식을 유심히 살펴볼 수 있다. Wolfberg (2003)는 자폐증이 있는 아동의 표현적인 놀이 활동을 주의 깊게 관찰하는 것이 중요하다고 언급했으며, 놀이의 상징적인 차원뿐만 아니라 사회적인 의사소통 측면에도 특별히 세심한 주의를 기울였다.

표현과 소재의 경계가 허물어질수록 아이들의 편안함과 소통은 늘어난다. 아이들에게는 새로운 경험과 재료에 반응할 수 있는 자유 그리고 이러한 경험들을 통해 어려움을 헤쳐나갈 수 있게 도와주는 자원이 모두 필요하다. Henley (2018)는 공유 공간(shared space)에 존재하는 중요성에 대해 언급하면서, 이 공간에서 권하는 재료와 매체는 아이의 관심을 끌 수도 있고, 아이가 불편함을 느낄 수 있는 지나친 근접성에 대한 '완충제' 역할도 할 수 있다고 보았다. 감정과 감각 반응을 조절하는 데 있어 이러한 문제와 다른 여러 문제들은 새로운 경험, 미술 재료 또는 이러한 경험을 보여주거나 경험에 참여하는 다른 이들에 대한 반응에 영향을 줄 수 있다.

자폐·아동청소년에게 중요한 문제는, 다른 사람들에게 반응을 보이면서 주의를 집중하는 것이 어렵다는 데서 온다. 이러한 조절 문제는 나의 치료실의 탱탱볼, 앉거나 기댈 수 있는 크고 부드러운 쿠션, 모든 종류의 '장난감' 바구니가 왜 있는지를 설명해 준다. 종종 아이들은 방을 빙빙 돌고, 뛰고, 저글링을 하고, 북을 치거나 실로폰을 연주하는 이러한 감각 활동을 통해 나와 상호 작용할 필요가 있다. 아이들은 어쩌면 이미 '과부화된' 상태에서 치료실에 들어가는 것일 수도 있다. 감각 반응은 너무 예민하고 불편하므로 아이를 매우 산만하게 할 수도 있다. 아이들이 처음에 어려워하는 것은 공간을 함께 사용하는 것일 수도 있고, 심지어는 Henley (1992)의 말처럼 '같은 곳을 함께 보는 것' (p.70)일 수도 있다. 치료사는 아이들을 사로잡고 참여시킬 수있는 재료와 작업과정을 활용한다.

예술은 그 자체만으로도 공유된 이해(역주: 논의하지 않아도 암묵적으로 함께 알고 있는 것을 말함)와 공유된 경험에 대한 잠재적인 주안점을 제공한다. 이러한 공유된 경험은 아동의 '사회적 의사소통'을 위한 능력의 토대가 된다(Wetherby & Prizant, 2000). 사회적 의사소통에 필요한 기술에는 Wetherby와 Prizant (2000)가 언급한 바와 같이 다른 사람과의 공동 관심 및 상징적 행동이 있다:

사회적 의사소통에 대한 이 두 가지 근거는 다양한 면에서 기능적인 능력의 바탕이 된다. 우선, 공동 관심의 능력이 향상함에 따라 아이들은 호혜적인 상호 작용하에 사회적 동반자에게 의사를 표명할 뿐만 아니라 관심사를 나누고 감정을 나눌 수 있게 된다. 다음으로, 상징적 행동의 능력이 향상함에 따라 아이들은 다른 이들과 소통하고 같이 놀 수 있는 더 미묘하고 추상적인 방법을 개발한다.

p. 3

이러한 기술들은 놀이와 미술을 통해 크게 강화된다. 그리고 아이들이 그들의 예술로 소통하면서 상징적 능력이 향상되고, 다른 사람과 소통하고 놀기 위한(또는 예술 창작을 위한) 더 정교하고 추상적인 수단을 개발'하는 데 도움이 된다(Wetherby & Prizant, 2000, p.3). 치료에 놀이와 예술을 활용하기 위해서는 아동이나 청소년의 개별적인 욕구와 감각통합에 감응해주는 의사소통 및 자기 조절에 대한 지지가 꼭 필요하다. 이러한 지지는 치료적 관계와 함께 재료, 작업과정 및 관계성을 탐색하게 한다. 자폐증이 있는 아동에게 민감하게 지지해 주면 아이는 놀이와 예술작품 제작에 더 푹 빠져들 수 있다. 놀이와 예술이라는 창의적인 공간 안에서 아이들은 새로운 경험을 시도하고 새로운 아이디어를 창출하게끔 격려받을 수 있다. 아이들이 좋은 결과를 얻을 수 있게 지지하거나 '발판(scaffolding)'(Vygotsky, 1978)이 되어 주는 것은 더 훌륭한 의사소통과 자기 조절을 가능하게 한다. 러시아의 발달 심리학자인 Lev Vygotsky (1978)는 새로운 경험과 새로운 배움 및 새로운 이해를 통합하여 아동의 발달을 지지해 주는 발판의 개념을 소개했다. 비고츠키(Vygotsky)는 전인적인 방식(Karpov, 2005)으로 아동의 발달을 개념화했으며 모든 아이를 통합된 방식으로도 바라보고 한 명의 개인으로도 바라보는 것이 중요하다고 강조했다. 그는 아이들이 좋은 결과를 얻을 수 있게 그들의 배움을 지지해 주는 것이 중요하다고 강조했다. Temple Grandin (Grandin & Moore, 2016)은 어떻게 그런 지지가 경험을 넓히는 데 도움이 되는지를 보여주는 사례로, 그녀의 어머니가 안락한 영역(comfort zone)에 있던 자신을 그곳에서 벗어나게끔 해 준 일화를 들려준다. 그녀의 어머니는 공사 프로젝트에 대한 어린 템플의 열정을 높이 샀으며, 프로젝트를 유지하기 위해 추가적인 재료를 모으는 그녀의 새로운 능력을 격려하기도 했다. 새로운 능력이란, 그녀가 상점에 가서 다른 사람들과 소통하는 것을 의미했다. 그랜딘은 이 과정이 자신의 관심사들과 성장 방향을 위한 '사랑의 압박'이라고 설명한다. 그녀는 어머니의 지원이 격려와 자립 및 새로운 배움에 대한 역량을 키우는 것 사이에서 균형을 잡았다고 설명한다.

아동·청소년들은 치료사의 지지를 통해 스스로 능동적으로 선택한다고 여기게끔 격려받을 수 있다. 그들은 환경과 재료를 탐색하는 것에서 더 나아가 환경과 재료를 창작하게끔 도움받을 수 있다. 그리고 Rubin (2005)이 언급한 바와 같이 "창작이라는 행위 그 자체는 아이가 자신에 대해 새로운 무언가를 배우는 데 도움이 된다."(p.120).

예술제작 과정에서 아이들은 즐거운 활동이나 통합 감각 활동에 노출되어, 즐거움의 영역이 확장될 수 있다. 성과를 내야 한다는 압박감을 내려놓으면 예술작품 제작의 운동감각적 경험과 재료 자체에 대한 감각적인 특성을 더 충분히 탐색하고 즐길 수 있게 된다.

자폐·아동청소년을 예술에 참여시키는 것은 유연성을 높이고, 완벽주의를 줄이고, 관심사를 넓히고, 강점을 키워주는 수단이 된다. Evans와 Dubowski (2001)는 "미술치료를 하면서 미술의 제작 과정과 더 자유롭고 편안한 관계를 갖는다."라고 말한다(p.10). 치료사는 치료 상황에서, 아이에게 맞춰주고 아이의 작업 리듬, 편안함의 수준과 에너지의 수준, 아이들의 언어적이고 비언어적인 의사소통을 고려한다. Evans와 Dubowski (2001)는 이를 "가능한 한 자연스럽고 편안하게 아이들의 경험에 맞춰주는 것"이라고 설명한다(p.75). 이러한 '맞춰주기'에는 치료사의 특별한 세심함과 능숙함이 필요하다. 치료사는 아이를 지지할 수도 있다. 그러한 지지 중 하나가 '제3의 손'이다(Kramer, 2000).

Kramer (2000; Gerity & Annand, 2017)는 미술치료에서 직관적이고 숙련된 '제3의 손'을 활용하여 아이가 상상한 생명체를 실제로 만들 수 있게 돕는 방법을 설명한다. 정서적인 지지와 제3의 손이라는 치료사의 실질적인 개입은 미술 제작의 치유적인 특성을 활성화하는 데 도움이 된다. Kramer (2000)는 '경험을 유창하고 진솔하게 전달하는 그림 같은 의사소통'(p.48)을 지지하는 데 특별한 주의를 기울인다. 그녀는 더 나아가 제3의 손을 다음과 같이 설명한다:

이 손은 간섭하지 않고, 의미를 왜곡하지 않고, 내담자에게는 생소한 그림 아이디어나 치료사가 좋아하는 것을 강요하지 않으면서 창의적인 과정을 돕는다. 제3의 손은 언어적으로 주고받는 것을 보완하거나 대체해 주는 그림 같은 대화를 해낼 수 있어야 한다.

p.48

제3의 손을 사용하는 것은 자폐증이 있는 아동·청소년이 자기만의 심상을 떠올리고 그것의 의미와 자기만의 제스처, 색깔과 이미지가 풍부한 예술 작품을 만들 수 있게 지지하는 것을 의미한다. 아이들이나 청소년이 상상한 생명체를 실제로 만들 수 있게 해 주고 포기하지 않게 도와야 하며, 미술이 언어화되든 그렇지 않든, 치료사가 관심을 기울여야 할 더 많은 것들이 있다. Dannecker (2017)는 아이들과 함께 작업하는 크레이머(Kramer)에 대해, 흐르는 물감으로 그림이 압도당하기 시작하거나 점토가 무너질 위험에 처했을 때 말 그대로 예술적인 구출 작전을 수행한다고 묘사한다. 작업물을 '구조(Rescuing)'하는 것은 작업의 과정을 보여주고 함께 나누게 한다. 예술 작품을 개념화하고 형태를 부여하는 것과 같은 노력은 하나의 성취감이 되며, 아동이나 청소년이 치료사와 의사소통할 수 있다는 것을 보여준다. 치료사는 그들이 예술을 창작하는 과정을 통해 더 충분하게 그리고 더 풍부하게 표현하고 소통하면서 나아가게끔 도울 수 있다. 제3의 손은 자폐·아동청소년이 압도되거나 괴로운 느낌이 드는 순간에 도움을 주며 강박적인 완벽주의(perfectionism)라는 문제점을 누그러뜨려 준다.

한 아이가 재료가 담긴 나의 바구니 중 하나에서 솔방울을 발견하고는, '현명한 올빼미'라는 생명체를 만들겠다고 했다. 그는 자신이 만들고자 하는 재료를 아주 조심스럽게 꺼낸 다음, 솔방울에 붙이기 위한 부리와 발을 종이에 그렸다. 내가 먼저 그의 그림 주위를 오려가면서 종이에 그려진 이 작은 모양들을 어떻게 자르는지 보여주었기 때문에 그는 그렇게 큰 종이를 오리지 않아도 되었다. 그는 이 새로운 기술을 배운 게 즐겁긴 했지만, 자신의 손가락에 풀이 자꾸 달라붙자 눈에 띄게 긴장하기 시작했다. 그는 한숨을 내 쉬며, "망했어요."라고 한 후 너무 많이 묻어버린 풀을 덜어내 달라고 했다. 내가 손가락으로 풀을 조금 덜어내자 그는 비로소 약간의 여유로움을 찾을 수 있게 되었다. 이제야 그는 손을 씻은 후 작업을 이어나갈 수 있었다. 이 어린 소년의 가족들은 그가 최근에 집에서 분노를 표출하는 데 어려움을 겪었다고 내게 알려주었다. 그는 좌절감이 '일종의 분노'로 느껴질 수 있다는 것을 알 수 있었다. 그런 다음 자신이 느낀 좌절감에 대해 나와 함께 나누었고, 이와 관련하여 도움을 받는 것이 분노를 감소시킨다는 것을 깨달았다. 그는 자신이 만든 생명체를 갖고 논 다음 치료사와 함께 놀만한 게임을 하나 개발했는데, 그 작은 올빼미가 음식과 친구들을 탐색하고 찾아다니면서 테이블 주변

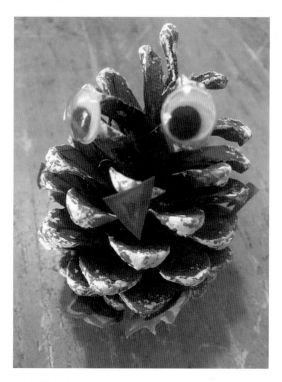

그림 2.3 솔방울로 만든 올빼미

을 돌아다니는 것이었다. 그는 화가 난 것처럼 보이는 형상을 하나 고르더니, 지금은 화를 내지 않는다고 말했다. 자신의 형상을 성공적으로 만들지 않았더라면, 이러한 관점은 그의 놀이에서 드러나지 않았을 것이다.

'제3의 손'은 아이의 창작물에 강압적으로 개입하거나 그 작품이 지닌 의미를 변질시키지 않으면서 창작의 과정을 도와준다. 작품의 스타일, 내용 및 재료 선택은 아이만의 것이다. 크레이머의 관점에서 보자면, 아동과 함께 작업하는 치료사가 자신의 개인적인 스타일은 내려놓고, 아이가 자신만의 시각으로 형상을 만들 수 있게 해 주는 것이다. 이 아이는 작품을 보면서 성취감, 숙달감 그리고 만족감을 갖게 된다. 작품의 의미를 두고 소통하는 것은 예술을 통해서 그리고 예술에 의해서 이루어지며 더 풍부한 언어로 소통할 가능성도 생기게 된다. 아이가 만든 작은 올빼미가 치료실을 탐험하게 되면서 이 아이는 자신의 예술 작품을 놀이의 영역으로 가져왔고 올빼미와 함께 움직이면서 눈에 띄게 긴장이 풀렸다.

제3의 손이라는 개념은 특히 자폐증이 있는 아동·청소년에게는 가슴 아픈 의미를 담고 있다. Henley (2018)가 제안한 바와 같이, 이 아이들은 '작업의 생산성만 위하느라 너무 압박하지 말고 지지해 줘야 한다.'(p.207). 그는 미술 재료 자체가 아동이나 청소년에게 관계성을 만들어 준다고 본다(Henley, 2002). Kramer (2000)는 이에 대해 다음과 같이 회상한 바 있다:

> 미술치료사의 중요한 업무 중 하나는 사소한 이유로 파손될 수도 있는 그림들을 구조해주는 것이다. 실수는 만회할 수 있으며 치료사는 항상 기꺼이 도와줄 수 있다는 것을 몇 번이고 보여줘야 한다.
>
> p.49

제3의 손은 이러한 드로잉, 페인팅 그리고 점토 작업을 구조해 주고 아이들이 좌절을 넘어 작업물을 창작할 수 있게 도와준다. 크레이머가 이 과정에서 언급한 '구조하기'는 그렇게 대단한 게 아니다. 나는 아이들이 처음에는 찢어 버리고, 구기거나, 없애고 싶어 하고, 자신이 처음에 가졌던 높은 기준에 부합되지 않을 것 같은 작업에도 결국은 기뻐하는 것을 보아 왔다. 재료를 자유롭게 탐색하기 위해서 아이들은 이러한 자기비판을 멈출 필요가 있다. 한 아이가 매우 정확하게 그린 그림을 내게 들고 와서는 "이 그림은 어느 정도 완벽해요? 75%요? 95%요?"라고 물은 적이 있다. 이 아이는 자신이 '만족스럽다'라고 여기는 작업을 만들기 위해 완벽주의라는 도전 과제를 갖고 작업에 임해야만 했다. 자신의 작업을 수용하고 치료사의 도움을 흔쾌히 받아들이는 것은 다른 아이들보다 훨씬 더 '창작에 대한 욕구와 실패의 두려움이라는 갈림길에 서 있는' 자폐증이 있는 아동·청소년에게는 하나의 도전이 될 수 있다(Kramer, 2000, p.60).

제3의 손에 대한 Malchiodi (2010)의 이해는 현재 우리가 알고 있는 대인관계 신경생물학(Siegel, 2012)과 공감적인 이해의 성장과도 연결된다. 그녀는 어떻게 '미술치료에서 말하는 제3의 손이 시겔(Siegel)이 말한 내면의 지도(mindsight)', 즉 통찰력(내가 느끼는 것을 아는 것)과 공감(다른 사람이 느끼는 것을 아는 것)의 능력을 반영했는지' 살펴보았다(Malchiodi, 2010).

제3의 손을 섬세하게 사용하면 의사소통(언어적이거나 비언어적인)뿐만 아니라 창작을 장려하며, 더 발달한 자아감의 성장에 힘이 된다. 제3의 손은 아이들이 예술을 만들고 예술을 공유하는 과정을 돕고 치료사가 아이들의 말에 귀를 기울이고 조율할 수 있는 공간을 만드는 데 도움이 된다.

개별 아동에 대한 지원의 범위를 이해하면 치료사가 자폐증적 아동이나 청소년이 필요로 하는 '제3의 손'을 제공하는 데 도움이 될 수 있다. 이러한 지원은 아이가 감각적인 불편함과 완벽주의에서 벗어나 예술작품 제작, 표현 및 의사소통에 더 온전히 몰입할 수 있게 도와준다. 만약에 유연성, 창의성 및 의미 있는 의사소통이 아이들에게 꼭 필요한 치료 목표라고 본다면, 언어 표현의 풍부함에 근거한 치료접근법이 이러한 목표에 도달하기 위한 하나의 경로가 되어 준다. Greenspan과 Shanker (2004)가 관찰한 바와 같이, 아이들은 "더 창의적일수록, 추론하는 능력과 더 고차원적인 것을 추상적으로 사고하는 능력도 생기는데, 그 이유는 이러한 능력들이 새로운 아이디어의 개발에 의해 결정되기 때문이다."(p.222). De Domenico (Richardson, 2012에서 인용)는 어떻게 '살아 있는 언어, 살아 있는 상징들'(p.211)이 놀이와 예술작품의 제작을 통해 만들어지는지 설명한다. 그리고 Greenspan과 Shanker (2004)는 '자신만의 감정을 그들의 상징과 연결하도록 돕는 감정적으로 중요한 표현 언어'(p.213)의 중요성에 대해 논하고 있다. 이러한 정서적인 연결은 아이들이 언어를 사용하여 의사소통을 하고 그들의 관계와 이해가 깊어지게끔 자극한다. 아이가 신나게 놀거나 창작을 할 때, 그들의 자기효능감과 자기인식은 치료사라는 존재로 인해 지지받는다. 치료사는 놀이와 예술을 통해 아이들과 함께 그들의 세계를 경험할 수 있다.

Schadler와 De Domenico (2012)가 설명한 바와 같이, 치료사는 의사소통의 능력과 의지를 발판으로 삼아, 아이가 만든 놀이의 '세계'로 들어가 놀이에 푹 빠진 다음, 이야기를 발전시키기 위한 언어로 서서히 이동'(p.90)해야 한다. Badenoch (2008)는 "상징적인 세계가 말로 펼쳐지면 아이와 치료사는 온몸을 다해 그 이야기를 듣는다."(p.220)라고 하면서 놀이 치료에서 일어나는 전개 과정을 더 상세히 설명한다. 자폐증이 있는 아동·청소년들에 대한 이 진심 어린 경청은 치료사가 늘 듣지 못했던 것을 듣게 한다.

Chapter 3

자폐증이 있는 아동에 대한 긍정적 이미지

높다란 두 개의 창 사이에 놓인 나의 작업용 책상에 앉은 채 무슨 색으로 그릴지 고민하던 한 어린아이가 종이에서 눈을 떼며 내게 물었다. "예술은 왜 특별할까요?" 어떤 아이든지 간에 그 아이가 있는 지점에서 만나고, 공유된 창작 활동을 통해 아이와 연결되기 위해서는 그 활동이 아이에게 매력적이고 '특별'해야 한다. 그들에게는 치료 환경 자체가 안전하게 느껴져야 한다. 아이가 적극적으로 창작하거나 놀이를 할 때, 아이가 경험하는 자기효능감과 자기인식은 치료사의 존재로 인해 고무된다. 치료자의 세심한 관심, 창작 과정에 대한 인정 그리고 창작 그 자체가 관계와 의사소통을 도와준다.

치료사는 아이들이 나누고자 하는 모든 몸짓, 표현 및 창작물에 눈높이를 맞춰야 한다. 이탈리아에 있는 레지오 에밀리아의 교사들은 아이들이 그들이 경험한 것을 탐구하고 세상을 이해하는데 최소한 '100개의 언어'(Reggio Children, 1987)가 있다고 한다. 모든 아이에게는 자기만의 삶을 탐험하고 상상의 세계를 창조하는 잠재력이 있다. 아이들이 자신의 세계를 발견하고 '창조'하기 위해 사용하는 표현 언어는 치료사에게 풍부한 자원이 된다. 시각적이든 음악적이든 시적이든, 아이들이 자신만의 '언어'를 찾게끔 도와주는 것은 중요한 도전 과제다. 한 아이가 무엇에 반응할지 또는 어떤 방식으로 의사소통을 할지 아는 것은 어려울 수 있다. 레지오에서 '언어'라는 단어는 '대인관계 의사소통의 유연한 과정'(Goebl-Parker & Richardson, 2011, p.74) 그리고 아이들의 관계와 아이디어를 지지해 주는 환경의 수용력을 표현할 때 사용된다. Orbach (2020)는 "치료사들 역시 수많은 은유적 언어로 말해야 하고, 자신의 내담자에 대해 더 충분하고 풍부한 정보 팔레트를 갖기 위해서는 그 은유적인 언어들을 종합적으로 다루어야 한다."(p.12)라고 제안한다.

2008년 국제연구단체(International Study Group)를 위해 레지오 에밀리아를 방문했을 때, 나는 처음에는 자녀의 학교에서, 그리고 이후에는 내가 진행하는 치료 안에서 재료와 언어에 이러한 아이디어들을 적용하면서 수년 동안 언어의 개념을 연구하고 작업해 왔다. 내가 이 국제적인 행사에 참여한 유일한 미술치료사 내지는 놀이 치료사였음에도 불구하고 마치 내 동료들과 대화하는 것처럼 느껴졌다. 아이들의 잠재력과 아이들이 표현하는 것의 의미를 이런 방식으로 바라보는 것은 치료사로서의 나의 업무방식에 깊은 파장을 일으켰다. 레지오에서 특별한 도움이 필요한 아동을 지칭하는 '특별한 권리를 가진 아이들'에 대한 문건을 보았을 때 나는 이 파장을 더 잘 이해할 수 있었다. 레지오 교사들은 자폐증이 있는 미취학 아동의 영상을 보여주었다. 물고기에 매료된 아이는 끈기있게 투명 물고기 떼를 만든 다음 교실 싱크대에 채워진 물속으로 살포기 밀어넣었다. 한 어린 소녀가 이를 보기 위해 다가왔고, 학교에서 '헤엄치게 할' 장난감 물고기를 재빨리 가지러 갔다. 이 두 아이는 같이 놀았고, 창작과 놀이를 공유하면서 더 가까워지게 되었다(Goebl-Parker & Richardson, 2011, p.78). "아동이나 성인은 놀이를 통해 창의적으로 될 수 있다."(p.54)는 Winnicott (2005)의 설명처럼 말이다. 교사들과 마찬가지로 치료사들도 아이가 선호하는 언어를 사용함으로써 이렇게 전개되는 창의적인 과정과 연결될 수 있다.

Soncini (Gandini & Kaminsky, 2005)의 설명처럼 자폐증이 있는 아이들을 포함하여 많은 아이들이 지닌 음성 언어를 통한 창의적인 표현의 어려움은 의사소통을 가능하게 하는 다른 것들로 뒷받침되어야 한다. 재료와 예술 작업을 통해, 움직임을 통해, 음악이나 놀이를 통해 자신의 의도와 생각을 표현할 기회가 아이들에게 주어질 때 모든 아이는 또래 집단 내에서 그들과 관계를 형성하게 된다.

Rinaldi (Goebl-Parker & Richardson, 2011에서 인용)에 따르면, 자폐증적 아이들에 대한 긍정적 이미지는 그 아이를 '능력, 적성, 그리고 아이디어'로 채워진 한 개인으로 바라보게 한다(p.79). 레지오 에밀리아의 철학과 교육방식은 아이들 개개인의 '특별한' 차이점, 자질, 그리고 관심사를 품어주면서 개개인의 잠재력을 존중하는 것이다. 레지오 유치원이 이탈리아에서 최초로 장애 아동들과 그 가족을 전부 수용했을 때, 그들이 지닌 차별성은 이러한 장애 아동들을 더 온전하게 이해하고 그들을 공동체에 없어선 안 되는 존재로 받아들이게 하는 방식으로 포용한 것이었다. 레지오에서는 아이들이 할 수 없는 것에 집중하는 것이 아니라, 지지적인 관계와 적절한 환경을 제공하여 아이들이 할 수 있는 것에 집중한다. 레지오에서 '특별한 권리를 가진 아이들'이라는 문구는 자폐성 아동을 포함하여 능력 있고 잠재력이 있는 아이들의 상(image)을 의미하는 데 사용된다. 선생님이나 치료사들이 각 아이의 잠재력을 더 제대로 이해하기 위해 같이 작업하는 아이들을 유심히 살펴본 바, 특별한 권리를 지닌 아이들은 능동적이고 상호작용적인 상을 갖고 있다. 아이들의 부족한 면보다는 권리와 강점을 먼저 검토하므로, 이러한 점에서 모든 아이에 대한 지원은 응당 마땅한 것이다. 레지오에서 특별한 권리를 가진 아동에 대한 인식은 그들이 내린 진단이나 문제점을 넘어 학교, 가족 그리고 모두에게 지원해주는 건강 관리 시스템 간의 상호 작용을 포괄한다. 레지오 교사들은 아이들의 부족한 점에 먼저 집중해 버리면, 그 아이의 잠재력과 그들이 공동체의 구성원이 될 방안에 대한 우리의 생각이 제한될 수 있다고 본다.

모든 아이의 권리 중에는 삶의 미적 차원과 예술, 음악 및 동작이라는 언어와 관계를 맺음으로써 제공되는 확장된 가능성을 경험할 권리도 있다. 예술과 창의성은 일상생활에 존재하는 것처럼 여겨진다. '아름다움을 경험할 권리'(Vecchi, 2010, p.82)라는 개념은 아이들이 보살핌을 받고 있다고 느끼게 하고 심리적 안녕감과 성장을 지지하는 환경을 제공한다. 자폐증이 있는 아동에게는 서로 다른 언어 사이를 오갈 수 있는 잠재력이 매우 중요하다. 다양한 재료는 그 아이들의 아이디어, 관심사 및 이해를 다양하게 표현하게끔 한다. 새로운 재료와 경험을 통해 아이들은 자신의 환경을 변화시키고 자기만의 가장 자연스러운 표현방식을 찾을 수 있다.

모든 아이에게는 관심사, 좋아하는 것, 강점뿐 아니라 각자만의 힘든 점도 있다. 이러한 다양성이 아이를 지원하고 관계 형성을 돕는 새로운 방안들을 제시할 수도 있다. 언어가 약한 아이들의 경우, 교사들은 이들이 의사소통할 수 있는 다른 방안들을 찾아낸다. 구조화와 지원에 대한 개별적인 요구를 항상 수용하면서 아이들도 포용해 주는 레지오의 접근 방식은 아이들 개개인의 강점 구축을 기반으로 한다. 레지오의 교실은 시각적인 자극이 풍부하고 의사소통을 위한 다양한 재료가 마련된 환경으로, 아이들은 이 곳에서 동작을 통해 탐색할 기회도 갖는다. 아이들은 다양한 가능성을 접하게 된다. 그들은 교실에서 자기 생각을 표현하고 삶에 대한 그들의 감정적인 반응을 나눌 많은 기회를 얻는다. 치료사들처럼 교사들도 이러한 맥락과 표현을 세심하게 관찰해야 한다. Rinaldi (2007)는 말을 안 하는 아이들, 말로 자신이 원하는 바를 제대로 전하지 못하는 아이들에 대해, "교사로서 그냥 제 두 눈을 번쩍 뜨고 어른의 관점과 아이의 관점 간의 차이점들을 직시해야 되요."라고 말한다.

아이들을 집단에 참여시키는 것은 그들 각자의 방식으로 자신을 집단에 드러내고, 다른 아이들과 더 큰 상호관계를 가질 수 있게 한다. 유아 프로그램의 자문위원으로 일하던 당시 교사와 나는 3살짜리 자폐 소년이 좋아하는 활동과 게임을 찾아내려고 유심히 관찰한 적이 있다. 우리는 그 소년이 가장 좋아하는 게임을 그림책으로 만들었다. 이 책에는 그가 세일 좋아하는 장면인, 미끄럼틀 아래로 공을 굴려 선생님이나 친구들이 손으로 잡는 것도 포함되었다. 아이들은 책에서 보았던 그 게임을 하고 싶어 했고, 당연히 게임의 '발명가'인 이 소년은 이 게임을 하는 내내 중요한 역할을 맡았다.

미술치료 세션 차 학교에 방문했을 때 한 고학년 아이를 만난 적이 있는데, 나는 그녀의 특별한 관심사 중 하나인 공룡 이야기를 들려주면서 종이와 가위로 간단한 입체

물을 만드는 새로운 '시각적 언어'를 가르쳐 주는 것을 한 세션에서 시도해 보았다. 그녀는 가위를 쥔 채 작은 공룡과의 우정 이야기를 담은 작은 책 하나를 능숙하게 만들기 시작했다. 공룡을 매력적이라고 보는 단계를 이미 지나버린 그녀의 학우들은 그녀가 관심 있어 하는 공룡에 대해 함께 이야기를 나눈 적이 없었다. 그러나 그녀가 교실로 돌아왔을 때 주위에 앉아 있던 아이들은 이 새로운 창작물에 신나 했고, 종이로 입체물을 만드는 방법도 배우고 싶어 했다. 나와 교사의 격려로 그녀는 자신이 한 일을 다른 사람들에게 보여줄 수 있었고 그녀와 함께 작업할 다른 두 명의 아이도 모을 수 있었다. 단순하지만 새로운 재료는 아이의 생각과 현실을 변화시키며, 구체적인 표현방법을 알려줄 수 있으며, 이를 다른 사람들과 공유할 수 있게 한다. 이 아이가 신화에서나 나올법한 생명체와 나누던 우정이 급우들과 나누는 우정으로 바뀌게 된 것이다. 특별한 권리를 가진 아이가 표현하는 의미와 의도를 다른 아이들과 소통하고 이해하는 능력으로 사용하면 진정한 포용이 이루어지고, 집단이 함께 만들어가는 과정에서 소속감이 형성된다. 나와 함께 작업했던 2학년 아이의 경우, 시각적인 표현에 특별한 강점이 있었는데, 그녀는 이 강점을 다른 사람들과 관계 맺는 새로운 방식으로 활용했다. 이는 아이들이 자신의 창작물을 관계성의 맥락에서 바라보고, 자신의 창작물을 함께 공유함으로써 관계가 깊어지는 것을 입증하는 것이다. 세션이 끝날 무렵이 되자, 이 어린 소녀는 내게 정교한 종이 팔찌를 하나 만들어 주었다. 그녀는 내게 "선생님을 정말로 좋아하는 누군가가 이걸 줬다는 걸 다들 알게 될 거예요."라고 말했다.

놀이가 친목을 형성하긴 하지만, 자폐 스펙트럼 장애가 있는 아이들에게 있어서 다른 사람들과 호혜적으로 논다는 것은 하나의 도전 과제가 될 수 있다. 특히 우리가 듣지 못하는 것을 들으려 하고 아이들의 이야기에 귀 기울여줄 때, 아이들의 놀이 시나리오와 예술 창작물은 우리를 자신의 세상으로 초대한다. 그런 개인적인 이야기는 Siegel (Siegel & Hartzell, 2013)이 설명한 바와 같이, 아이들이 얼마나 어린가와는 상관없이 내면의 세계와 외부의 세계를 모두 이해할 수 있는 방식으로 전해진다. 예술과 놀이를 언어로 사용하는 치료사들은 마음과 뇌, 감각을 자극하고 아이들이 자신의 이야기를 전할 수 있도록 지원해주는 특별한 위치에 있다. Malchiodi와 Crenshaw (2017)가 "발달 과정상, 놀이는 예술을 외현적으로 표현하기 전에 존재한다."라고 설명했듯이, 놀이는 예술을 통한 창의적인 표현보다 먼저 발현된다. 다시 말해서, 유아들은 생의 초기 몇 달 동안 리듬과 박자를 통해 놀이를 배우고 신체 언어와 소리…그리고 양육자와의 다양한 감각-기반의 관계성을 통해 타인과 사회적으로 상호작용하는 방법을 배운다."(p.9). 아이들은 경험을 통해 풍부한 상상력, 연극적인 놀이를 할 수 있는 능력과 예술작품 제작에 필요한 인지 및 운동 기술을 발달시킨다. 그리고 어떤 아이들에게는 관심사나 예술적 창작물을 공유하는 것이 호혜적인 놀이로 이어지는 데 도움이 되기도 한다. 창작이든 놀이든, 다른 사람들과의 참여는 공유된 경험을 통해 더 완전한 포용성을 만들어내어 아이들이 교실 문화에 더 온전히 참여하고 기여할 수 있게 한다. 공동체의 성공 여부는 모든 아이가 공동체의 한 구성원으로서 지능과 창의성을 인정받을 수 있는가 없는가에 달려 있다. Rinaldi (Gandini & Kaminsky, 2005)가 설명했듯이 아이들을 관찰하는 방법에는 여러 가지가 있는데, 대다수는 아이의 강점보다 약점에 초점을 맞춘다. 아이들의 관심사, 강점, 성향을 파악하는 것은 아이에 대한 이미지를 바꾸고 모든 아이들의 노력을 소중히 여기는 데 필수적인 요소다.

교사든 치료사든 어른이라면 아이의 이야기를 주의 깊게 들어줘야 한다. 레지오 에밀리아 학교는 다양한 표현 언어를 통해 아이들과 소통하는 방식을 중요하게 여긴다. 아이들의 이야기를 주의 깊게 들어주면 호의적이고 창의적인 방식으로 아이들과 상호작용할 수 있다. 이러한 것들은 학습에 필요한 만큼 치료적인 가치도 지닌다. 레지오 에밀리아 학교에는 치료 작업이 학교생활에 통합되어 있다. 그러나 다른 환경에서 아이들과 함께 작업하는 치료사들 역시 레지오 교사들의 업무에 필수적인 언어와 세심한 관찰에 대한 개념을 받아들일 수 있다.

수업 참관을 위해 방문한 어느 날, 나와 함께 작업했던 한 어린 소년이 교실에서 둥글게 둘러앉아 이야기를 나누는 시간에 나도 함께 해 달라고 요청했다. 그는 나를 앉히고는 이렇게 알렸다. "얘들아, 이분은 제인(Jane) 박사님이셔. 이분은 내 감정통제가 어려울 때 나를 도와주셔." 소년이 나를 이렇게 소개하자 그 수업에서 나의 인기가 매우 많아졌다. 나의 내담자는 자신의 어려운 상황을 함께 공유해 준 급우들에게 고마움을 느꼈다. 나는 교실 책장에서 감정에 관한 책을 한 권 발견했고, 그 소년을 포함한 작은 무리의 아이들에게 소리 내어 읽어 주었다.

Kaplan (2016)은 환경, 그리고 관계 안에서의 외적 변화가 갖는 사회적 행동 목표와 더불어 치료를 통한 내적 변화과정이 균형을 이루는 것이 중요하다고 보았다. 더 나아가, Kaplan (2018)이 설명한 바와 같이 "결국, 미술치료는 내적이고, 개인적인 변화를 촉진시키려 노력하고, 사회적 행동은 외적이고, 집단적이고, 다양한 것을 만들고자 노력한다." 그들의 배움과 사회적 환경에서의 이 관계 변화는 자폐증이 있는 아동·청소년에게 매우 중요하다.

치료사는 접근 방식이나 기교를 뛰어넘어 아이들과 함께 존재할 수 있고, 함께 작업하는 방식을 받아들일 수 있고, 아이들이 자아를 더 충분히 표현하고 다른 사람과 소통하고 관계맺을 수 있는 새로운 능력을 갖추도록 지지할 수 있다. Crenshaw (2011)는 아동을 대상으로 한 치료는, 아이 개개인의 체험적인 경험, 그리고 아이의 가족, 학교 및 지역 사회라는 더 광범위한 삶의 맥락을 모두 고려할 수 있을 만큼 충분히 넓은 기준에서 비롯된다고 본다. 더 나아가 "아이가 탐색할 수 있고 나중에는 자기 얘기를 들려줄 수 있는 안전한 공간을 만드는 데 중요한 부분은 치료사가 그 아이와 함께 있어 주는 것"이라고 제안한다. 치료에서 감정이라는 언어는 치유를 위한 이야기 전달에서 중심적인 역할을 한다. 치료사가 아이들에게 표현적인 재료를 사용하게끔 권하는 것 역시 아이들의 감정 전달을 위한 언어에 접근하도록 도와주려는 것이다. 교사든 치료사든 어른들은 아이들의 이야기를 세심하게 들어줘야 한다. Junge (2007)가 설명했듯이 "언어라는 문제는 모든 치료사에게 중요한 사안이며, 음성 언어가 중요하고 바람직할 때도 있지만, 창의성과 이해라는 개인의 표현은 여러 가지 색으로 다가올 수 있으며 말이 전혀 필요하지 않다."(p.45).

치료는 아이들의 목소리가 말을 통해 들리든 안 들리든, 자기만의 목소리를 찾을 수 있게 도와준다. 예술, 놀이, 동작, 음악은 학습을 위한 언어이기도 하지만 치료를 위한 언어이기도 하다. 아동·청소년에게 풍부한 표현력을 지지해 주는 환경과 재료를 제공하는 것은 자폐증이 있는 아동이나 청소년에게 특히 중요한 의미를 갖는다. 완성된 작품이라는 하나의 산물은 그들의 특별하고 소중한 관심사를 반영하기도 하고, 의사소통을 위한 중요한 요소도 될 수 있지만, 창작 과정이 주는 감각성은 진정, 참여 또는 자극이 될 수 있으며 치료사와 다른 사람들과 상호작용할 수 있는 기회를 제공하기도 한다. Kaplan(2007)은 치료를 통해 형성된 내적 변화와 외적 변화를 달성하기 위한 사회적 행동 목표 사이에서 균형을 잡는 데 있어 다음과 같은 과정이 꼭 필요하다고 보았다 (p.11). "우리가 치료하는 사람들을 그들이 살아가는 문화적 환경과 분리해서 볼 수 없다."(p.16). 치료는 아이들이 더 넓은 세상과 연결되게 하고 아이들의 경험을 활기차게 하고 펼칠 수 있게 해야 한다. 아동이나 청소년이 치료를 통해 많이 유연해지고 의사소통 능력이 향상하게 되면서, 다른 이들과 관계를 맺고, 같이 놀고 나누고 싶은 소망이 그들의 학교와 지역 사회라는 현장에서 표현될 수 있다. 모든 아동과 청소년들의 이야기를 들어주고, 그들이 원하는 것 그리고 어떻게 느끼는지뿐 아니라 보여줄 기회를 그들에게 주는 것은, 그들이 학습자일 뿐 아니라 조력자이자 친구가 될 수 있고, 모든 이들의 경험을 풍부하게 하는 새로운 방식으로 그들 자신을 경험할 수 있게 된다.

관심사와 경험을 공유한다는 것은 개인적인 영역과 사회적인 영역을 하나로 통합하는 것이다. 자폐증이 있는 아동·청소년에게 치료 환경은 다른 사람들을 탐색하고 편안하게 관계를 맺을 수 있는 분위기 조성에 도움이 된다. Vygotsky (1978)는 아동 발달에 대한 사회문화이론이 레지오 에밀리아 교사들의 교육에 영향을 미쳤으며, 발달상 없어서는 안 될 발판이라는 개념, 또는 새로운 경험과 새로운 학습과 이해를 통합하여 아이들의 성장을 지원한다고 소개했다. 그는 상상력이 환경과 관계라는 맥락 안에서 펼쳐지는 방식, 그리고 아이들이 자신의 창작물과 상상한 것을 다른 이들과 나누는 방식을 창의성으로 보았다. Vygotsky (Penfold, 2019)는 펜폴드(Penfold)가 설명했듯이 "아이들이 더 많이 보고, 듣고, 경험할수록, 더 많이 알고 받아들일수록, 더 많은 현실적인 요소들을 그의 경험으로 만들수록, 작품을 더 만들수록 그의 상상력이 어떻게 작동하는지"(p.1)에 대해 알려주었다.

자폐증이 있는 아동·청소년에게는 아이에게 특정적으로 필요한 것과 감각 프로파일에 맞춘 의사소통 및 자기 조절에 대해 지원함으로써 아동의 경험을 발판으로 삼게 하는 것이 꼭 필요하다. 아이들을 개별적으로 지원해주면 아이들은 표현과 소통의 촉진을 위한 다양한 언어에 더 편하게 접근할 수 있다. 자폐증적 아이들을 위한 세심하면서도 개별화된 지원은 아이들이 놀이, 예술 제작, 표현, 의사소통에 더 깊이 몰입할 수 있게 해 준다. 놀이와 예술이라는 창의적인 공간 안에서 아이들은 새로운 경험을 시도하고 새로운 아이디어를 낼 수 있다.

Vygotsky (1978)에 의해 개념화된 근접발달영역(The zone of proximal development) 이론은 아이들 스스로도 이미 알고 있고 발달상 나타날 준비도 되었지만 아직은 드러나지 않는 새로운 아이디어와 능력을 발전시킬 수 있는 과정을 조명한다. 그는 '놀이에는 모든 발달 경향이 응축된 형태로 담겨 있으며 놀이 자체만으로도 발달의 중요한 원인이 된다'고 믿었다(p.102). 돌핀(Dolphin)이 관찰한 바와 같이, 치료라는 맥락에서 볼 때 자폐증이 있는 아동을 위한 이러한 능력에는 '새로운 대인관계 기술, 놀이 기술의 향상 또는 상징적 표현으로의 전환' 등이 포함될 수 있다(p.143).

발판 되어주기와 교류 지원은 자폐증적 아이들의 놀이, 의사소통 및 학습을 지원하기 위한 필수적인 요소인 동시에 이들의 치료에 없어서는 안 되는 요소다. 이 아이들을 위한 지원을 세심하게 활용하면 아이가 스스로를 조직화하고 방향을 잡는 데 도움이 될 수 있다. 자폐아에 대한 지원을 이해하게 되면, 치료사는 도움이 필요한 지점에서 아이에게 지지적인 '제3의 손'을 내밀어 주고(Cramer, 2000; Gerity & Annand, 2017), 아이가 감각적인 불편감과 완벽주위에서 벗어나 표현과 의사소통에 더 충분히 참여할 수 있게 한다. Wetherby 외(2000)는 "의학자와 교사들은 성장-유도형의 상호작용과 아이의 발달 능력향상을 위해 고안된 활동을 할 때, 더 많은 역할을 통해 다른 사람들을 지지할 수 있어야 한다."라고 제안한다(p.213). 자폐 스펙트럼에 있는 아이들이 놀이를 받아들일 때, 창의적인 표현과 유사한 성장이 일어날 수 있다. Wolfberg (2003)은 자폐 스펙트럼에 있는 아이들의 공유된 놀이 능력을 향상하기 위해 구조화된 '통합놀이집단(integrated play groups)'을 개발했다. 그녀가 구축한 통합놀이집단 모델은 놀이를 상징적인 표현 및 사회적인 세상을 이해하는 하나의 수단으로 보는 비고츠키의 관점으로부터 일부 영향을 받았다. 이러한 측면에서, 놀이는 아동이 지식을 쌓고 그들의 문화에 진입하는 방식에 없어서는 안 되는 요소다. 그러나 자폐증적 아이들의 놀이 방식은 종종 또래 문화와는 고립된 경향이 있으며, 의미 있는 활동을 공유하지 못할 수도 있다. 왜냐

하면, 이들의 놀이는 반복적일 수도 있고, 공은 들였지만 판에 박힌 일이나 편협한 관심사를 추구하는 것과 관련되므로, 급우들과 자발적으로 놀고 호혜적인 놀이로 이끄는 교섭능력이 모두 부족할 수 있다. 반면에 자폐증이 있는 아동은 초반에는 다른 아이의 의도나 관심사를 이해하지 못할수도 있으므로, 다른 아이가 시작한 놀이에 참여하는 것조차 하나의 도전이 될 수 있다. 따라서, 자폐증이 있는 아동은 놀이의 과정을 통해 '공유된 의미 구성하기(constructing shared meaning)'(Wolfberg, 2003, p.28)를 배워야 한다.

Wolfberg (2003)가 관찰한 바와 같이, 자폐증이 있는 아동은 단지 또래들과 상호 작용하려는 욕구가 전혀 없는 것이 아니라 공유된 놀이를 통해 관계를 맺는 사회기술경험이 부족하다는 증거가 있다. 비고츠키의 용어를 빌리자면, 놀이 집단은 성인이라는 존재가 지지하거나 발판이 되어 주는 동안 아이들의 놀이 기술이 향상할 수 있는 곳이다. 놀이 집단 내에서의 발판이란, 아이가 새로운 지식과 이해를 활용하고 개발하는 데 도움이 되는 적응적이고 임시적인 지지 구조도 포함한다. 처음에 아이들은 공유된 놀이를 통해 더 많은 도움을 필요로 하지만, 점차 스스로 더 자유롭게 놀 수 있게 된다. 볼프베르그(Wolfberg)는 놀이의 상징적인 차원에 특별히 세심한 주의를 기울이면서 자폐 스펙트럼에 있는 아이들이 하는 표현적인 놀이를 유심히 관찰하는 것이 매우 중요하다고 보았다. 놀이와 예술 작업은 안전감과 편안감과 결합하여 아이들이 더 풍부하게 표현하고 의사소통할 수 있게 하는데, 볼프베르크는 이에 대해 "이야기와 그림에서 언어적, 시각적 이미지를 통해 의미를 전달하는 상상의 꽃을 피우는 것"(p.134)이라는 시적인 표현을 했다. 아이의 언어적이고 비언어적인 의사소통을 유심히 관찰하다 보면, 어른들은 아이의 요구에 따라 자신의 행동을 수정하고, 유연하면서도 호응하는 태도로 일관할 수 있다. 치료사는 환경이 표현과 성장을 위한 많은 가능성을 담고 있는 '제3의 교사'라고 생각하는 레지오 교사들처럼 아이들을 지원해주는 환경으로 구조화할 수 있다.

Chapter 4

감정 언어 찾기

젖은 모래 위에 웃는 얼굴을 그린 한 어린 소년은, 나와 함께 방을 돌아다니며 나의 모래 상자용 수집품 중에서 웃고 있는 피규어를 찾아보았다.

그는 내게 웃고 있는 피규어와 웃고 있지 않은 피규어를 구분해 달라고 했다. 그는 찡그리고 있거나 뭔가 즐거워서 '들뜬' 것처럼 보이는 피규어를 선택했고, 자신이 고른 웃고 있는 캐릭터와 찡그린 캐릭터들이 모래에서 같이 놀게 했다. Prizant (2015)가 관찰한 바와 같이, 감정은 경험되는 것이며, 자폐증이 있는 아동이 만약 '어떤 것을… 라고 과장해서 말한다면, 그들의 문제는 자기만의 감정을 이해하고 표현하고 다른 사람들의 감정을 읽는 것'(p.124)이다. 따라서 Henley (2018)가 '인지적 개입의 핵심(core cognitive intervention)'(p.55)이라고 설명한 자폐증이 있는 아동·청소년을 위한 치료 목표는 그들이 '그림의 내용을 다시 설명하든지 아니면 사회적 상황에서 금방 일어난 일을 다루든지, 금방 일어난 일을 다시 이야기하도록'(위의 책) 돕는 것이다. 이 아이는 자기만의 인생과 자신을 행복하게 만들었거나 화가 나게 했던 것들을 이 놀이에 접목할 수 있었다. 그는 젖은 모래에 그림을 그렸던 것처럼, 웃는 캐릭터를 종이에 그리면서 자신의 놀이를 마무리했다. 그는 편안하게 웃으며 치료실을 나갔다.

어떤 아이들은 처음에는 미술 재료에 반응하지 않을 수도 있다. 미술재료보다는 악기, 손 인형 또는 모래 상자와 다양한 표정의 피규어들을 사용하여 수월하게 소통할 수도 있다. 한 쾌활한 미취학 아동과 그의 어머니는 우리가 함께 드럼을 치는 동안 서로의 말에 귀를 기울여주었다. 우리는 형형색색의 실크 스카프를 한 채 공간을 돌아다녔고, 아이가 숨을 수 있는 더미를 만들었다. 그의 어머니와 나는 그를 찾을 수 있었고 그는 우리를 찾을 수 있었다. 미술 재료는 항상 구비되어 있었지만, 이번 시간에 작업하기에 적합한 방식이 아닌 경우는 천천히 제공되기도 했다. 우리는 음악과 동작이라는 놀이적이고 상호작용적인 활용법을 통해 서로 연결될 수 있었다.

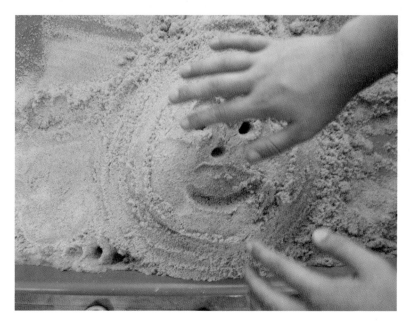

그림 4.1 한 아이가 웃는 얼굴을 그리기 위해 젖은 모래를 편편하게 만들고 있다.

재료를 함께 탐색하고 나면, 아이들은 종종 함께한 이 시간과 그들의 생각과 의도를 실질적으로 기록하기 위해 예술 작품을 만들고는 한다. 유연하면서도 놀이적인 접근법과 예술 작업이 결합하면 움직임, 변화, 동화되기, 주고받기를 허용하는 생동감 넘치는 활동이 된다. 이야기, 리듬, 놀이 그리고 모래 상자나 치료실 주변에다가 하나의 '세상'을 만드는 것은 모두 아이들의 이야기와 감정을 경험하는 방법이 된다. Malchiodi (2020)가 설명했듯이, 아이들이 자신의 감정을 표현하거나 자기 감각을 설명해주는 적합한 언어가 없을 때, 자신이 느끼는 것과 자기가 경험한 것을 명확하게 표현할 수 없는 조절 곤란(dysregulating)을 겪을 수 있다. 따라서 표현적인 '언어'는 매우 중요하다.

아이들은 자신의 경험을 이해하고 감정을 처리하기 위해 그들의 감각 정보에 의존하게 된다. Grandin (2013)은 "우리의 오감은 우리 각자 자신과 다른 모든 것을 이해하는 방식"(같은 책 p. 953)이라고 설명한 바 있다. 그리고 Malchiodi (2020)는 어떻게 표현예술접근법의 원리가 표현, 이해 및 의사소통을 지원하는 감각을 적극적으로 끌어내는지 설명한다. 그녀는 "표현 예술에서 발견되는 리듬, 동작, 행위, 시각적 이미지, 촉감, 소리 감각 및 움직임 기반 요소가 어떻게 자연스럽게 적극적인 참여를 수반하고… 자기조절을 향상시킬 수 있는지"(p.168)에 대해 설명한다.

치료 상황에서, 자폐증이 있는 아동의 관심사와 감정은 가장 먼저 모래에서 나타날 수 있는데, 모래는 표현을 지지하면서도 아이들의 자기 조절을 도울 수 있는 재료다. 때때로 모래와 놀이용 피규어들은 말로 이야기를 들려주고(Richardson, 2012) 더 심층적인 감정 영역을 나타내는 재료로 제공된다. 그리고 모래 놀이가 드로잉, 페인팅이나 점토보다 더 많은 표현을 끌어낼 때도 있다. 한 아홉 살짜리 소년에게 모래 상자는 자신에게 닥친 새학기라는 문제에서 문제 탐색을 위한 최초의 공간이 되어 주었다. 그는 올해부터 내년까지를 보여주는 다리를 말 그대로 '다리(bridge)'로 만들었다(Richardson, 2012). 그러고 나서 우리는 이 다리를 성공적으로 건널 방법을 모색했다. 그는 모래 놀이를 통해 자신에게 필요할지도 모를 자원들을 구체화했다. 우리는 새로운 학급과 새로운 선생님에 대한 그의 기대감에 대해 나누었고, 변화에 대한 그의 두려움을 진정시킬 방법을 고민했다. 그는 자신의 놀이를 통해, 그리고 우리의 공동 작업을 통해 얻은 아이디어를 그의 부모님과 함께 나누었다. 그리고 다음 세션에서, 그는 미소 짓는 자유의 여신상을 점토로 정성스럽게 만들었으며 여신상이 들고 있는 횃불의 불까지 꼼꼼하게 색을 칠해주었다. 그는 여신상이 모험을 기다리며 '새로운 것들을 향해' 서 있는 것이라고 했다. 그의 작품을 함께 바라보면서 그는 자신이 왜 여신상을 그토록 좋아하는지, 그리고 자신에게 여신상이 왜 그렇게 중요한지를 알려주었다. 그는 자유의 여신상이 사람들에게 새로운 나라에서 '새로운 일을 하기 위한' 기회를 준다고 판단했다. 그는 모래에서 놀고 점토로 작업하는 것이 '재미있다'라고 하면서 "저는 이게 좋아요. 이건 저한테 새로운 것을 할 수 있는 자유를 주거든요"라고 말했다. 모래 상자의 자유로움은, 처음에는 압박감으로 느껴졌던 변화의 시간 동안 자신의 내면에서 더 많은 자유와 더 많은 유연성을 찾고자 한 그를 도와주었다. 이러한 새로운 감정들은 앞으로 그가 기대하는 경험에 대해 생각하게 했고, 그는 그 경험들을 즐길 준비가 되었다고 느꼈다.

또 한 명의 아홉 살 아이는 늘 치료실에 와서 노는 것은 좋아했지만, 그림을 그리고 색을 칠하거나 점토로 작업을 하지는 않았다. 그는 이야기를 들려주느라 모래 상자에 관심을 두지도 않았다. 원래 이러한 재료들은 그에게 매력적인 것이 아니었다. 그의 치료 목표는 표현적인 의사소통을 심화시키는 것이었지만, 생각과 감정의 탐색을 위해 미술 치료나 놀이 치료에서 전통적으로 사용하는 재료들과 매체에 그가 항상 반응을 보인 것은 아니었다. 그는 음악과 동작을 더 좋아했다. 그가 모래 상자를 고른 이유는 다른 치료실로 신속하게 이동하거나 다른 활동으로 전환할 때 모래가 주는 감각적인 특성을 즐기기 위한 것이었다. 시간이 지나면서 그는 나와 관계 맺는 것이 가능해졌고, 대처 능력을 배우게 되었으며, 자신의 환경, 급우들 그리고 삶에서 자신을 지지하는 어른들과 점점 더 많은 관계를 맺어 나갔다. 나는 그가 자신을 둘러싼 환경에 대한 예리한 관찰자가 되어 그가 관찰한 것과 경험한 것을 다른 사람들과 공유하고, 그의 선호하는 것과 필요로 하는 것을 전달하려고 배워 나가는 것을 지켜보았다. 그 과정에서 그는 학교에서도 점점 더 독립심을 갖게 되었다. 그의 놀이는 상호작용적으로 변해 갔고, 함께 따라하고 즐거워하면서 매우 기뻐할 때도 있었다.

그는 자폐증이 있는 아동이 그러하듯, 매우 독단적인 방식으로 재료를 탐색했다. 유명한 자폐 작가이자 예술가인 대니얼 태멋(Daniel Tammet)은, 아마도 유치원 때 자신의 모습을 회상하면서 이 아이의 모래에 대한 감각과 지각에 대해 설명하고 있는 것 같다:

> 유치원(영국에서는 유아원이라고 함)에 다닐 때 저는 모래를 가지고 놀고 모랫구멍 안에 모래알을 넣어 손가락으로 누르고 모래시계를 가지고 놀면서 모래가 흘러나오는 것을 바라보고, 우리가 현실이라고 부르는 이 세상이 엄청 낯설고 이상하지만 기이하면서도 아름다운 것을 그냥 실험해 보는 것이 정말 좋았어요. 만약 튜브의 한쪽에 공을 넣으면 다른 한쪽에서 공이 나온다는 사실 말이죠. 대부분의 사람에게는 그냥 뻔한 일이지만, 어린 시절의 저에게는 튜브의 한쪽에 공을 넣으면 다른 한쪽에서 공이 나올 거라는 게 당연한 게 아니었어요. 이런 소소하고 다양한 모든 실험들을 통해 이 낯설지만 아름다운 세상이 실제로 어떻게 돌아가는지에 대한 법칙들을 발견하게 되었어요.
>
> Kaufman, 2012에서 인용

음악적이고 율동적인 활동에 대한 아이들의 선호도는 발달상으로도 설명이 가능하다. Grandin (1996)은 "음악적이고 율동적인 활동은 자폐증적 아이들에게 매우 권장된다"(p.151)라고 언급한 바 있다. 동작 치료사 Suzi Tortora(2006)는 어떻게 언어에 선행하는 몸의 움직임이 '자신과 주변과의 대화'(p.75)를 통해 이야기를 들려주는지 설명한다.

아이들은 자신을 탐색하고 자기 생각과 감정을 공유하기 위해 마음이 끌리는 다양한 방식으로 다양한 표현 언어를 나타낼 수도 있다. 어른들은 재료나 기법을 넘어 동작, 놀이 또는 비구조화된 재료들의 실험으로 드러나는 '공감과 유대감의 과정'을 살펴봄으로써 아이를 더 온전히 이해할 수 있다(Vecchi, 2010, p.12). 특정한 표현방식이나 언어에 대한 자폐증이 있는 아동의 선호도는 다른 아이들만큼이나 다양하다.

어린아이들은 하나의 표현 언어에서 또 다른 표현 언어로 전환하기도 하는데, 이러한 경향은 자폐증적 아이들이 더 유연해지는 데 도움이 되므로 장려되어야 한다. 표현력의 성장은 '실습에서뿐만 아니라 놀이에서도 그 원천을 발견하게 된다··· 사실, 드로잉과 페인팅(그리고 모든 언어의 활용)은 삶, 감각 및 의미에 대한 경험과 탐구'(Gandini et al., 2005, p.9)이며 여기에는 감정적인 의미도 포함된다. 아이들은 표현력과 관계 형성을 위해 특정 영역을 경험하고 재료를 사용할 수도 있다. 음악 치료사인 크리스탈 드메인(Krystal Demaine)이 관찰한 바와 같이, "그 경험의 형태가 예술이든, 춤이든, 음악이든(…)중요한 것은 이 아이들의 언어로 말하게 하는 것이다. 나는 예술이 감각과 운동이 통합된 경험을 제공하여 사회적 상호 작용과 이들이 사용하는 언어의 교환을 가능하게 한다고 본다."(개별 담화, 2012년 3월 30일). 치료사는 아이를 유심히 관찰하고 이야기를 들어줌으로써더 풍부한 시각적 표현과 음성 언어에 대한 접근법을 발견할 수도 있는데, 이는 동작, 음악 그리고 놀이를 통해 가장 먼저 나타날 것이다. 아동과 개별적으로 작업할 때 중요한 것은, 아이의 상태뿐 아니라 아이의 창의적이고 표현적인 언어에 맞춰주는 것이다. Gaskill과 Perry (2014)는 '아이의 실제 발달 능력과 아이의 현재 상태'(p.179)를 모두 이해하는 것이 진정으로 치료적이면서 발달에 적합한 방식으로, 놀이를 효과적으로 활용하기 위해서는 꼭 필요한 요소라고 설명한다.

예술과 놀이를 통해 의사소통이 일어날수록, 반응적이면서 유연한 재료로 하는 작업이 융통성을 높일 수 있다. 새로운 재료와 새로운 경험을 탐구하는 것은 의사소통과 감정 표현에 도움이 된다. 한 일곱 살짜리 아이는 이 탐구 과정에 심화적으로 임할 준비가 되어 있었다. 다른 사람을 관찰하고 다른 사람과 상호 작용하는 그 아이의 능력은 기분, 특히 눈물이라는 것과 이러한 눈물이 의미하는 것에 대한 매력을 느끼게 했다. 그는 자기 얼굴이나 엄마의 얼굴을 타고 흐르는 눈물을 만져보거나 엄마의 표정에서 눈물을 찾아보거나 거울로 보이는 자기 얼굴에서 눈물을 찾곤 했다. Shore (Ariel & Naseef, 2005에서 인용)는 다른 사람의 감정에 대해 자신이 처음으로 경험했던 방식이 이 아이가 눈물에 매료되어 경험한 것들에 대한 단서를 제공할 수 있다고 설명한다:

나는 종종 다른 사람의 감정에 녹아드는 나 자신을 발견하곤 해요. 부모님은 내게 '사람들은 독심술사가 아니란다' 하시면서 내가 느끼는 것을 말할 줄 알아야 한다고 가르쳐 주셨죠. 그 결과, 주변 환경과 어울리지 않는 감정이 들 때마다 나는 주변을 둘러본 다음, 다른 사람에게 말로 표현해야 해요.

p.202

쇼어(Shore)는 다른 사람들의 불안을 감지하고 감정이 '나로부터 오는 것인지 아닌지'를 구분해야 한다고 언급한다(위의 책).

이 아이의 어머니와 나는 아이가 눈물에 관심을 보이는 이유가 궁금했고, 아이가 자신의 감정을 구분할 수 있게 돕는 방법을 찾아냈다. 그의 어머니는 자랑스러운 기쁨의 눈물과 슬퍼서 흘리는 눈물의 차이를 현명하게 보여주었고, 감정에 대해 말하거나 물어보는 것이 도움이 된다는 것을 그에게 알려주었다. 그녀는 그의 얼굴에 있는 매력적인 요소들을 바탕으로 그가 감정을 탐색하게끔 도왔다.

나는 치료에서 그의 이야기를 듣고 싶었다. 나는 그가 슬픔에 '갇혀있다'는 느낌이

들지 않게 감정의 변화무쌍한 본질을 이해하도록 돕고 싶었다. 그가 살아오면서 표현하지 않았던, 것 중에 슬픔을 유발한 사건이 있었는지 궁금했다. 나는 그가 자신의 감정을 구분하고 표현하도록 도움을 주고 싶었는데, 그가 학교에서 스트레스를 받았던 그 때 그를 도울 수 있었다. 우리는 둘다 그에게 더 나은 자기조절의 대안법을 알려주고, 그가 필요로 할 때 적절한 지원책을 늘려주고 싶었다.

함께 놀고 서로의 얼굴을 바라보면서 감정을 파악하는 동안 아이는 즐거워하고, 미소짓고, 반응을 보이기도 했다. 우리는 그의 어머니와 함께 서로의 얼굴을 바라보았고 우리를 미소짓게 하는 이유가 함께 즐거운 시간을 보낸다는 행복감에 있다는 것을 알게 되었다. 서로 번갈아 가면서 스카프로 덮는 게임을 할 때 그는 스카프 더미 한가운데에서 미소 짓고 있었다. 그의 어머니와 나는 "기분이 어떠니?"라고 물었고, 그는 "행복해요"라고 대답했다. 여기서 우리는 처음에는 놀이를 통해, 그다음에는 음악을 통해, 나중에는 미술을 통해 확장된 정서와 표현을 탐구하기 시작했다.

우리는 드럼을 치면서 "누가 우리 음악을 들으면 행복해할까?"라고 물었고 아이는 열정적으로 자신의 리듬을 들려주는 것으로 대답해 주었다. 이제 아이는 어머니가 안 계셔도 더 많은 시간을 치료실에서 보내기 시작했고, 방문할 때마다 치료실에 자리를 잡고 나면 어머니에게 "가실 거예요?"라고 웃으면서 묻는다. 그는 더 복잡한 놀이도 하게 되었다.

그는 공, 스카프, 드럼, 실로폰 등 동작과 음악을 위한 재료들을 꼼꼼하게 탐색했다. 우리는 점점 더 호혜적인 방식으로 함께 연주하기 시작했다. 처음에는 내가 만든 음악 공 모양의 미로(ball maze)가 너무 매력적이고 흥미로워서 세션 초반에는 공이 울리는 소리만 들을까 봐 숨겨야 할 때도 있었지만, 이제는 그가 고안한 게임을 하면서 번갈아 가며 공을 미로 속에 넣고 실로폰 건반을 치는 방식으로 놀게 되었다. 우리 중 한 명이 미로로 음악을 연주하는 동안, 다른 한 명은 공이 아래로 굴러갈 때 나오는 소리에 맞춰 실로폰을 연주했다. 그의 민감한 청각은 내가 음 이탈을 냈는지 늘 내게 알려주었고, 내가 피아노를 연주할 수 있게, 심지어는 손 인형이 번갈아서 곡을 연주할 수 있게 허락해 주었다.

모래 놀이를 하거나 그림을 그려보라고 권했을 때도 긍정적으로 반응했다. 그는 모래 놀이에 관해 이야기했고, 자신의 그림에 관해서도 이야기했으며, 그림을 그리려고 자리를 잡으면서 "저는 예술가예요."라는 행복한 선언을 했다. 우리는 예술과 놀이를 오가며 작업했다. 그의 그림과 모래 상자에서의 모래 놀이는 그가 내게 들려준 이야기가 자신만의 감정과 더 많이 연결되도록 도와주었다. 그는 레드삭스 모자를 쓴 야구 선수를 그렸는데, 그 선수는 경기에 졌을 때는 슬퍼하다가 이겼을 때는 기뻐하는 모습이었다. 그는 자신이 가장 좋아하는 팀의 감정에 맞춰 자신의 얼굴을 그렸다.

　　모래 상자에서의 그의 놀이는 피규어를 더 넣어도 별다른 관심없이 모래를 선별하던 과거와는 달리 자신이 좋아하는 피규어를 찾아보는 것으로 발전했다. 그는 이러한 피규어들을 활용하여 자신의 특별한 관심사를 공유했다. 처음으로 피규어들이 있는 모래 상자를 만들었을 때, 그는 자신을 매료시킨 두 개의 피규어인 레드삭스 선수와 다리(bridge)를 골랐다. 그런 다음 그 장면을 지켜본 한 어린 소년을 추가로 놓았다.

　　그는 모래에 자신의 첫 번째 이야기를 만들었다. 이 단순하지만 감명적인 모래 속 '세상'에서 그는 자신과 같은 한 소년을 등장시켜 이 아이를 자신의 이야기 속으로 더 깊이 끌어들였다. 이 아이는 자신의 이야기를 말로 들려줄 필요가 없었고, 실제로 들려주지도 않았지만, 자신이 고른 피규어들 간의 관계와 연극적인 감각만은 분명했다. 나중에는 이야기 속의 등장인물들과 그들의 세상 속에서 벌어지는 더 많은 경험과 의도를 공유하기 시작했다. 계속되는 놀이와 그림 그리기를 통해 그의 이야기는 더 많은 움직임을 가지기 시작했고 더 복잡해져갔다. 그는 자신이 온 신경을 다해 집중했던 것에서 벗어나 바깥세상으로 향할 수 있었다.

　　특별한 관심사 또는 고착된 관심사와 연결되는 것은, 아이가 치료 환경과 치료 관계에서 편안함을 느끼게 하는 중요한 부분이다. 특별한 관심사에 흥미를 보이는 어른과의

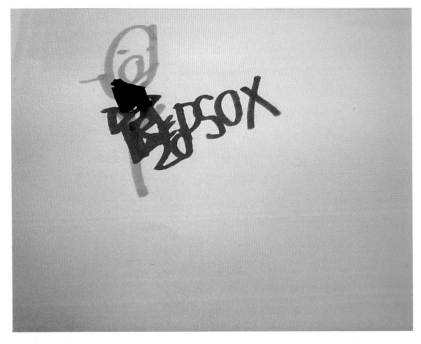

그림 4.2 레드삭스 응원하기

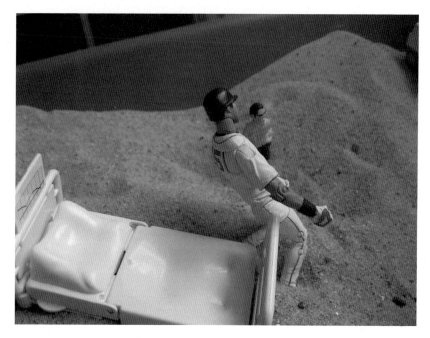

그림 4.3 다친 선수

조우는, 아이의 생각을 들여다볼 수 있는 또 하나의 창을 제공한다. Grandin(1996)이 관찰한 바와 같이, '대체로 치료사들은 아이의 고착화에 맞춰주는 것에 반대한다. 그러나 자폐증적 유형의 아동(autistic type children)에서 많이 나타나는 고착화는 과잉활동 신경계의 각성을 줄여야 할 필요성과 관련된다.'(p.113). 아이들이 조절감을 더 많이 느낄수록 다른 사람들과 더 많이 교류할 수 있다.

　어느 날 이 아이는 레드삭스 피규어들 중 하나를 집어 들고는, "선수가 다리를 다쳐서 슬퍼하고 있어요…."라고 말했다. 그는 이 선수를 모래 상자에 넣었다. 나는 "누가 그를 도와줄 수 있을까?"라고 물었다. 우리는 함께 의사를 찾아 현장에 투입했다. 주사를 맞고 난 선수는 주사를 맞은 것이 '당황스러웠지만' 기분이 나아지기 시작했다는 이야기가 펼쳐졌다. 아이는 "16번 선수인 더스틴 페드로이아(Dustin Pedroia)가 이제 기분이 나아졌어요."라고 했고, 놀이는 더 빨리 더 복잡하게 전개되기 시작했다.

　펜웨이 파크(Fenway Park)는 아이가 가장 좋아하는 또 다른 피규어인 노란색 폭스바겐 버그와 함께 모래 상자로 들어갔다. 이전에 그는 "펀치가 슬퍼해요."라고 말한 다음,

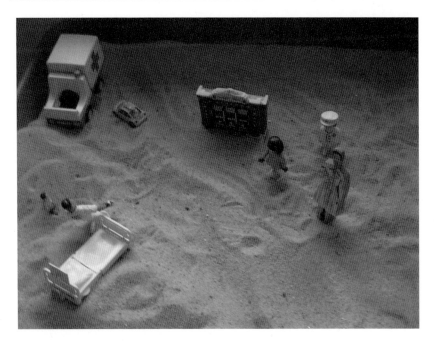

그림 4.4 모래에 등장한 조력자들

슬퍼하는 얼굴과 가라앉는 몸을 흉내 내면서 이 '펀치 버기(punch buggies)'[1]로 감정을 탐색한 적이 있다. 그는 '슬픈' 감정을 매우 사실적으로 묘사했다. 그러나 그는 이 모래 상자에 있는 공원 옆에 자신이 가장 좋아하는 자동차를 주차했고, 그 옆에 서 있을 노란색 셔츠를 입은 남자를 하나 골랐다. 그의 팀이 승리를 거두어 우리 모두 행복에 젖어 있었다. 우리는 감정을 사건 및 관계와 연결된 감정, 다른 사람들과 공유하고 지지하는 감정으로 파악하고, 변화가능한 감정을 더 잘 인식하기 위해 노력해 왔다. 모래 상자는 그의 이야기가 펼쳐지면서 환기되는 감정을 탐색할 수 있는 장소였다.

그가 놀이 안에서 내러티브를 발견함에 따라 그의 그림도 더욱 표현력이 풍부해졌을 뿐 아니라 작품창작 과정에서 더 많은 즐거움을 느꼈다. 그는 여행, 수영, 그리고 가족과 함께 한 즐거운 시간 등 자기만의 경험을 그림으로 그렸다. 다리, 자동차 등 그가

---

1) 역자: 펀치 버기(슬러그 버그 또는 펀치 더빙이라고도 함)는 일반적으로 아이들이 하는 자동차 게임으로, 참가자들은 폭스바겐 비틀을 처음 보았을 때 서로 팔을 치면서 '펀치 버기!'를 외친다.

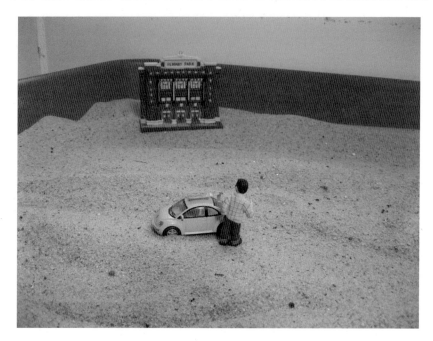

그림 4.5 아이가 가장 좋아하는 게임과 자동차

가장 좋아하는 이미지 어휘는 즐거운 휴가를 떠나는 길에 자동차로 다리를 건너는 경험을 묘사한 그림에 모두 담겼다. 그는 어머니와 함께 자전거를 타며 웃는 자신의 모습을 그림으로 그렸다. 그는 미술과 놀이 모두에 특별한 관심을 가지고 있었지만, 자신의 이야기를 들려주면서 이러한 관심사를 넓히고 감정을 인식하고 표현하는 범위도 넓힐 수 있었다.

그는 '세상을 알아가고 다양한 경험과 언어 사이의 연결고리와 관계를 구축하기 위한 수단으로' 다양한 시각언어와 표현언어를 사용했다(Giudicci in Vecchi, 2010, p.57). 아이들은 세상에서 자신이 경험한 것을 탐구할 때 미술이나 상징적인 놀이를 통해 자기 생각과 감정을 가시화함으로써 자신의 경험과 감정에 대해 말할 수 있게 된다. 어른들은 아이의 경험과 관심사를 소중히 여기고 지지해 줌으로써 아이가 긍정적인 자기표현을 할 수 있도록 돕는다. 아이의 그림이나 점토 형상, 그들의 음악 실험, 그들의 드라마나 놀이는 아이의 감정과 생각을 담은 생생한 기록물이 된다. 이것이 바로 성장과 변화를 위한 도구다. 아이들이 시각적이든 음악적이든 아니면 시적이든 자기만의 '언어'를 발견하게끔 돕는 것은 중요한 과제다. 아이들이 말을 하든 아니면 침묵을 지키든, 아이들이 자신의 이야기를 공유하게 되면서 그들의 감각과 감정의 세계는 점점 더 관계지향적으로 확장되어 간다.

Chapter 5

누구를 위한 진단인가?

자폐증을 진단하는 과정과 기준에 따라 자폐증이 논의되는 방식도 변화해 왔다. 자폐증적 사람들(autistic people)과 자폐증이 있는 사람(people with autism)을 번갈아 지칭하는 유동적인 언어 사용은 Mundy (2020)가 언급했듯이 '우리가 자폐증이라고 부르는 이 개인적 차이'를 더 정확하게 설명하는 데 사용되며, 이러한 역동적인 변화를 보여주는 중요한 요소가 되기도 한다. 스펙트럼상에 있다는 것은 "… 자신에 대한 모든 것을 완전히 망각하게 하는 마음의 추상화"(p.218)처럼 Kanner (1943)가 아이를 초기에 진단할 때 했던 설명 이후 계속 진화해 온 개념이다. 자폐 '스펙트럼'의 현재 개념은 Grandin (2017)이 묘사한 '아인슈타인에서부터 말을 하지 않는 사람까지'를 포함한 방대한 영역에 이른다. 더욱이 Mundy(2020)가 지적한 바와 같이, 자폐증을 보는 방식은 시간이 지나면서 변해왔기 때문에 '스펙트럼'의 양 끝에는 명확한 경계선이 존재하지 않는다.

자폐증은 '매우 다종적인(heterogeneous) 병'이다(Bolte, 2020). 자폐증은 다른 방식으로 만들어진 인간뿐 아니라, 장애와 질환으로도 논의되어왔다. 자폐를 옹호하는 입장에서 글을 쓴 Brown(2019)은 다음과 같이 설명한다:

자폐증 … 이것은 질병이 아니다. 이는 신경학적 발달 상태, 즉 질환으로 간주되며 장애는 수많은 다양한 방식으로 장애를 유발되는 것이다. 자폐증은 평생 지속된다 … 이것은 한 사람의 정체성을 함양하는 의미 있는 구성 요소이자, 한 개인이 자신을 둘러싼 세상을 경험하고 이해하는 방식을 정의한다. 자폐증은 어디에나 있다.

11단락

Chown (2019)은 비자폐인 개개인이 자폐 성향을 지닌 사람의 마음을 추론하는 것은 자폐 성향을 지닌 사람이 비자폐인의 마음을 추론하는 것만큼이나 너무 어려우므로,

자폐증의 분류기준으로 사용되고 있는 기준 중 '장애'라는 용어의 사용은 타인을 이해하지 못하는 이들에게 적용하기에는 적절치 않다고 본다. Walker (2014)는 더 나아가, "자폐증은 여전히 '질환'으로 널리 알려졌지만, 자폐증 및 신경인지 변형이 인간 생물다양성(biodiversity)이라는 자연계 스펙트럼의 한 부분에 지나지 않는다고 주장하는 신경다양성(neurodiversity) 모델 지지자들에 의해 최근 몇 년간 이러한 견해가 도전받고 있다."고 주장한다(p.1). 자폐증이 있는 사람들의 광범위한 범위, 자폐증이 실제로 무엇인지에 대한 다양한 개념화, 그리고 임상 실습에서 가장 논란거리가 되는 측면 중 하나가 진단이라는 사실을 감안하면, 자폐증을 이해하는 데 꼭 필요한 출발점은 자폐인 개개인과 그들이 할 수 있는 것이 무엇인지 살펴보는 것이다. 자폐 성향의 사람들과 함께 하는 임상의들에게는, 그들이 성인이든, 아니면 나의 세션에 오는 아동과 청소년이든, 개개인이 특별히 요구하는 것과 좋아하는 것에 중점을 두는 것이 매우 중요하다. Shore (2006a)가 설명한 바와 같이, "우리의 목표는 자폐증이 있는 사람들도 다른 사람들과 마찬가지로 만족스럽고 생산적인 삶을 살 동등한 기회가 있고, 그들의 강점을 활용하여 현재 자신을 둘러싼 문제들을 해결하는 법을 이해하게끔 돕는 것이다."(p.203).

Attwood (2006)는 어떻게 자폐증이 있는 아동이나 청소년이 나의 수많은 내담자와 유사하게, 전형적으로 '감정의 이해, 표현 및 조절에 임상적으로 상당한 어려움을 겪는지'(p.29)에 대해, Kim 외(2000)가 언급한 것처럼, 불안과 우울한 기분의 위험에 처해있다고 본다. "스펙트럼에 있는 사람 중 일반적인 문제가 우울증이라는 것을 알고 있음에도 불구하고, 사실 우리는 우울증과 자폐증에 대해 놀랄 만큼 거의 알지 못한다."라고 Veenstra-VanderWeele (Weinstock, 2019에서 인용)는 설명하고 있다. 이는 자폐증이 있는 청소년과 아동과 함께 작업할 때는 우울증과 불안 증상이 있는지 유심히 살펴볼 필요가 있음을 시사한다.

아이들은 나에게 "너무 걱정이 많아서 힘들어요."라고 말하면서도, 자폐증이 '자신의 일부'라는 감각, 그리고 자신이 관심 있는 일을 더 잘하는 데 있어서 자폐증이 어떤 도움을 주는지에 대해서도 이야기했다. Attwood (2006)는 불안과 우울증이라는 임상적인 문제를 다루기 위해서는 스트레스를 유발하는 요인을 다루는 것이 중요하다고 강조했다. 그리고 Cozolino(2010)는 감정 조절과 스트레스를 목표로 한 지원방식이 "항상 관계를 치유하는 것이어야 한다."(p.35)라고 논하고, 스트레스 조절이 신경가소성(neuroplasticity)에 긍정적인 영향을 미친다고 덧붙여 설명한다. 스트레스 요인을 다루는 것은 사회적이고 감각적인 문제를 의식하는 것이며, 이는 자폐증이 있는 아동·청소년을 위한 치료에도 꼭 필요하다. Herbert (2012)가 설명한 바와 같이, "자폐증은 몸 전체를 다 포함한다."(p.7). Walker (2014)는 자폐증에서의 신체 경험이 얼마나 광범위한지를 언급하고 있다.

세상을 경험하는 자폐증적 아이들의 감각은 비자폐아가 경험하는 것보다 더 강렬하고 혼란스럽기 때문에, 이러한 경험을 탐색하고 통합하는 지속적인 작업은 자폐증이 있는 아동의 주의력과 에너지를 더 많이 필요로 한다. 자폐증적 자폐성 아동의 주의력과 에너지가 사회적 상호작용의 미묘함에 집중하기에는 부족하다는 것을 의미한다.

5단락

치료에 대한 전체적이고 개별화된 접근방식은 예술과 놀이를 통해 마음, 뇌, 감각에 관여하여, 다른 사람들과 관계를 맺을 수 있는 편안하고 자유로운 에너지를 만들어낸다. 에너지의 흐름에 대한 이러한 개념은 비서구 미술치료사들의 작업에서 여실히 드러난다(Richardson 외., 2012). Kossak(2015)이 설명한 바와 같이, 힌의학의 관점에서 치료사는 '감각과 감정을 느끼기 위해 신체를 조율한다.'(p.7). 이러한 조율은 자폐증에 대한 일반적인 진단 기준의 매개변수를 넘어 개인의 문제를 총체적인 방식으로 해결한다.

자폐증이 있는 사람들 개개인은 공통적인 어려움을 가지고 있지만 중요한 면에서는 서로 다르다. 자폐증이라는 진단을 내리는 목적(교육 서비스와 보험 상환을 위해 필요하므로)은 개개인의 요구를 더 충분히 이해하고 충족시켜주기 위함이다. 그러나 간혹 이 진단은 "자폐증이라는 진단만으로 충분하기보다는 다양한 가능성을 내포한 상위 개념에 가깝다."(p.10).라는 Moat (2013)의 언급에 더 부합한다. Happe (2011)는 "이 폭넓은 범위에서 자폐증이 개인마다, 심지어 일생 동안 개인 안에서도 다양한 스펙트럼을 보인다는 데 충분히 동의한다."(p.1)라고 본다. 따라서 개개인의 발달사항을 이해하는 것은 모든 진단 과정에서 꼭 필요한 부분이다.

Greenspan(1998)은 세상의 정보를 받아들이고 처리하는 생물학적 과정, 그리고 세상에 반응을 보이고 관계를 맺는 과정이 얼마나 복잡하고 개별적인지 언급해 왔다. Jaswal과 Akhtar (2018)는 "자폐증에 대한 몇몇 영향력 있는 기사들은 자폐증의 많은 행동적 특성들이 사회적 관심에 대한 부족함을 나타내는 것이라 하는데, 이는 자폐증을 갖고 있는 수많은 이들의 증언과는 완전히 모순되는 억측이다."(p.1)라는 근거를 제시하면서 자폐증을 이해하는 것이 훨씬 더 어렵게 되었다고 말한다. 자폐 성향을 지닌 사람들의 체험적인 경험을 이해하려면, 그들과 그들이 처한 환경과의 상호 작용, 그리고 환경의 영향과 타인의 행동을 모두 이해할 필요가 있다.

Grandin (2013)이 설명했듯이 뇌 영상을 활용하면 "일관되게 자폐증이라고 진단되는 많은 행동과 뇌 일부의 생물학적인 연결 고리를 보는 것"(같은 책, p. 638)이 가능해진다. 그러나 자폐증은 여전히 행동 관찰을 통해 진단된다. 인셀(Insel)은 "자폐증을 이해하기 위한 하나의 출발점으로서 뇌의 발달"을 살펴보는 것이 차라리 더 유용할 수 있으며, 이것이 자폐증의 복잡성을 이해하는 데 더 중요한 한정성을 부여할 것(Deweert,

2013)이라고 언급했다.

그러나 임상의에게는 여전히 행동이 중요한 문제가 된다. 임상의의 대부분은 자폐증이 뇌 기능에 영향을 미친다는 것을 알지만, 내담자의 행동이 고통을 유발하거나, 그 행동으로 인해 학습과 관계성에 방해가 될 수도 있다. 예를 들어, Shore (2006b, p.16)가 지적한 것처럼, 사회적 어눌함(social awkwardness)은 "아이의 IQ가 매우 높은 수준인 경우에도 발생할 수 있다". 치료 상황에서 자폐증적 아동의 행동방식은 매우 개별적이며 자폐증이 없는 아동의 행동방식과도 매우 다르게 느껴질 수 있다. Shore (2006b)의 설명처럼 그들의 관심사와 집착은 종종 "아동발달의 정상적인 관심사를 넘어선다."(p.17). 이러한 관심사는 강점이 될 수 있다.

Barron Cohen (Opar, 2019에서 인용)은 '자폐증의 하위 유형과 이에 상응하는 지원과 편의에 대한 요구를 규정하는 것'(p.16)이 개개인과 그들의 필요에 초점을 맞출 뿐 아니라 수용과 자기실현, 그리고 지원책에 대한 개개인의 요구를 균형 있게 조정함으로써 현재 논란이 되고 있는 자폐증에 대한 논의와 정의에서 의미 있는 변화를 이끌어내는 데 도움이 될 수 있다고 제안한다. 자폐증적 행동은 이제 더 폭넓은 이해와 수용을 얻고 있으며 자폐증적 사람들은 자폐증에 대한 옹호와 이해에 있어 더 큰 목소리를 내고 있다. 실버만(Silberman)은 "이들은 이해받고 지원받아야 하는 방식이 크게 다르다." (Muzikar, 2016)라고 언급한다.

Prizant (2015)는 "자폐 스펙트럼 장애는 오늘날 가장 흔히 진단되는 발달 장애 중 하나이며, 미국 질병통제센터(U.S. Centers for Disease Control, 이하 CDC)는 학령기 아동 50명 중 1명 꼴로 자폐 스펙트럼 장애를 갖고 있다고 추정한다."(p.3)라고 명시했다. CDC에 따르면 2014년에 자폐증 진단을 받은 아동의 85%가 발달상의 문제를 보인 반면, 이러한 문제에 대한 평가를 3세 이전에 받은 아이는 42%에 불과했다(p.7). 그리고 자폐증은 만 2세까지 진단이 가능하지만, 대부분의 아이들은 4세가 되어서야 진단을 받았다. 진단을 받으려면 부모의 참여와 끈기, 교육이 필요하며 상당한 자산도 필요할 수 있다.

이 두 그룹의 아동은 여전히 진단을 제대로 받지 못해 가정과 학교에서 서비스를 받지 못한 채 방치될 가능성이 높다. 남아는 여아보다 자폐증 진단을 받을 확률이 무려 4배나 높다(CDC, 2018, p.6). 그리고 유색인종 아동은 자폐증 진단을 받을 가능성이 백인 아동보다 낮다(CDC, 2018). 2014년에 CDC는 여전히 백인 아동이 흑인이나 히스패닉계 아동보다 ASD로 판명될 가능성이 더 높다는 것을 발견했다(2018, p.6). 면밀한 분석 결과 '백인 아동이 자폐증 진단을 받을 확률은 흑인 아동보다 약 19%, 히스패닉계 아동보다 약 65% 더 높다.'(Furfaro, 2017, p.1)는 사실이 밝혀졌다. 동료들과 함께 데이터를 분석한 Durkin (Furfaro, 2017에서 인용)에 따르면, 이러한 모순은 사회경제적인 지위차만으로는 충분히 설명되지 않는다. 그런데도 자폐증 진단을 받은 아동의 수를 보면 여전히 "자폐증에 대한 인식과 해당 서비스에 대한 접근성이 인종 및 민족 전반에 걸쳐 증가하고 있지만… 소수민족 아동의 유병률은 백인 아동의 유병률보다 여전히 뒤쳐져 있다"(p.1)라고 말한다. CDC의 데이터를 근거로 보자면, 발달 문제가 있는 아동의 진단 평가에 대한 접근성이 부족하다는 것은 "이 상황에서 진정한 유병률이 무엇인지, 특히 소수 민족 아이들의 유병률에 대해 우리는 정말 모르고 있다."(위의 자료)라는 것을 의미한다.

Riley-Hall (2012)의 설명에 따르면, "자폐증이 있는 여아들은 자폐증이 있는 남아보다 더 소극적으로 행동할 수가 있어서, 일부는 초등학교에 가기 전까지, 또는 입학하고 나서도 진단을 받지 않았으며, 조기개입 시기가 오래 시난 후에도 부모는 혼자서 자신의 딸을 도우려고 고군분투하고 있다."(p.37). 교사들과 임상의들 모두 자폐증이 있는 아동이 '좌절과 혼란에 직면했을 때 행동을 취하고 저항'(p.38)할 것이라고 기대하지만, 여아들은 수줍어하거나 과묵한 모습을 보일 수도 있다. 이러한 특성들은 정확한 진단을 내리는 데 방해가 된다. 나의 임상 경험상, 스트레스를 받았을 때 행동으로 보여주기보다는 내면화하는 경향이 있는 남아들 역시 정확한 진단을 받는 데 더 많은 어려움을 겪었다. 그리고 더 활동적이고 적극적인 여아들의 경우에, 어른들은 간혹 '적극적이고 통제되지 않는 여아들을 잘 이해 못하는데, 이는 남아의 행동과 여아의 행동에 대한 자신의 고정관념과 어긋나기 때문'이다(p.39).

DSM IV (1994)에서 명시되었던 자폐증과 관련한 진단 범위는 DSM V (2013)에 와서 자폐 스펙트럼 장애(ASD)라는 단일 진단명에 포함되었다. 이것은 업데이트된 DSM 메뉴얼 중 가장 큰 진단상의 변화 중 하나다. ASD (2013)에 대한 미국정신의학협회(APA)의 보고서에는, 이전에 별도로 진단한 자폐성 장애, 아스퍼거 장애, 소아기 붕괴성장애 그리고 상세 불명의 전반적 발달장애(PDD-NOS)가 '다른 병원들과 치료 센터에서 일괄적으로 적용되지 않았다.'(p.1)라고 적혀 있다. Lord (Zeldovich, 2018에서 인용)는 "누가 진단하느냐에 따라, 같은 아이가 다른 사람들로부터 상세 불명의 전반적 발달 장애, 아스퍼거 또는 자폐증으로 진단받을 수 있음이 분명했다."(p.1)라고 보았다. 변경된 의도는 이전에 다른 진단 중 하나로 진단받은 사람들에게도 새로운 ASD 진단이 실제로 적용되어야 한다는 것이었지만, 항상 그런 것은 아니다.

자폐증의 개념화를 중점적으로 연구한 맨디(Mandy)는 자폐증 또는 자폐 스펙트럼 장애라는 용어가 광범위한 개인들을 포괄한다는 점을 이해하면, "자폐증 진단을 받아 자아에 대한 감각과 행동에 대한 통찰력이 향상된 사람들의 정체성을 유지할 수 있다."(Bousted, 2015에서 인용)고 보았다.

Grandin (2013)이 생물학적이고 경험적인 관점에서 설명했듯이, 자폐증은 이제 일관성 있게 진단내릴 수 있지만, "자폐증적인 뇌는 모두 같은 방식으로 세상을 보지 않는다."(위의 책, p.1835). 심지어 매우 시각적으로 사고하는 두 사람도 똑같은 방식으로 세상을 경험하거나 이해하지는 못한다. 예를 들어, Grandin (2013)은 제시카 파크(Jessica Park)의 예술 작품을 보면서 "파크가 분명히 나처럼 그림으로 생각할 수 있는 것은 분명하지만… 그녀가 마음속에서 본 그림들은 내가 생각한 종류의 그림들이 아니었다."(같은 책, p.1861)는 것을 알게 되었다. 파크의 심상은 구조와 세부묘사에 대한 그랜딘의 개념과 근본적으로 다른 방식의 색과 패턴에 중점을 두고 있다. Shore (2006b)가 설명하듯이, "자폐증에 대한 각각의 진단 사례는 지문처럼 자기만의 패턴이 있는 것으로 보이며"(p.13), 이 패턴은 문제점뿐 아니라 강점까지 확장되는 것처럼 보일 수 있다.

진단의 매개변수가 무엇이든, 자폐증은 여전히 복잡하다. Porges(2011)는 자폐증을 '한 개인에게 나타나는 행동 및 신경생리학적 특징의 이질성(heterogeneity)'(p.210)으로 보았다. Brown (2011)은 이러한 광범위한 정의에 대한 또 다른 우려를 설명하면서 다음과 같이 언급한다.

어떤 사람들은 적응 기능 기술 수준이 낮은 비언어적 자폐가 더 포괄적인 기준치로 밀려날까 봐 두려워하지만, 다른 사람들은 더 높은 수준의 적응 기능 기술을 가진 고도의 언어적 자폐가 더 포괄적인 기준치로 밀려날까 봐 두려워하기도 한다.

세번째 항

그리고 런던(London)은 오늘날 자폐증 진단과 더불어 치료가 지닌 어려움을 논하면서, "자폐증은 너무 광범위해서 진단이 아니라 문제점에 중점을 둔 치료 프로그램이 더 적절할 것"이라고 언급한다(Wright, 2015에서 인용).

'고기능 자폐증'이라는 개념이 지닌 문제점에 있어서 오늘날의 논의는 이러한 접근법이 얼마나 중요한지를 시사한다. 알바레스(Alvares)는 다음과 같이 설명한다,

고기능 자폐증(*high functioning* autism)'이라는 용어는 진단 용어가 아니며, 기능 평가라기보다는 IQ 평가를 기반으로 한다. 원래 이 용어는 지적 장애가 없는 사람들을 설명하기 위해 사용되었으나, 어떤 연유에서인지 일상적으로 사용되면서, 사람들이 완벽하게 잘 다룰 수 있고 어떤 일상적인 어려움도 겪지 않는다는 의미가 되어 갔다.

University of Western Australia, 2019

성취도와 지능과는 무관하게 자폐 스펙트럼에 속하는 '고기능' 자폐인들은 감각적이고 실무적인 과제를 매일 접할 수 있고, 실제로 경험하고 있다. 스펙트럼에 있는

2,000명 이상의 사람들을 대상으로 한 최근 연구(Chawla, 2019)에 따르면. 일상생활 기술의 어려움은 '고기능'의 자폐증적인 사람들에게서 빈번하게 나타난다. 이 연구의 수석 연구원인 Andrew Whitehouse (Chawla, 2019에서 인용)는 고기능 자폐증이라는 용어를 사용하는 것이 이러한 어려움과 지원의 필요성을 완전히 무시하는 것이라고 지적했다. Lord (2020)는 아동의 경우 DSMV에 명시된 중증도 수준은 잠재적인 함정에 빠질 수 있다고 결론지었다. 나는 그녀가 설명한 아동과 비슷한 아이들을 만나본 적이 있는데, 그들은 매우 쾌활하고 자신의 관심 분야에서 비범한 능력을 보였지만 심각한 문제점도 있었다. 이런 아이들은 정확한 진단을 받는 것이 어려울 수 있다. Lord (2020)는 특정 아동에게서 나타난 결과를 고찰하며 "우리는 그가 얼마나 똑똑한지에 대해 많은 시간을 할애해 왔지만… 이제는 어떻게 하면 그의 삶이 더 나아질지에 대해 집중해야 한다."라고 설명한다.

　　보다 개별적이고 포괄적인 진단을 위한 한 가지 도구는 세계보건기구가 진행하는 프로젝트인 국제기능장애건강분류(ICF, 2017)로, 'ASD가 있는 사람의 체험적 경험은 포괄적이고 표준화된 방식으로 기술하는 도구'로 간주된다. Bolte (2020)가 설명했듯이 '자폐증은 매우 이질적인 질환'이며 개인마다 강점과 어려움이 연속적으로 존재한다는 인식에 기반한다. 자폐증에 대한 이러한 균형 잡힌 관점은 개인의 경험과 환경과의 상호 작용에 중점을 둔다. 세계보건기구는 "ASD가 있는 사람들을 위한 개입에는, 신체적, 사회적, 태도적 환경을 더 접근 가능하고, 포용적이고 지지적인 환경으로 만들기 위한 광범위한 조치가 수반되어야 한다."(WHO, 2021)라고 명시하고 있다. 그러나 자폐증에 대해 항상 이렇게 편협되지 않은 인간 중심적인 견해만 있는 것은 아니다.

자폐증 진단의 짧은 역사

　　Kanner(1943)는 자폐증을 설명하면서 최초로 자폐증의 의사소통 및 관계 문제에 대해 논의했으며, 자폐증에 대해 그가 내린 정의는 모두 아동으로 구성된 매우 소급적인 개인에게만 적용되었다. Kanner(1943)는 동일성(sameness)과 고립(solitude)을 필요로 한 이 아이들이 "사람을 쳐다보지 않은 채, 곧장 회전이 가능한 사물들을 찾으러 갔다."(p.220)고 설명했다. 그는 자폐증 증상에 대한 정서적인 원인을 제시했다. Zeldovich(2018)는 Kanner에 대해 다음과 같이 설명한다.

　　Kanner는 자폐증이 인지에는 영향을 주지 않는 심각한 정서적 문제라고 보았다. 그의 관점에 따라 1952년에 출간된 DSM의 두 번째 판인 DSM-II에서는 자폐증을 정신질환, 말하자면 현실과 동떨어진 것이 특징인 아동기 정신분열증의 한 형태로 정의했다.

p.1

그는 자신이 연구한 아동을 설명하면서 처음으로 자폐증의 의사소통 및 관계 문제에 대해 논의했다. 하지만 그는 이러한 문제들이 심리적인 것을 근간으로 한다고 보았으며 자폐증이 있는 아이들의 부모가 냉정한 경향이 있고 그들의 자녀와는 단절된 사람들이라고 특징지었다. 아동의 관계성을 이해하는 것이 진단 과정에서는 꼭 필요하지만, 아동의 관계성을 사실상 신경학적인 것에 기반하여 보면, 관계의 역동성으로 이 상황을 돌리는 것은 이해와는 완전히 다른 문제가 되어 버린다. Silberman (2015)이 설명했듯이 캐너(Kanner)의 진단 기준은 1964년 림랜드(Rimland)의 연구로 '독이 되는 육아 이론이 역사의 뒤안길로 사라질 때까지'(p.261) 우세하게 작용했다.

Rimland (2015)는 자폐증에서 관계를 발전시키는 문제에 인지적인 요소가 있다고 보았다. 그는 귀납화에 대한 능력을 방해하는 자폐증의 사고 과정이 관계성에 미치는 영향에 대해 논의했다. 그러나 이러한 사고 과정의 본질을 고려해 볼 때, '우리가 보는 것은 기능 장애의 증거가 아니라 차이의 증거'(p.1)라고 Barron Cohen (Rimland, 2015)은 말한다. 그리고 자폐증이 있는 학령기 아동을 대상으로 한 Herbert(2012)의 신경해부학 연구도 이러한 아동으로부터 '망가진 뇌 영역'을 발견하지 못했다. 오히려 그녀는 뇌 영역들이 효율적으로 연결되지 않는다는 것을 발견했다. 이러한 과소연결(under-connectivity)은 의사소통 및 감정 조절에 영향을 미치며 행동의 유연성을 어렵게 한다. 뇌의 감각 영역 간의 연결과잉(overconnectivity)은 계속 관찰됐다. 자폐증이 있는 유아들은 시야를 조정하고 움직임과 감각 정보를 통합하는 회로들의 연결성이 더 큰 것으로 밝혀졌다(Askham, 2020). Fishman (Askham, 2020에서 인용)이 설명한 바와 같이 이러한 차이점은 '유아의 뇌가 바쁘게 돌아가지 않아도 되는 것들로 바쁘게 돌아갈'(p.1) 때 전반적인 발달에 영향을 미칠 수 있다.

림랜드(Rimland)는 자폐증을 정신의학적인 관점에서 보는 것에서 벗어나 유전적이고 환경적인 것에서 자폐증의 생물학적 기원을 찾아냈다(Richardson, 2016). 그는 자폐증에서 흔한 감각 계통과 민감성을 이해하는 것이 자폐증이 있는 사람들을 효과적으로 지원하는 데 있어서 얼마나 중요한지를 언급했다. 적절한 지원은 자기 조절, 의사소통 및 관계성을 성장시켜줄 수 있다.

1980년에 DSM-III (미국정신의학협회)는 자폐증을 전반적 발달장애로 규정했다. 자폐증이 있는 아동도 모든 아동과 마찬가지로 발달 단계를 거친다. Greenspan (2009)과 Prizant (2015)는 이 발달 과정이 개별 아동뿐 아니라 스펙트럼에 있는 아동과 어떻게 다른지에 주목했으며, 프리잔트(Prizant)는 우리가 자폐증을 '인간이 되어가는 다양한 방식'으로 바라보는 것이 가장 적절할 수 있다고 제안한다(p.4). 초반에는 이러한 발달상의 차이를 병리학적으로 해석했다. Kanner (1943)는 자신의 표본에 속한 아동의 부모에 의문을 품으면서, 그들 중에 '정말 마음이 따뜻한 아버지와 어머니는 거의 없었다'(p.250)라고 언급했고, 이러한 역기능적 관계가 자폐증이 있는 아동의 작업에서 핵심 문제가 된다고 보았다.

Rimland (2015)의 후기 연구에 따르면, 관계 형성의 어려움에는 인지적인 요인이 있다. 그는 자폐증의 사고 과정이 관계성에 어떤 영향을 미치는지를 논의했다. 그는 자폐인들이 다른 사람을 모방하고 연결되고 호혜적인 상호관계를 형성하기 위한 기본적인 필요 요건인 '자신과 대상 간의 유사성이라는 개념'(p.109)을 이해하는 데 어려움을 겪는다고 말했다. 인지 이론에 대한 그의 논의는 자폐증에서의 인지에 관한 최신 연구와 일맥상통한다. 따라서 림랜드의 연구(2015)는 자폐증의 진단과 병인에 대한 정서적 공식에 당당하게 도전장을 내밀었다. 그는 자폐증의 신경생물학과 자폐증에서 감각 계통이 지닌 역할을 중요하게 여겼다. 그는 자폐증에서 흔히 볼 수 있는 감각 계통과 민감성을 이해하는 것이 '자폐증이 있는 사람들을 효과적으로 지원하므로 중요하다(2015)고 보았으며 그러한 '과정에 기반한'(p.153) 관계적인 다중 감각 개입이 자폐증을 갖고 있는 사람들의 조절감과 관계성을 지원하는 방안에 대해 논의했다.

Bauman (2015)은 림랜드의 연구가 '임상 연구를 위한 토대를 마련했으며… 이는 오늘날 자폐증을 이해하기 위한 더 현대적인 접근법 중 가장 앞서나간 것'(p.14)이라고 본다. Herbert (2012)는 뇌 연결성 및 일관성과 관련된 최신연구가 어떻게 림랜드의 연구에 선행하는지를 설명한다. Herbert (2012)는 자폐증이 언어, 감정 처리, 감각 처리, 운동 기능과 협응하여 네트워크 연결(구조적이고 기능적인 연결성)과 네트워크 허브(서로 다른 기능에 상대적으로 특화된 뇌의 특정 영역)(p.274)에서 모두 차이점을 갖는다고 설명한다. 림랜드의 연구를 바탕으로 캐너(Kanner)는 나중에 자폐증이 본질적으로 심리적이라는 자신의 공식을 수정하여 림랜드의 독창적인 연구에 서문을 기고하고 생물학적 기반의 접근법이 갖는 중요성을 인식했다.

오늘날 ASD의 진단은 관찰을 기반으로 이루어지고 있다. 진단도구의 사용과 상관없이 의사소통 문제와 다른 사람들과 관계된 문제를 확인하는 데 주안점을 두며, 행동에 영향을 미치는 제한적이고 반복적인 행동 또는 관심사가 있는지도 살펴본다. 자폐학자의 입장에서 글을 쓴 Walker (2014)의 설명을 통해 자폐증에 관한 대안적인 관점을 볼수 있는데, 그는 자폐증이 '독특한, 비전형적인 사고, 움직임, 상호 작용과 감각 및 인지처리 방식을 만들어 낸다.'(p.1)라고 설명한다.

개인의 강점, 문제 및 경험을 포착하고 그것의 우선순위를 이해하는 것은 성인뿐 아니라 자폐증이 있는 아동·청소년 치료에서도 꼭 필요하며, 이들에게는 자신에게 중요한 변화를 가져올 수 있는 관계성과 치료적인 지원을 받을 자격이 있다. 자폐증적인 사람들 개개인의 중요한 차이를 만드는 것이 무엇인지 파악하는 것은 그들의 건강한 삶을 지원하기 위해 꼭 필요하다.

Moat (2013)가 언급했듯이, 자폐증이 있는 사람들을 진료하는 임상의에게 자폐증이란 '그 자체로 유용한 진단이라기보다는 다양한 가능성을 포괄하는 상위개념에 가까울 때도 있다.'(p.10). 에릭 런던(Eric London)은 『신경과학의 최신 동향(*Trends in Neuroscience*)』이라는 한 사설에서 오늘날 자폐증의 진단 범위가 넓으므로, 드러나는 문제에 주안점을 두고 치료하는 것이 제일 유용하다고 제안한다. 런던은 너무 넓은 범위에 주안점을 두면 임상적인 진전에 어떤 방해가 되는지를 다음과 같이 설명한다:

'사회적 결함'이 증상을 말한다는 것이 문제다. 사실 이 커다란 상위개념 아래는 수많은 다양한 증상들이 내포되어 있다. 예를 들어, 사회적 불안이 있고, 사회적 인식의 부족이 있고, 사회적 관심의 부족이 있는데, 이러한 모든 것의 근원은 다를지라도 모두 같은 종착지에 이른다.

Wright, 2015

그리고 Levine과 Chedd (2007)가 지적한 바와 같이, 특정 문제나 특정 개인을 위한 특정 개입이 잠깐은 잘 작동할 수 있지만. 시간이 지나야만 효과를 보이는 광범위한 개입과 지원책도 있다. 여기에는 학교나 직장에서의 지원, 언어 치료, 작업 치료 및 심리 치료도 포함될 수 있다. Walker (2014)는 심리 치료에 임하는 치료사에게 "불안과 우울증으로 고통받는 자폐증 내담자가 있을 때… 당신의 임무는 자폐증을 위한 것이 아니라 불안과 우울증이 있는 내담자를 치료하는 것임을 기억하라"고 경고한다.

Prizant (2015)는 "자폐증을 스펙트럼 장애라고 부르는 이유는 자폐증을 지닌 사람들 개개인의 능력과 도전이 연속선을 따라 나타나며 두 사람의 자폐증이 모두 같은 방식으로 나타나지 않기 때문"(p.223)이라고 설명한다. 초반에 Wing (1997)은 처음에 자폐 진단을 하나의 연속선상에서 개념화했으며, Silberman (2015)은 이를 '범주적 진단이 아니라 차원적 진단'(p.351)이라고 설명한다. 이후에 나온 스펙트럼이라는 개념은 자폐의 연속선이라는 개념에서 발전했다. 1964년 윙(Wing)과 굴드(Gould)가 자폐 행동을 보이는 아이들을 관찰했을 때, Silberman (2015)은 "그 아이들은 캐너가 설명한 것과 비슷한 특성을 가지고는 있었지만 자폐 진단을 받지 않아도 되는 아이들의 집단이 훨씬 더 많다는 것을 알게 되었다."(p.349)라고 지적한다. 그들의 강점과 문제점은 자폐증 진단과는 구분되는 아스퍼거 증후군(Asperger's Syndrome)으로 특징지어졌다. 역사적으로 아스퍼거는 자폐증 진단 범위의 '양호한 쪽'(p.12)에 속하는, 그래서 이 아이들이 사회에 더 온전하게 참여하게끔 교육을 받을 수 있는 아이들이라고 평가했고, 이는 그 아이들을 위한 그의 치료 목표이기도 했다. 그러나 아스퍼거가 개념화한 자폐증의 광범위한 영역은 의사소통 능력이 부족한 아이들도 일반 학교에 다닐 수 있게 해 주었고, 이는 아이들에게 위험한 결과를 가져왔다.

Sheffer (2019)에 의하면, 아스퍼거의 연구는 원래 신경다양성을 살펴보고 아이들의 차이를 인정하는 것으로 여겨졌다. 그러나 아스퍼거의 연구 배경은 1940년대 비엔나에서 나치 정권하에 실시된 정신의학의 맥락에 있다. 스펙트럼의 반대편에 있던 아이들의 결과는 참혹했는데, 그들은 가족과 분리된 채 죽음을 맞았다. Sheffer(2019)는 이런 아이들의 비극적인 역사에 대한 논의에서 어떻게 '진단이 사회적이고 정치적인 강압으로 내려질 수 있는지, 그것을 인식하기가 얼마나 어려운지, 그리고 그것을 상대로 싸우는 것이 얼마나 힘든지'에 대한 우려를 표하고 있다(p.15).

자폐증이 덜 희귀하고 덜 파괴적인 것으로 여겨지기 시작했던 초반에는, 아스퍼거 증후군이라는 진단의 개념 아래 한동안은 '수만 명의 어린이, 10대와 성인이… 역사상 처음으로 그들이 받아 마땅한 교육 환경과 사회복지 서비스를 받을 수 있게 되었다'(Silberman, 2015, p.41). 아스퍼거 증후군이 상세 불명의 전반적 발달장애(PDD, NOS)라는 진단은 아이들이 적절한 교육과 필요한 지원을 받을 수 있게 해 주었다. 그러나 1981년에 아스퍼거의 진단을 더 널리 알린 Wing(2005)(Sheffer, 2019, p.13)은 자폐증의 다종적인 특성에 관한 학술논문을 쓰면서 논문의 제목을 '판도라의 상자를 여는 것에 대한 고찰(Reflections on Opening Pandora's Box)'이라고 하였다. 그녀는 ASD에 대한 보다 세분화된 진단 기준이 또 한 번 사라지면, 과거에 아스퍼거 진단을 받고 가정과 학교에서 보조자와 함께 한 수많은 아이들이 이제 필요한 복지 서비스를 받지 못하게 될 것이라고 보았다.

'18개월 미만의 아이를 자폐증으로 진단 내릴 때는 주의가 필요하다'(Zero to Three, 2016, p.17)라고 명시되어 있지만 아이들이 자폐증 진단을 받는 나이가 이제는 점점 더 어려지고 있다. 영유아기 정신건강 및 발달장애 진단 분류 매뉴얼인 『DC:0-5』(Zero to Three, 2016)에 따르면, 임상의는 아동의 요구를 이해하고 충족시키기 위해 아동을 평가해야 한다고 명시하고 있다. 책의 저자는 '모든 개입은 가능한 한 영유아 및 영유아와 부모의 관계를 충분히 이해하는 것을 기반으로 해야 한다.'(p.7)라고 밝히고 있다. 또한 임상의는 아이들의 문제점뿐 아니라 개인적인 강점을 살펴보는 것 역시 중요하다고 언급한다.

『DC:0-5』는 가장 어린 아동의 경우 'ASD가 진행되는 영유아의 발달 궤적에는 개인차가 매우 크다'(p.18)라고 지적한다. The Interdisciplinary Council on Developmental and Learning Disorders (2000)는 아동의 요구사항을 판단할 때 '자폐증과 같은 광범위한 증후군 내에서는 증후군에 기반한 접근법을 넘어 다양한 기능발달 패턴에 대한 최신 정보를 발판으로 삼는 것'이 꼭 필요하다고 제안한다(p.4). 이러한 패턴은 분별이 가능하고, 패턴을 이해하면 강점을 파악하고 요구 사항을 지원하는 데 도움이 된다.

나는 종합 프로그램의 일환인 치료를 포함하여 학제 간 팀 평가를 기준으로 한 조기 개입을 시행하면서, 아이들을 위한 개별적이고 통합적인 평가와 개입의 가치를 가장 먼저 알게 되었다. Greenspan과 Wieder (ICDL, 2000에서 인용)가 제안한 개별 평가는 '표준화된 일회성 평가를 넘어, 시간이 지나면서 진정으로 도움이 되는 개입의 측면에서 기능 장애를 관찰하는 것'(p.63)이다. ICDL 임상진료지침에 따르면, 동일한 진단을 받은 아이들이라도 '매우 다른 기능적 발달 능력'(p.11)을 보이며 요구사항도 매우 다르다.

Bromfield (2010)는 아동·청소년을 위한 창의적인 접근 방식이 어떻게 치료에서 동작을 이끌어내는지를 논한 바 있다. 그리고 Moat (2013)는 창의적인 치료적 접근법이 자폐증이 있는 사람들의 연령과 관계없이 '더 나은 감정과 의사소통을 표현'(p.27)할 수 있게 한다는 것을 발견했다. 흥미롭게도 자폐증에 대한 Rimland (Miller 외., 2015)의 임상적인 주안점은 자폐증이 있는 사람들의 강점과 능력을 고려하면서 전개되었다. 이 연구는 뛰어난 예술가가 된 마크 림랜드(Mark Rimland)가 자폐증이 있는 아동을 둔 부모로서 겪은 경험에서 영감을 얻었다. 그는 자신의 시각적인 강점을 활용하여 작업하게 되면서 자신의 여동생이 설명한 것처럼 '사교기술을 꽃피우고 더 폭넓은 방식으로 다른 사람들을 인식'(Landolf, 2015)할 수 있었다. Prizant(2015)는 자폐 스펙트럼에 있는 많은 사람에게는 그러한 주된 관심사가 있으며 '비록 어려움도 따르긴 하지만… 자폐증이 있는 사람들은 가장 큰 잠재력을 보일 때가 있다'(p.70)라고 언급한다. 또한 Herbert (2012)는 '자폐증이 있는 개인이 어떻게 많은 혼란과 난관에 부딪히면서도 숨겨진 재능을 가졌는지'를 이야기하면서, '자폐증이 있는 사람들은 창의성과 통찰력을 지닐 수 있다'(p.245)라고 보았다. 자폐증이 있는 아동·청소년과 함께 작업하는 치료사는 강점을 존중하는 것뿐만 아니라 개인차에 대한 이해도 필요한데, 그 이유는 치료 관계가 지원과 성장을 위한 도구로 확립되려면 사람에 대한 폭넓은 이해를 지녀야 하기 때문이다.

관계의 신경생물학에 관한 연구(Badenoch, 2008; Cozolino, 2010; Porges, 2011; Siegel, 2012)에 따르면, 공감적인 관계는 연결감과 이해 및 공유된 경험에 기반한다는 사실이 밝혀졌다. 이와 동시에 문제점을 인식하는 것도 꼭 필요하다. Grandin (2013)에 따르면 감각 장애는 개인의 사고 과정을 혼란스럽게 만들어 다른 사람에게 자신이 겪고 있는 어려움의 본질을 파악하고 설명하기 어렵게 만들 수 있다. 그리고 Badenoch (2008)는 신경 전형 아동이라면 손쉽게 종합하고 처리하는 관계형 정보를 스펙트럼에 있는 아동은 힘겹게 '조합'해야 한다고 보았다. 이러한 것을 발견하고 의사소통하고 통합하는 과정도 치료 작업의 한 부분이다. 치료사들은 이 작업과 이러한 관계성을 지원하기 위해, 그리고 환경 및 그들의 관계와 경험의 네트워크에 속한 그 사람을 더 명확하게 알기 위해 그들의 강점과 문제점을 모두 이해할 필요가 있다.

Chapter 6

예술과 놀이 사이의 세상

모래 상자 만들기는 예술 창작과 마찬가지로 하나의 시각화 과정이다. 그러나 모래 상자에서의 작업 경험은 예술 작품의 제작 과정과 마찬가지로 시각적인만큼 감각적이고 운동 감각적이다. 아이들이 경험한 세상은 그들이 선택한 감각과 상징적인 피규어를 통해 모래 상자에서 발현된다. 이러한 것들은 그림을 '제대로' 그려야 한다는 좌절감 없이 그들이 옳다고 느끼고 그렇게 보일 때까지 계속해서 손수 움직일 수 있다. 아이들은 놀이용 미니어처 피규어를 선택하면서 방을 자유롭게 돌아다닐 수 있다. 그들은 모래상자를 통채로 들고 이동하기도 한다.

모래는 '유연성이 뛰어나면서도 견고함을 지닌 재료'(McCarthy, 2007, p.99)로, 아이들이 유연성과 통제성을 모두 탐색할 수 있게 한다. 모래 놀이는 마음속에서 일어나는 과정을 눈에 보이게 할 수 있다(Zoja, 2011, p.5). 모래가 감각적인 재료뿐만 아니라 '풍부하고 표현적인 세상을 만들어내는 환경'으로 여겨질 때, 모래에서 세상을 만들고 공유하는 것은 아이들에게 예술 작품 제작에 버금가거나 이를 보완하는 경험을 제공한다. 아이들은 모래 상자를 통해 감각적, 지각적 또는 창의적 수준에서 자신의 경험과 이해를 탐색할 수 있다.

아이들의 이야기는 종이나 점토에서와 마찬가지로 모래 위에서도 펼쳐진다. 모래에 '세상'을 만드는 것은 말(words)로 표현할 수 없는 것을 표현함과 동시에 아이들이 자신이 만든 세상의 이야기를 들려줄 단어를 찾는 데도 도움이 된다.

Sandtray-WorldPlay®는 아동의 발달 단계에 맞춘 유연하고 다감각적인 아동 중심의 작업 방식이다(De Domenico, 2000; Richardson, 2012). 아이들은 자신의 현재 상태나 자신이 받은 진단과 상관없이 놀이를 통해 자신을 탐색하고 표현할 수 있다. 드 도메니코가 자폐증이 있는 아동과 함께 하는 방식은 소리, 동작 또는 치료사와 함께 놀이를 변화시킴으로써 놀이를 표현적으로 할 수 있게 한다. 이는 아동과 치료사를 연결하고 의

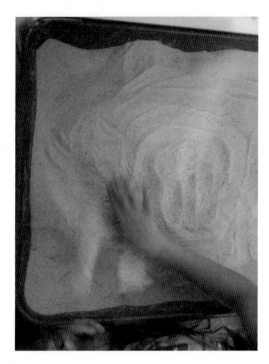

그림 6.1 모래에 그림을 그리는 것은 감각을 자극한다.

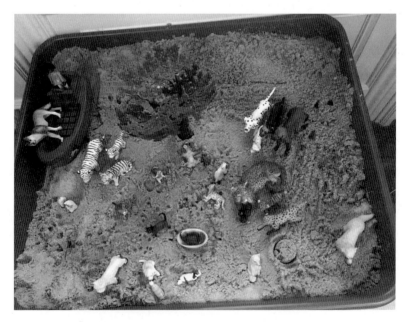

그림 6.2 젖은 모래 위에 놓인 사자, 고양이와 개들.

미 있는 의사소통을 촉진하는 중요한 방법으로 Greenspan과 Wieder (2009)가 제시한 '아이의 타고난 관심사 따르기'(p.83)의 개념과 유사하다. 어떤 아이들은 자신이 모래 상자를 만드는 동안, 그리고 자신이 만든 세상을 치료사와 공유하는 동안 침묵을 유지할 수도 있다. 자폐증이 있는 아동에게는 감정이 담긴 놀이 언어가 특히 중요하다. 이 과정을 통해 느끼게 되는 아이의 자기효능감은 의미 있는 의사소통을 촉진한다. 모래놀이는 소리나 움직임, 또는 이미지 만들기로 확장될 수도 있다. 아이들은 모래에 넣을 피규어를 만들거나 자신이 발견한 피규어를 자기 취향에 맞게 변경할 수도 있다. 킹콩(King Kong)은 위협적인 모습일 수도 있고, 모래 속에서 환영받는 '포근한 고릴라'로 변신할 수도 있다.

예술 작품의 제작과 마찬가지로 모래 그 자체, 그리고 모래 속에서 만들어지는 과정은 감각 및 운동 감각에서 창의력에 이르는 다양한 수준의 흥미를 유발한다. 모래는 자연에서 온 재료다. 아이들은 이 가소성 있는 재료를 만지면서 안정감을 느낄 수 있고 집중력에도 도움이 될 수 있다. 놀이에 사용 가능한 다른 천연 재료들은 '치유의 변화를 일으키는 은유적인 미니어처'(Courtney, 2017, p.112) 역할을 한다. 모든 감각이 이 과정

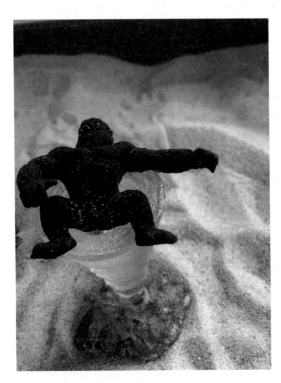

그림 6.3 킹콩은 토네이도 위에서도 거뜬하다.

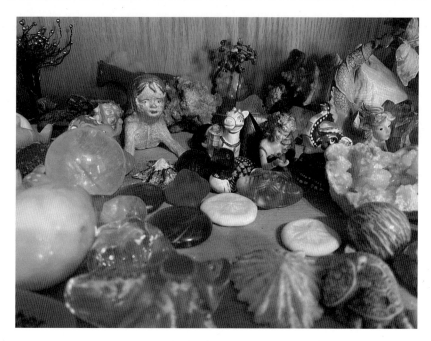

그림 6.4 모래 상자용 자연 오브제와 마법의 힘을 가진 인어들

안에서 일어난다.

아이들은 미술 작업을 할 때와 마찬가지로 모래 놀이를 통해 '살아 있는 언어, 살아 있는 상징(De Domenico; Richardson, 2012, p.211에서 인용)'을 만들어낸다. 모래 상자는 감각적인 수준에서 상징적인 수준에 이르기까지 다양한 수준에서 탐색할 수 있는 역동적인 놀이 환경이 된다. 아이들은 치료실에 들어서자마자 모래를 손으로 만지작거리곤 한다. 또 다른 아이들은 동물, 사람, 마법의 힘을 지닌 존재들, 슈퍼히어로, 자연의 힘 등 모래 상자 속 세상을 만들어 줄 이미지 언어로 가득 찬 피규어용 선반에 끌리기도 한다.

Kestly (2014)는 이러한 다양한 수준의 통합을 설명하면서, 아이들이 모래에서 '촉각과 시각적 이미지, 신체 감각, 암묵적 기억, 원초적 감정, 개인적 기억, 웰빙에 영향을 미치는 관계적 측면을 다 함께 가지고 노는 방식'을 관찰한다(p.162). 모래에서 놀게 되면 아이들은 어떤 피규어도 추가하지 않고 한동안 모래 놀이만 할 수도 있다. 이것은 이미지로 구성된 세상이기도 하지만, 감각을 자극하는 세상이기도 하다. 한 아이는 모래에 다가 웃는 얼굴을 반복해서 그렸으며, 물을 뿌린 모래에 손을 움직여가며 즐거워했다. 그런 다음 우리는 웃는 피규어를 찾기 위해 피규어들로 가득 찬 나의 선반 쪽으로 함께 가 보았다. 그는 누가 웃고 있고 누가 웃고 있지 않은지 내게 확인해 달라고 했다. 모래

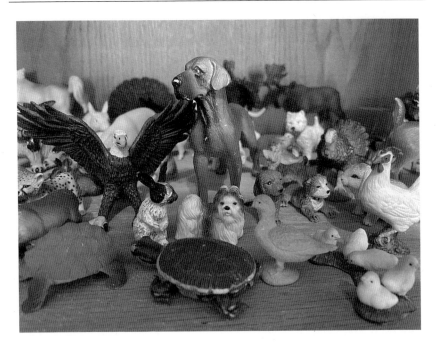

그림 6.5 모래상자용 동물들

가 유일한 재료였던 이 놀이가 끝나자 아이는 한결 차분하고 편안해졌다. 모래로 할 수 있는 놀이는 모래를 움직이며 노는 것에서부터 모래로 하나의 세상을 만드는 것까지 매우 다양하다(De Domenico, 2000). 모래에서 한 편의 드라마가 펼쳐지거나 치료사에게 놀이를 권할 수도 있다. 예술작품 제작과 마찬가지로 모래 놀이는 '호흡, 움직임, 소리에서 신체를 자유롭고 리듬감 있게 사용하게끔' 유도한다(Cane, 1983, p.37). 놀이는 침묵 속에서, 말을 통해, 때로는 노래를 통해 만들어지고 공유된다.

Sandtray-WorldPlay®는 '그림으로 생각하는 몇몇 자폐증적인 사람들의 방식'(Grandin, 2006a)과 일치하는 '이미지 언어'(De Domenico, 2000)를 사용한다. 이러한 시각 언어는 놀이에 적용 가능한 자연 소재, 장난감 및 피규어 컬렉션으로 만들어질 수 있다.

시각 언어는 아이들이 자신의 관심사를 소중히 여기고 자기 표현을 지지하는 것으로도 경험된다. 때로는 시각적 이야기와 함께 구어적 이야기가 등장하여 더 깊은 정서적 차원이 드러나기도 한다(Richardson, 2012). 한 청소년은 힘든 세션이 끝나자 큰 안도감을 내보이며 "모래 상자는 우리가 감정을 표현하는 방법이에요."라고 말했다.

모래 놀이용 피규어는 책이나 영화에서도 가져올 수 있지만, 놀이를 통해 지어진 이야기는 영원히 아이만의 것이다. 한 아이가 '먼 은하계에서 아주 오래전에…'라는 스타워즈의 대사로 시작한 이야기에 등장한 캐릭터들은 스타워즈에 등장하는 캐릭터뿐만 아니라 용, 동물, 용감한 아이들의 세계에서도 온 캐릭터들로, 그 아이만의 관심사와 꿈의 세상에서 온 것들이었다.

많은 아이가 열심히 모래에 손을 넣고 상자 깊숙이 손을 뻗어 모래를 파고, 밀고, 모양을 만들고, 붓고, 자신의 손가락 사이로 모래를 걸러낸다. 이러한 운동 감각적인 과정은 모래에다가 자기 '세상'을 만들 수 있는 안전한 터전을 제공한다. 모래 상자에서의 놀이를 통해, 그리고 아이들이 만들어나가는 세상의 역동적인 토대가 되는 모래 자체를 통해 아이들은 마음을 진정하게 되고 감각적인 편안함을 느낄 수 있게 된다. Temple Grandin (2013)은 "어렸을 때 제가 가장 좋아했던 반복 행동은 손으로 모래를 계속해서 떨어뜨리는 거였어요. 모래 알갱이 하나하나가 작은 돌처럼 보였기 때문에 그 모양에 매료되었죠. 마치 현미경을 들여다보는 과학자가 된 기분이었어요"(p.644)라고 회상한다. McCarthy (2007)는 신경학적 차이를 지닌 아이들을 위해 모래 자체가 갖는 효과를 연구해 왔다. 그는 충동 조절에 어려움이 있거나 감각 과부하로 인해 고통스럽거나 경직된 느낌을 경험하는 아이들에게 모래가 어떻게 '필터' 역할을 하여 더 잘 조절되고 상호 작용할 수 있는 느낌을 주는지 관찰하였다.

아이들은 종종 모래에 대한 자신의 감각 반응을 설명할 때 한 사춘기 소녀가 바다 생물과 인어로 가득한 세상을 바라보았을 때처럼 표현한다. 그녀는 자신이 수영하는 모습 중 하나를 '자유롭고 편안한' 느낌으로 묘사했다(Richardson, 2009, p.118). 모래의 감각적인 특성을 가지고 차분하게 놀던 그녀는 한 편의 이야기를 들려주기 시작했다. 그녀는 모래 상자에 있던 피규어가 자신의 감정 상태와 비슷한 감정을 지녔다고 보았다. 이 소녀는 본능적으로 자신의 감각적 경험과 자신의 창작물에 대한 인식이 정서적으로 공명할 수 있게 연결시켰다. 치료적인 관계에서 예술 창작의 과정과 결과물이 필수적인 것처럼 모래 상자는 창작의 과정 그리고 시각적이든 언어적이든 모래에서 놀이와 언어가 결합하여 의미를 생성하며 만들어진 '세상'(Schadler & De Domenico, 2012)을 모두 공존하게 한다. Green (2012)은 모래놀이가 어떻게 자폐증이 있는 아동의 언어 장벽을 극복하는지를 고찰해 왔다. 아이들이 고른 피규어에 얽힌 세상과 그 이야기를 상상해내는 타고난 창의력은 아이들이 말을 하든 하지 않든 이야기를 구성하고 공유할 수 있게 해준다.

한 아이는 자신의 모래 상자 세상에 등장할 캐릭터들을 위해 정성스러운 노래를 만들었다. 그는 자신의 놀이에서 벌어진 일들을 나도 함께 보았으니 이 노래들을 같이 불러 달라고 했고, 나는 아주 유심히 놀이를 지켜보고 경청해야 했다. 그는 내가 관객이라고 하면서 자신의 놀이를 지켜보게 해 주었고, 자신의 노래 중 어떤 부분이 가장 내 마음에 드는지 늘 궁금해했다. 이는 그가 나의 안목을 인정해 준 중요한 일이었다.

그들이 만든 세상을 창작하고 되돌아보는 것은 아이들에게 더 큰 관점을 제공한다. 아이들은 '세팅을 조금 바꿀거야…'라고 하면서 어떻게 해야 자기가 만든 세상의 거주자들이 더 편하게 지낼 수 있고, 변화를 줄 수 있는지를 모색한다. 또 다른 아이는 "착한 애들이 모두 갇혀 있네…. 그런데 넌 모래 상자에 갇혀 있잖아!"라고 말했다. 그런 다음 그는 자신이 고른 조그마한 사람들과 모래를 앞으로 움직여 공간을 여유롭게 만들어 준 다음, 그가 만든 세상의 거주자들이 더 많은 선택권과 더 많은 자유를 얻을 수 있게 해주었다. 모래에서 놀던 또 다른 아이는 재빨리 이야기를 들려주면서 모래 속 사람과 동물의 삶이 어떤 느낌인지 탐험해 보았다. 주인은 두 마리의 개가 모래 상자에서 함께 노는 걸 지켜보면서, 다른 개들과는 다른 자신의 개들이 잘 지낼 수 있는지를 먼저 확인했다. 그는 "얘네는 서로 다치게 하는 게 아니라 레슬링 시합을 하는 거예요. 그게 강아지들이 하는 일이니까요…. 얘네는 계속 구르기도 하고 겨루기도 하죠…. 그리고 그건 바로 얘네가 친구를 찾았다는 걸 말해요."라고 설명하기 시작했다. 그 후 두 마리의 원숭이 손 인형이 현장에 도착해서 강아지들의 상태를 확인하고 같이 춤을 추었다. 세션이 끝나기 전에, 전, 나 역시 아이와 함께 신나게 춤을 추었다.

모래 속에서의 놀이와 움직임의 과정은 '살아 있는 언어, 살아 있는 상징을 창조하는 것'(G. De Domenico; 개별 담화, 2006년 8월 5일)이다. 치료사는 De Domenico (2000)의 Sandtray-WorldPlay® 모델을 통해 '아이의 타고난 관심사 따르기'(p.83)라는 Greenspan과 Wieder (2009)의 설명과 유사한 방식으로 모래에서 발현되는 아이의 이야기에 세심하게 귀 기울인다. 모래 상자는 아동 중심의 다감각적인 공간인 동시에 아이가 상징적인 놀이를 탐색할 수 있는 하나의 과정이기도 하다. 아이가 적극적으로 놀이를 할 때, 건설자로서 느끼는 자기효능감, 치료사의 존재감, 제작 과정에 대한 치료사의 관심은 아이의 의사소통을 촉진시킨다. 이러한 주의 깊은 호기심을 통해 치료사는 아이의 세계를 더 충분히 공유하게 된다. 그리고 예술 작품을 제작할 때와 마찬가지로 하나의 과정은 최종 결과물만큼이나 중요하다.

아이가 만든 세상을 공유하는 것은 아이의 독특한 시각과 경험 방식을 이해할 기회가 된다(Richardson, 2012). Badenoch (2008)는 "모래 상자 놀이에서 상징적인 세상이 언어로 펼쳐질 때 치료사는 놀이에 귀를 기울인다."(p.220)라고 언급한다. Malchiodi와 Crenshaw (2017)의 설명처럼, 아이의 놀이에 함께 참여하는 치료사는 '아이에게 소통의 자유를 준다'(p.4). 때로는 놀이와 함께 구어적인 이야기가 나오기도 하고, 때로는 아이가 고른 이미지를 통해 이야기가 시각적으로 전달되기도 한다.

아이들은 종종 조용히 놀이용 피규어와 이미지를 선택하기도 하지만, 때로는 피규어용 선반을 같이 보자고 할 수도 있다. 이렇게 아이들이 가지고 놀고 싶은 것을 선택하면서 상호작용을 하게 되고 아이들에게 필요한 것을 함께 찾으면서 이야기를 나누게 된다. 아이들이 치료사에게 질문을 할 때도 있는데, 치료사는 이러한 질문을 통해 아이의 이야기를 더 잘 이해하게 된다. 한 미취학 아동이 놀이를 멈춘 후 내 쪽은 보지 않은 채 "방금 무슨 소리였어요?"라고 물었다. 나는 "어마어마하게 큰 소리였어!"라고 대답했다. 그러자 그는 곧장 내 쪽으로 고개를 돌렸고, 나는 그동안 그가 냈던 소리에 더 많은 감정이 담겨 있었다는 걸 이해하게 되었다. 그는 "아니요, 그건 나쁜 놈이 낸 소리였어요." 라고 대답했다. 그런 다음 그는 놀이에 참여할 조력자들을 찾았다. 그 조력자들은 "저리가! 저리 가!"라고 외치며 '나쁜 놈들'을 모래로 덮어버렸다. 작은 스머프는 자신과 대결하는 액션 피규어에게 "나가"라고 말하며 맞섰다. 심지어 작은 새끼 고양이도 용감하게 야옹거리며 "도와주세요"라고 외쳤다. 이렇게 작은 피규어들이 지닌 용기는 아이들에게 도움과 변화가 모두 가능하다는 것을 깨닫게 한다. 이 어린 소년이 말했듯이 '두움은 도와달라는 것을 의미한다!'. 그가 이야기를 들려주고, 질문을 던지고, 놀이 속 동물들과 사람들에게 동기와 감정을 부여하게 되면서 그의 의사소통 능력은 크게 향상되었다. 그는 모래 속 동물들에게 "잘 들어봐"라고 제안하거나, 제안이 안 통한다고 판단되면 다른 동물들에게 "공간이 필요해"라고 상기시키는 등 점점 더 관계에 대해 예리하게 인식하면서 동물들에게 알려 주고, 동물들에게 말을 건넸다.

아이들이 조력자뿐 아니라 그들의 세상에 도사리고 있는 위험을 인식하게끔 돕는 것은 어려울 수 있지만, 매우 중요한 일이다. 아이들은 종종 이러한 조력자들뿐 아니라 위험까지도 스스로 판단해서 자신을 위한 피규어를 더 추가하거나 모래 상자 속 캐릭터들을 안심시켜주기도 한다. 한 청소년은 슈퍼 히어로가 모래 상자에 있는 모든 사람에게 "정말 아무런 도움도 필요 없었나요?…내가 당신들을 도와줄 수 있었어요."라고 묻게 했다. 이런 식으로 그는 자신이 학교에서 더 편안함을 느끼는 데 필요한 것이 무엇인지 말할 수 있었다. "정말 아무런 도움도 필요 없었나요?"라는 말은 자신의 캐릭터에게 던진 질문이지만 자기 자신에게 던진 질문이기도 하다. 그는 모든 선생님의 목록을 검토한 다음 머릿 속으로 훑어보고 자신이 힘들 때 누구에게 도움을 요청할 수 있을지 살펴보았다.

또 다른 청소년은 놀잇감으로 배트맨을 선택했는데, 이 슈퍼 히어로는 "나는 행복할 수밖에 없어요…. 나는 다른 감정이 없어요."라고 말했다. 다른 피규어도 등장했는데, 그는 영화 <인사이드 아웃>에 나온 화가 난 빨간 남자를 소개하며 "나는 늘 미친 듯이 화가 나"라고 말했고, "나는 항상 무서워요"라고 말하며 또 다른 피규어를 등장시켰다. 그다음으로 그가 할 일은 자신의 캐릭터들이 모래에서 서로 소통하는 동안 자기 자신과 자기 내면에서 일어나는 이러한 모든 감정을 알아차리는 것이었다.

더 어린 아이들이 모래놀이를 하면서 이런 식의 토론을 할 수는 없겠지만, 아이들은 놀이를 통해 숙달감을 경험할 수 있다. 어떤 아이들은 침묵을 유지하면서 모래 놀이를

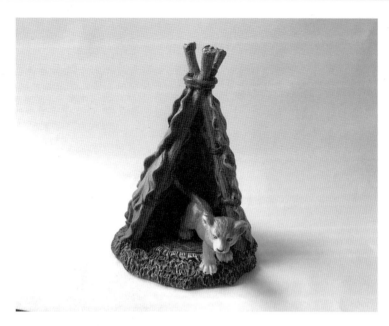

그림 6.6 '정글 오두막에 있는 아기 사자

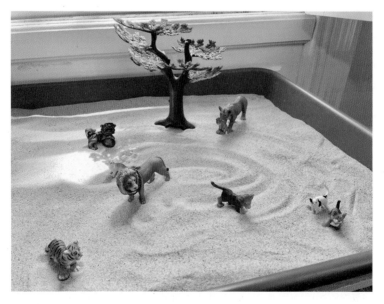

그림 6.7 사자, 고양이, 그리고 중국의 '드래곤 사자'

할 수도 있으며, 어떤 아이들은 모래 상자 속 세상을 다 만들고 나서 치료사와 제한적으로 언어적인 공유를 할 수도 있다. 그러나 아이들의 음성언어는 놀이를 통해 경험하는 숙달감에 상응하여 더 잘 발달하기도 한다. 아이들은 동물, 사람 또는 기차 등 자신이 선호하는 피규어를 가지고 놀면서, 자기 생각과 경험을 일관된 시각적인 내러티브로 만들어낼 수 있다. 큰 고양이를 좋아하던 한 미취학 아동은 처음에 "사자가 모래 안에 들어가요."라는 말만 했지만, 첫 번째 세션을 하면서 모래 속에 정교한 장면을 만들려고 치료실에 있는 모든 사자를 골라내기도 했다. 이 시기에 그의 언어가 발달하기 시작했고, 처음에는 거의 말이 없던 그가 모래 상자 놀이를 하고 나서는 이야기를 들려주고, 질문하고, 놀이 속 동물과 사람들에게 동기와 감정을 부여하면서 의사소통이 크게 향상하는 것을 볼 수 있었다. 어느 날 그는 "그녀는 사자가 무섭지 않아요."라고 밀하면서 사자들 사이로 움직일 아이를 고심 끝에 골랐다. 그러고는 고양이를 하나 골라 "저건 아기 사자야."라고 안심시키며 "아기 사자는 무서워하지 마!"라고 알려주었다.

사자들은 그들이 숨어 있던 곳에서 나와 "나는 야생의 정글에서 왔다."라며 자신을 소개하기 시작했고, 자기 이름을 알려주고, 자신의 이야기를 들려주며 다른 이들과 소통하기 시작했다.

사자들이 겁에 질리자. 이 아이는 스스로 거인 역할을 자처하며 발을 쿵쿵 구르고 우렁찬 목소리를 냈다. 사자들은 서로 대화를 통해 어떻게 하면 안전할지를 궁리하면서 "내가 그를 속여볼게."라고 하며 "저를 잡지 마세요."라고 외쳤다. 그는 또한 사자들을 겁주려던 무서운 '도깨비'에게 "너 왜 그랬어?"라고 물으며 책임을 물었다. 사자들은 아이에게 도깨비를 '속여 보겠다'라고 했고, 아이는 매우 흡족해했다. 아이도 나만큼이나 캐릭터의 의도와 행동에 매료된 것처럼 보였다. 그는 자신의 동물들이 신중하고 협력적인 방식으로 그가 준 과제를 헤쳐나갈 수 있게 도왔다.

어떨 때는 아이들이 모래 위에서 반복적으로 펼쳐지는 일에 대해 답답해하고 대안을 찾고 있는 것처럼 보일 수도 있다. 이럴 때 치료사는 (제안이 거절당할 마음의 준비만 되어 있다면) 함께 찾다 보면 조력자가 있을지도 모르고, 조력자를 찾으면 뭔가가 바뀔 수도 있다고 제안할 수 있다. 나는 이것이 예술 작업을 할 때 아이들에게 '제3의 손'을 제공하는 것과 비슷한 느낌을 준다는 것을 알게 되었다. 아이가 "바로 이거야!"라고 선언하기까지는 많은 조력자가 필요할 때가 있다. 한 미취학 아동이 자신의 모래 상자에 넣을 바다 생물을 고른 다음 "저건 거대한 고래예요!"라고 하면서 자신이 만든 세상에 누가 들어왔는지를 말해 주었다. 그는 표정을 크게 하고 자기 목소리와는 매우 다른 목소리로 돌고래를 향해 이렇게 외쳤다. "저건 거대한 고래예요…. 저는 도망갈래요!" 하지만 다른 생물들이 자신의 시야에 들어오자, 그는 눈에 띄게 긴장을 풀면서 "정말 행복해요."라고 말했다. 그는 자신이 만든 세상에 있는 동물들에게 안전함을 느끼게 하고, 아

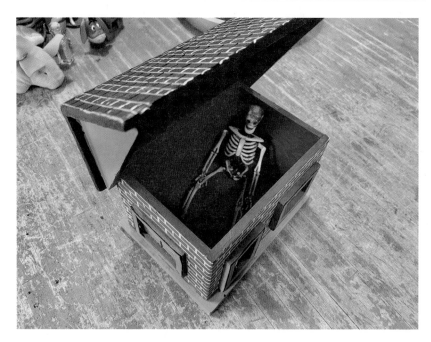

그림 6.8 해골이 집안에 갇히기 직전이다.

이들에게도 편안함을 주기 위해 무엇이 필요할지 생각했다.

그는 찰리 브라운을 모래 위에 올려놓으며 "안녕, 난 찰리 브라운이야"라고 말하면서 모래 상자에 있는 다른 아이들에게 찰리 브라운을 소개했다. 아이들이 도망가자 그는 "기다려…. 난 그냥 어린 소년일뿐이야."라고 큰 소리로 말했다. 이 장면은 자신의 동물들에게 벌어졌던 이야기와 비슷했지만, 찰리 브라운은 자기 이야기와 자기의 욕구를 다른 방식으로 표현했다. 찰리 브라운은 '자신의 친구'인 스누피와 함께 '우리 집이 그리워.'라고 말했다. 그는 벽돌을 활용해 모두를 위한 집을 만들었고, 그들을 위한 방이 충분한지도 확인했다. 최근 이사를 해서 새집에서 아직 적응하는 중이던 그에게는 집이라는 편안한 공간의 주제가 매우 중요했다. 어느 날 그는 지붕이 열리는 작은 집을 골랐다. 그는 그 집을 모래에 넣은 다음 해골과 거대한 곤충 등 눈에 보이는 모든 무서운 것을 이 집 안에 넣어 버렸다. 그런 다음 지붕을 꼭 닫았다.

그를 지배하고 있던 두려움은 바로 그 자신의 것이었다. 그는 밤마다 반복적으로 깨어나 악몽을 꾸고 있었다. 집에 해골을 넣어버림으로써 그의 모래 상자 속 세상은 이제 활기차고 안전하게 되었다. 이와 동시에 그의 수면은 개선되기 시작했고 그와 부모님을 모두 깨웠던 악몽의 횟수도 이제 잦아들었다.

나이가 많은 아이들은 자신이 극복하고자 하는 두려움과 도전에 대해 더 명확하게 표현할 수 있다. 안전에 대해 지속적인 두려움이 있던 한 초등학생 아이는 모래 상자에 있는 동물들을 향해 "작은 동물들을 모아서 안전하게 지켜줘."라고 외쳤다. 자연재해에 심한 두려움이 있던 한 중학생 아이는 모래에 사물을 하나씩 넣을 때마다 "이거 여기 넣어도 돼요…? 무섭고 소름 돋아요."라고 물었다. 원하는 것은 무엇이든 원하는 만큼 넣어도 된다고 내가 안심시키자, 그는 석고로 만든 작은 해골을 한 움큼 골라 더 넣어 주었다. 나는 이 무서운 물건들을 모래에다 넣고 볼 수 있다면, 그 물건들이 덜 무서워질거라고 말했다.

그런 다음 그는 "세상에서 가장 위험한 동물은…. 바로 이 커다란 고양이"라고 말했다. 그는 이런 식으로 놀면서 모래에서 피규어를 꺼낸 다음 "그런 일은 일어나지 않아."라고 하며 반복적으로 멈추고 자신을 확인했다. 놀이에서 실수하지 않겠다고 확신이라도 한 듯 모래 토네이도가 비처럼 쏟아지고, 무서운 고양이가 귀가 찢어질 듯 야옹거리고, 호빗이 모래를 피해 안전한 곳으로 도망치는 등 그는 놀이에 더 몰입하고 생동감 넘치게 놀기 시작했다. 그리고 나서는 "이야기를 조금만 바꿔볼게요."라고 했다. 그는 반복적으로 폭풍을 일으켰고 모래 속 장면을 완전히 파괴하기 시작했다. 그는 도시를 건설했다가 파괴했고, 토네이도를 일으킨 다음에는 화산을 분출시켜 눈에 보이는 모든 것을 모래로 덮어버렸다. 마침내 이곳에 평온이 찾아 왔다. 그는 고요한 푸른 물이 된 공간을 정리하면서 천천히 그리고 차분하게 숨을 내쉬었다.

아이들은 모래에 세상을 만들면서 가끔은 복잡한 구어체를 섞어 이야기를 들려주곤 한다. 그러한 이야기 중 하나는 자신이 좋아하는 활동을 체험한 것에 관한 것이다. 그가 힘들어했던 것은 온라인 게임에 대한 자신의 흥미와 집착, 그리고 다른 사람들과의 관계에 대한 욕구 사이에서 균형을 잡는 것이었다. 그는 모래에 피규어를 올려 놓으며, 다음과 같이 내레이션을 했다:

플러프(Fluff)와 버터컵(Buttercup)이라는 고양이 두 마리와 함께 사는 남자가 있었어요. 그는 매일 고양이를 돌봐주었어요. 고양이들을 귀여워해 주고 먹이를 주고 돌봐주었죠. 그는 고양이들이 노는 동안 포트나이트(Fortnite)라는 게임 하는 걸 무척 좋아했어요. 고양이들도 신경 쓰지 않았죠. 고양이들은 그가 게임하는 모습을 지켜보곤 했어요. 고양이들은 그를 좋아했고 그는 고양이를 좋아했어요. 친구인 그들은 행복한 삶을 살았어요. 그가 이 게임을 무척 좋아하긴 했어도, 고양이들과 놀아주는 시간까지는 막지 못했어요. 고양이들은 무언가 하는 것을 좋아하는 멋진 작은 생명체에요.

이 아이는 모래 놀이와 스토리텔링을 통해 드 도메니코가 말한 '다른 사람들과 같이 놀고, 다른 사람이 우리와 함께 놀아주기를 바라는'(개별 담화, 2008년 5월 6일) 인간의 욕구를 보여주었는데, 이는 온라인 게임이 아무리 유혹해도 변치 않는 진리였다. 모래 놀이를 통해 소통하고 호혜적인 관계 형성에서 꼭 필요한 의미 있는 교류를 해나가는 것은 아이들이 가족, 학교, 지역 사회 내에서 관계를 이해하고 형성하는 데에도 도움이 된다. 이 아이는 자신의 가족 관계와 온라인 게임을 좋아했던 친구들과의 관계를 되돌아볼 수 있었다. 그는 다른 사람들과 공유하는 방식을 통해 더 많은 균형을 잡아나갈 수 있다는 걸 깨닫기 시작했다.

하나의 세상이 만들어지고 나면, 아이와 치료사는 '함께 세상에 질문을 던지며'(G. De Domenico, 개별 담화, 2008년 5월 27일) 하나가 되고, 그것이 아이의 삶과 어떻게 연결되는지 이해하려고 노력한다. 아이가 선택한 이미지와 주제를 살펴본다는 것은 그 아이에게 그 이미지와 주제가 얼마나 중요한지 알게 되는 것이다. 아이가 만든 세상과 그 안에 담긴 이야기를 함께 탐색하는 것은, 완성된 예술 작품을 공유하는 것만큼이나 중요한 치료 관계를 형성한다. 그리고 때로는 모래 상자 자체만으로도 하나의 예술 작품이 만들어지기도 한다.

모래 상자용 컬렉션에 수백 가지의 피규어들이 있음에도 불구하고. 아이들은 모래 상자에 자신만의 이미지를 만들고 싶어 하거나 원할 때가 있다. 지리학에 관심이 많던 한 아이는 모래에다가 하나의 '나라'를 만든 다음, 피라미드와 스핑크스가 있는 곳에 자신이 손으로 그린 국기를 꽂아 주었다. 모래가 '날리고' 구조물이 '무너지는' 등 자신이 만든 '나라'의 변천사를 쫓아가며 여기까지 오는 데 오랜 시간이 걸렸다. 이는 매우 역동적인 과정이었다. 그는 자신이나 주변 사람들이 변덕스러운 날씨와 바뀌는 풍경을 두려워하지 않는다는 것을 관찰했다. 그 자신조차 폭풍과 그 위험성에 대한 두려움과 마주했다. 그는 모래 상자에서 일어나는 변화를 통제하고 관찰할 수 있었다. 모든 것이 고요해지고 그가 모래 위에 앉아 그림을 그리자 우리의 대화는 지리와 날씨에서 예술 그 자체로 옮겨갔다. 그는 그림을 그리다가 고개를 들어 "예술이 뭔가요?"라고 내게 물었다.

그는 모래 상자를 잠깐 가지고 놀곤 했지만, 이날 따라 오랜 시간을 모래 상자에서 만들기도 하고 놀기도 했다. 그는 처음으로 사람이 살아가는 장면을 표현했다. 작업이 끝난 후 나는 그의 질문에 답해 주었다. "가끔 예술은 우리가 생각하는 것이나 우리가 좋아하는 걸 보여 줄 수 있는 하나의 방식이 된다고 생각해."라고 나는 말했다. 그는 미소를 지은 채 고개를 끄덕였다. 우리는 그가 방금 모래 상자에서 만든 이미지와 그가 자신이 설립한 나라에 더 넣으려고 만들고 오린 깃발 그림에 관해 이야기를 나누었다.

그는 모래에다가 자신의 나라를 만들어 나가면서 "이 도시의 사람들은 식물로 종이를 만들어요. 모양으로 글자를 만들고요."라며 그 머나먼 곳의 비밀을 내게 넌지시 알려주었다. 나는 그가 모래에다가 '이집트'를 만들고 있다는 것을 짐작할 수 있었는데, 그 이유는 내가 전날 종이로 만들기 작업을 했다고 말했을 때 그가 뛸 듯이 흥분했기 때문이다. 나는 "다음에 선생님 만나러 올 때 종이 작업을 해볼래?"라고 물었다. 아이는 "네"라고 대답한 후 "그 위에 그림 그려도 돼요?"라고 물었다. 나는 종이를 먼저 적신 다음 종이가 마르고 나면 그 위에 그림을 그릴 수 있다고 설명해 주었다. 이 아이는 조립하기와 만들기에 매료되었기 때문에 나는 아이가 이 작업을 좋아할 것을 알고 있었다. 우리는 그가 새로운 종이 형태를 만들 수 있게, 또한 자기만의 색, 모양, 상징으로 자기만의 세상을 만들 수 있게 몇몇 종이를 재활용했다.

아이가 적극적으로 드로잉을 하든, 페인팅을 하든, 아니면 놀이를 하든 아이가 만들고 있는 것에 치료사가 관심을 두는 것은 아이들의 작업과정을 지지하는 것과 같다. 치료사는 주의 깊은 호기심을 통해 아이의 세계를 더 충분히 공유할 수 있다. 자폐증적인 아이들의 경우 처음에는 치료사에게 매우 지시적인 태도를 보이다가 점차 유연해지기도 하지만, '네가 원하는 대로'(Richardson, 2012, p.211) 이 놀이에 참여하려는 치료사의 의도를 아이들도 알 필요가 있다. 모래 세상 또는 예술이 창작되고 나면, 그 창작품을 조용하게 공유할 시간이 온다. 공유의 초점은 아이가 만든 세상이나 예술작품에 맞춰진다. 아이가 만든 세상을 함께 바라보고 공유하는 것은 아이의 놀이뿐만 아니라 이 세상을 바라보고 경험하는 아이의 독특한 방식을 이해할 수 있게 한다.

Chapter 7

놀이 같은 예술과 예술 같은 놀이
예술과 놀이가 통합된 치료적 접근법

놀이도 예술이 될 수 있고 예술도 놀이가 될 수 있다. 비구조화된 놀이와 예술은 모두 감각과 창의적인 과정을 통해 형성된다. 발달적인 측면에서 놀이는 아이들이 Winnicott (2005)이 말한 '잠재적 공간(Potential space)'을 체험하고 변화시켜 행동과 상호작용을 통해 자신의 삶과 관계로 성장해 나가는 과정을 관찰할 수 있게 한다. 아이들의 놀이와 예술은 아이들이 그들의 세상을 함께 경험하기 위해 초대하는 것과 같다. 아이가 적극적으로 놀거나 만들거나 모래 상자에서 건물을 짓거나, 점토로 형상을 만들거나 드로잉을 하거나 페인팅을 하거나 하나의 환경을 만들기 위해 재료를 모으는 등 아이가 경험하는 자기효능감과 자기인식은 경험 그 자체와 치료사라는 존재로 인해 촉진된다. 치료사가 창작의 과정과 완성된 창작물을 모두 수용함으로써 관계와 의사소통이 향상되기 시작한다. 아동의 강점을 기반으로 작업하고 치료에서 창의성의 과정을 활용하면 아동과 청소년이 그들의 잠재력을 발휘하는 데 도움이 된다. 모래에서 놀면서 자신의 모습과 똑같은 것을 만들던 한 아이는 "제가 이걸 어떻게 할 수 있었는지 모르겠어요!"라고 말했다. 다양한 표현 언어 간의 상호작용은 치료에서 매우 중요한 도구가 된다. 때때로 아이들의 놀이는 치료사가 보기에 마치 움직이는 그림처럼 보이기도 한다. 인형의 집을 동물들로 가득 채우던 한 어린 소년은 이미 사료와 침대가 있는 강아지에게 필요한 것들을 더 주었다. 그는 모래 상자용 선반에서 하트를 골라 강아지 근처에 있는 집 안에 끼워 넣으며 "강아지는 사랑을 원해요."라고 말했다.

아이들이 감각에 기반한 탐색적 놀이로부터 진심 어린 감정을 언어적 또는 시각적으로 표현하는 놀이로 전환할 때, 그들의 놀이에는 이야기가 담기게 되고 때로는 감정과 경험에 대한 은유가 담기기도 한다. 이 아이는 인형의 집 놀이를 안전하게 하는 데 집중했고 양육에 관해서도 탐색했다.

또 다른 아이는 치료실 바닥과 의자를 색색의 실크 스카프로 채우고 치료실 곳곳에

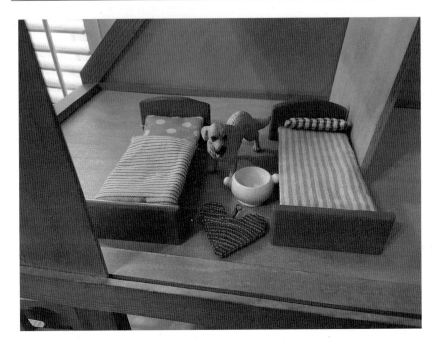

그림 7.1 개를 위로해주는 집안의 심장

스카프를 깔아 색과 감정이 연결된 환경을 만들었다. 보라색은 '무섭고', 빨간색은 '슬프다'라고 정한 그는 아기 인형이 이러한 무서운 감정에서 벗어날 수 있게 도와주었다. 그는 안전을 감지할 뿐 아니라 안전을 창조할 수도 있다는 것을 스스로 체감했다. 이러한 감정과 은유는 아이 중심의 놀이와 예술 제작을 통해 생겨날 가능성이 크다. 그러나 아이들이 답답하거나 조절이 힘들다고 느낄 때 치료사는 구조적으로 지원해 줄 수 있다. 치료에서 아이 중심의 접근법과 더 구조화된 접근법의 균형을 이해하는 것은 미술과 놀이의 재료와 과정을 이해하는 것만큼이나 꼭 필요한 사항이다.

놀이와 예술 작업은 비언어적인 표현적 경험이다. Schadler와 De Domenico (2012)가 설명했듯이, 모래 상자의 작업과정은 '깊은 수준에서의 경험 이후 이야기로 전개하기 위해 자연스럽게 언어를 향해간다.'(p.90). Badenoch (2008)는 놀이 치료에서 '상징적 세계가 어떻게 말로 펼쳐지는지'에 대해 '두 사람 모두… 뇌의 양쪽 반구에 걸쳐…몸으로…경청하면서' 이루어진다고 설명한다(p.220).

미술 작업이나 놀이로부터 또는 모래 상자 세상에서 다시 아이의 삶으로 돌아가는 것은 아이들에게 더 큰 유연성을 제공하는 데 도움이 될 수 있다. Porges(2011)는 '내담자가 세상에서 더 큰 유연성을 경험할 수 있게 하는 것'(p.244)을 치료 목표로 제시했다. 그리고 Gil (Gil 외., 2014)은 통합적 접근법이 치료의 유연성을 돕는다고 보았다 (p.112).

　　자폐증적인 아이들과 친밀감과 신뢰를 쌓는 것은 다른 아이들에 비해 더 오랜 시간이 걸릴 수 있지만, 이러한 신뢰 관계는 치료 과정에서 형성될 수 있으며 성공적인 치료의 기반이 된다. 자폐증이 있는 아동의 경우, 귀납적인 결과를 도출하거나 다른 사람의 입장이 되어 보거나 편협하게 정의된 관심사나 완벽주의적인 감정을 넘어서는 데 어려움을 겪기 때문에 다소 융통성이 부족할 수 있다(Richardson, 2012). Hull (2014)이 관찰한 바와 같이, 자폐증이 있는 아동의 초기 치료단계에서는 관계 형성이 힘들 수 있다. 그는 "어떤 아이들은 말을 하지 않지만 어떤 아이들은 끊임없이 말을 하고, 어떤 아이들은 장난감에 압도되어서 장난감마다 옮겨 다닌다."(p.402)라고 묘사한 바 있다. 또한, 아이들은 물건 정리나 소꿉놀이에 몰두하다가도 좀 더 표현적이고 상호작용적인 놀이로 서서히 이동할 수도 있다. 아이의 관심사를 알아주고 아이가 하자는 대로 따르고 매력적인 경험을 공유하기 위해 적극적으로 개입해 주면, 아이는 더 재미있어하고 더 상호 작용할 수 있게 된다.

　　아이들은 특히 내가 가진 감각발달 장난감과 장난감 바구니에 들어 있는 자석에 매료되는 경우가 많다. 많은 아이는 한 세션 내내 자석만 가지고 즐겁게 놀 수도 있다. 아

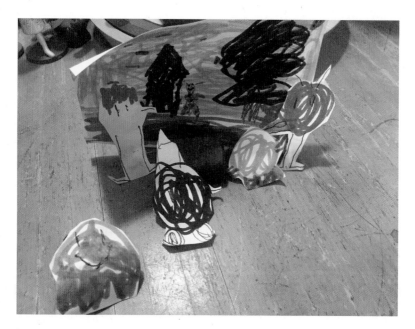

그림 7.2 자석 인간들과 그들의 세상

이들이 나와 함께 자석을 가지고 놀 준비가 되면, 나는 종이로 작은 사람이나 동물을 오려서 두 개의 강력한 자석 사이에 세워 놓는다. 그러면 이 형상을 테이블 주변으로 움직일 수 있다. 자석이 당기는 꽤 강한 힘을 느낄 수 있어서 아이들은 이런 식의 작업을 좋아한다. 형상이 두 개 있으면, 그 두 개로 관계를 맺고 서로 이야기를 나눌 수 있다. 때때로 아이들은 그 작은 캐릭터들을 위한 배경을 만들면서 계속 다듬어 나가기도 한다. Henley (2018)는 창의적이고 공유된 활동을 통해 아이들이 인식하고 느끼는 것을 탐색하는 이러한 종류의 표현적이고 역동적인 방법을 "문제가 표현으로 전환될 수 있는 사람 간의 매개체, 즉 창의적인 대처"(p.7)라고 정의했다.

창의적인 대처가 발현되기 위해서는 구조화뿐 아니라 지원이 필요할 때도 있다.

치료사가 아이와 함께 미술작업을 하고 놀이를 하면서 연결될 때, 아이들의 의사소통과 관계 능력은 피어날 수 있다. 예술과 놀이를 통해 표현되는 자폐증적 아동의 독특함과 관심사를 수용해 주면 아이는 자신의 특별함을 긍정적으로 느낄 수 있다. Bromfield(2010)는 이러한 '특별함'이 창의적인 치료접근법을 성공시키는 필수적인 요소라고 강조했다(p.92).

'놀이 기술이 없다'라는 관찰소견을 받은 한 어린아이가 내게 치료를 받으러 왔다. 마치 Greenspan과 Wieder (2009)가 "운동이나 처리 능력에 문제가 있는 아이들은 세상을 상상하는 것에서도 어려움을 겪는데, 그렇지 않은 척 한다."(p.83)라고 관찰한 아이처럼 말이다. 그러나 이 소년이 치료에 참여하자 그의 어머니는 그가 놀이뿐만 아니라 관계 및 의사소통 기술로 '관계를 맺는 아이'라고 설명했다(Richardson, 2012, p.224). 그는 매 세션마다 내게 있는 손 인형들과 '전투'를 벌이고 싶어 하며 치료를 시작했지만, 점점 더 모래 상자와 모래 놀이를 위한 작은 피규어들에만 관심을 두기 시작했다. Macari 외 (2021)의 연구에 따르면, 표현력이 풍부하고 매력적인 인형은 자폐증적 아동의 주의를 사로잡아 '치료 효과를 촉진할 수도 있다.'고 한다. 이 아동의 경우 인형이 주의를 집중시키고 놀이와 치료에 더 많이 참여할 수 있도록 도와주었다. 더 다양한 종류의 인형과 다른 장난감 피규어를 갖고 놀기 시작하면서, 그가 직접 가지고 놀려고 고른 힘센 동물들과 함께 자원과 조력자를 찾기 시작했다. 놀이 초반부에 인형으로 활기차게 전투를 하다가 지쳐버린 그는 놀이를 중단한 다음, '동물들이 전투를 그다지 좋아하지 않는다'는 이유로 모래에 동물들을 놓아둘 안전한 장소를 탐색했다(Richardson, 2012, p.218). 그는 가장 맹렬한 용에게도 친구를 찾아주며 "이제 다른 용에게도 너 같은 용 친구가 생길 거야!"(위의 책)라고 확실하게 말해 주었다. 용들은 서로 협력하고, 안전한 공간을 만들고, 나누는 법을 배웠다. 또 다른 아이는 내가 세션에서 아이들의 참여를 유도하기 위해 자주 사용하는 '말하는 나무'에 응답하면서 이야기를 들려주는 인형의 잠재력에 주목했고, 자신의 놀이에 정기적으로 참여하는 '나무 인간'의 초상화를 그려주기도 했다.

Bromfield (2010)가 지적한 것처럼, 자폐증적인 아동·청소년을 위한 치료는 복합적이다. 치료는 반드시 자폐증의 핵심 문제와 아이의 새로운 감정 및 경험을 모두 다루고 아이와의 의사소통을 지원해야 한다. 치료 목표는 결함을 교정하는 데만 목표를 두어서는 안되며(Wetherby 외, 2000), 오히려 '의사소통을 목적으로 더 반응해 주고 그 목적에 더 도움이 되는 문맥의 유형을 만들어 주어야 한다'(p.124). 자폐증이 있는 아동은 감정적인 경험을 전달하고 자신의 정서적인 어려움을 표현하는 데 어려움을 겪는다. 또한, 감각 및 의사소통 문제로 인해 사건에 대한 아동의 인식에 편견이 생기면 그것이 하나의 스트레스 요인으로 영향을 주고 더 안 좋게 만들 수도 있다.

Ray 외(2012)는 자폐증이 있는 아동을 위한 아동 중심의 놀이 치료에서 비언어적인 의사소통의 중요성을 지적한 바 있다. 그들은 치료사가 아이의 놀이와 움직임을 따르고 이에 반응하는 방식에 주목하며, '제스처를 통한 의미 있는 상호 작용을 늘리기 위해 비언어적인 방식으로 의사소통'(p.167)을 하고 '중요하고 상징적인 상호 작용'(위의 책)을 통해 관계를 형성한다고 설명한다. 아동 중심 치료에서 치료사는 아이와 함께 하면서 아이를 이해하게 된다. 보다 구조화되거나 지시적인 미술 또는 놀이 치료식의 접근법에

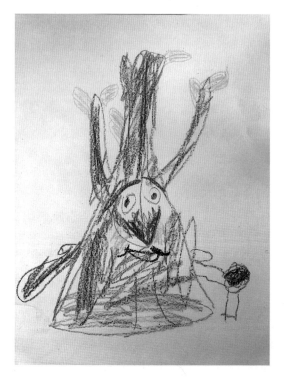

그림 7.3 아이가 그린 '나무 인간' 손 인형

서는, 치료사가 아이의 부족함을 충족시킬 수 있는 구체적인 미술 및 놀이기반의 방안을 가지고 아이의 참여를 유도한다.

통합적인 접근법은 아동과 더 비구조화된 치료로 상호작용을 하고 더 구조화된 치료로 상호작용을 하는 것 사이를 오갈 수 있게 해준다. 통합 또는 '혼합(blending)'(Mills, 2014)은 예술과 놀이의 결합을 통해 구현된다. Lara (개별 담화, 2012년 3월 10일; Lara and Bowers, 2013)는 아이들이 음성 언어를 사용하지 않고 미술, 놀이 또는 움직임을 통해 자신의 내적 경험을 어떻게 표현하는지 관찰해 보았다. 아이들은 편안하고 수용적인 상태에서 움직임과 예술 제작 및 놀이 과정을 통해 말과 언어의 자극을 받을 수 있다. 치료사는 유연하게 접근함으로써 무엇이 변화를 일으키고 의사소통을 지원해 주는지를 더 폭넓게 살펴볼 수 있다. 치료사는 아이가 어디에 있든지 간에, 아이의 참여를 유도하고 새로운 경험을 하게 해주고, 새로운 기술을 지원함으로써 아이가 치료를 받으러 오게 된 구체적인 문제를 해결해야 한다.

Van Lith 외(2017)는 자폐증적인 아동을 대상으로 한 미술치료의 우수 사례를 조사한 결과, 지나치게 지시적이거나 방향설정이 너무 불분명하면 아동이 지닌 의사소통의 어려움이 더 악화된다는 것을 발견했다. 마찬가지로, 비지시적인 놀이 치료는 아동의 사회적 반응성(Josefi & Ryan, 2004)과 자기조절 능력을 키워줄 수 있지만, Stagnitti와 Pfeifer (2017)는 비구조화된 놀이가 너무 어려워서 더는 재미가 없어지면 자폐증적인 아이들은 놀이를 그만하게 될 거라고 언급한다. 나는 아이들이 놀다가 갑자기 멈춰서 당황한 표정을 지으며 말 그대로 "어떻게 해야 할지 모르겠어요"라고 말하는 것을 본 적이 있다. Grant (2017a)의 AutPlay® Therapy는 아이가 주도하는 대로 치료사가 따르는 것과 치료사가 방향을 제시하는 것 사이의 균형을 치료사들이 인식할 필요가 있다는 것을 매우 명확한 방식으로 설명한다. '나를 따르세요' 접근법(역주; Follow Me Approach, 이하 FMA라고도 한다)에서 치료사는 '아동이 주도하도록 내버려 두면서 아동이 하는 일을 늘 지켜본다.'(p.49). 치료 과정의 후반부에서는 구체적인 치료 목표가 더 구조화된 방식으로 다뤄진다. 그랜트의 설명에 의하면, 아이가 주도하는 대로 따르는 것은 아이와 관계를 맺게 하고 의사소통을 도와준다. 치료사한테서 나오는 최적의 지원과 구조화를 통해 아동은 치료에 계속 참여하고, 놀이, 창작, 의사소통 능력을 키울 수 있게 된다.

아이들은 구조화나 상호작용이 자신에게 얼마만큼 편안한지 아주 명확하게 알 수 있다. 한 남자아이는 내가 이전 세션에서 보여줬던 거북이 손 인형을 내게 건네주었다. 나는 거북이가 흥미롭고 안전하다고 느끼면 어떻게 껍질 밖으로 나오고, 불편하거나 무섭다고 느끼면 어떻게 다시 안으로 숨는지를 아이에게 설명해 주었고, 아이는 이 모습을 똑같이 따라 했다. 그는 나에게 거북이와 친구 관계로 지낼만한 아이들을 소개해 주었다. 그는 벌레, 곰, 물고기를 소개했고 이들은 맛있는 음식을 함께 나누어 먹었다. 그는 거의 말이 없었지만 '친근한' 행동을 파악하고 공유를 유도하는 데 능숙하고 열성적이었다. 아이들이 손 인형을 무서워할 때는 "숨을 쉬고 긴장을 풀렴."이라고 하면서 자연스럽게 알려 주었고, 자신이 그 아이들을 위해 안전한 공간을 마련했다는 것을 깨달았다. 그리고 거북이에게는 자신을 안전하게 지켜줄 껍질이 있다는 것을 상기시켜 주었다.

때로는 다양한 재료, 다양한 손 인형이나 악기 등을 제공하는 등 약간의 구조화와 지원만 있으면 아이는 비구조화된 놀이와 창작 과정에 계속 참여할 수 있다. 하지만 때로는 너무 과하다고 느껴질 때도 있다. 한 번은 아이가 나에게 작은 원숭이 손 인형을 건네주고는, 자신은 더 큰 '어른' 원숭이 손 인형을 들고서 삐걱거리는 소리를 내며 치료실 안을 돌아다녔다. 나도 아이를 따라 삐걱거리는 소리를 내며 돌아다니기 시작했지만, 아이가 내던 소리가 금세 조용해졌다. "그런 목소리를 낸다는 것은, 치료사 선생님이 이상하게 행동한다는 뜻이에요."라는 말을 듣고 말았다. 또 한 번은, 내가 한 아이와 함께 치료실 안을 뛰어다니며 아이가 만든 화산 용암의 '불'을 끄고 음향 효과를 낸 적이 있다. 세션을 시작할 때 이 아이는 화가 난 상태였지만, 곧장 웃고 빙글빙글 돌며 넘치는 에너지로 놀이 과정에 몰입했다. 하지만 불같은 색의 스카프 더미에 둘러싸이자 아이는 놀이를 멈췄다. 아이는 용암을 식히기 위해 '물'이라고 정한 커다란 파란색 원단을 들고는 "이건 그냥 물인 척하는 거 아시죠?"라고 내게 물었다. '가상'이라는 놀이의 세계와 아이와 치료사가 연결된 현재라는 순간 사이를 오가는 것은, 아이가 더 자유롭게 놀고 놀이를 통해 자신의 삶과 연관성을 찾게끔 한다. 예를 들어, 아이는 모래 상자를 통해 이야기를 만들고, 아이와 치료사는 언어적인 이야깃거리가 있든 없든 아이가 만든 이 세계에서 무엇을 가져올 수 있는지 함께 배워 나간다. 아이가 모래놀이를 하면서 하나의 '세상'을 만들어가는 동안 치료사는 아이와 거기에 함께 머무르면서 의미에 주목하고 아이의 관심을 끌면서 아이와 소통할 수 있다.

새 학교로 전학하는 한 여학생을 위해 비구조화된 미술 작업과 좀 더 구조화된 체험을 번갈아 진행한 적이 있다. 이러한 과정을 통해 치료 관계를 확립하게 되었고, 강점뿐아니라 문제점도 탐색할 수 있었다. 초기 세션에서 그녀는 점토 작업을 고른 후, 점토를 모양에 맞게 다듬어 두 개의 형상으로 능숙하게 만들었다. 그녀는 이 두 개의 형상이 '섬에 함께 있기를 좋아하는' 엄마와 딸 물개라고 하면서 그들을 위해 만든 것이라고 했다. 나는 그녀가 원한다면 파란색의 커다란 신축성 원단으로 물개들을 위한 '물'을 만들어주겠다고 제안했다. 세션이 끝날 무렵 그녀가 자신의 어머니를 치료실에 초대했을 때, 나는 물개들이 물속을 헤엄치는 것처럼 어머니와 함께 신축성 원단을 사용하여 함께 움직일 수 있다고 말해 주었고, 그녀와 어머니는 긴 원단 위로 함께 올라가 우아하게 치료실을 이동하면서 웃음을 터뜨렸다.

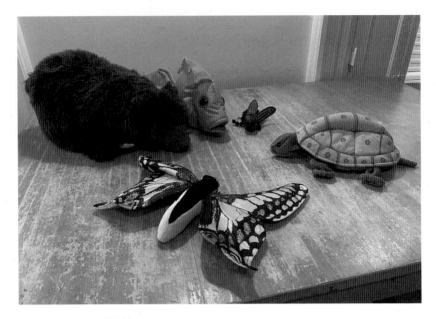

그림 7.4 거북이를 위한 친구들

어머니의 도움으로 우리는 아이가 학교를 더 편안하게 다니게 할 전략을 세웠다. 이후 세션에서 그녀는 다시 점토가 들어 있는 큰 통 안으로 손을 뻗어 꺼낸 후 점토를 주무르고 굴리면서 긴장을 풀었고 자신의 하루가 어땠는지를 들려주었다. 그녀는 먼저 얼룩말을 만든 다음 표범을 만들어 "그래서 그들은 친구가 생겼답니다."라고 하며 이 둘을 같이 놓았다. 그녀는 이 두 마리의 동물이 서로 많이 다르긴 하지만, 그래도 같이 공놀이를 하고 아이스크림을 먹는 등 같은 취향을 몇 개 공유한다는 것도 말해 주었다. 그녀는 그들이 좋아하는 아이스크림 맛을 포함하여 그들이 필요로 하는 모든 것을 만들었다.

다음주가 되자 자신이 점토로 만든 형상들을 그림으로 그렸고, 새로운 친구를 사귀는 것에 대해 차분히 생각했으며 새로운 반 친구들에 관한 이야기를 들려주었다. 그녀는 자신이 만든 동물들이 어떻게 서로 이해할 수 있었는지도 들려주었다. 또한, 학교에서 기분은 어떤지, 새로운 반에 대해 얼마나 더 많이 알게 되었는지도 들려주었다. 이와 동시에 그녀는 치료 환경에서 입증된 자기만의 강점, 즉 자신에게는 경청하기, 관찰력뿐 아니라 창의성이라는 강점도 있다는 것을 더 잘 알 수 있었다. 혼란스러울 때는 멋진 유머 감각을 곁들여 질문하기도 해 의사소통 능력이 향상하고 있음을 알 수 있었다.

초기 세션에서는 자발적인 미술 작업 및 놀이 과정을 바탕으로 아이가 구체적으로 제안한 것들을 따라 진행했으며, 그 이후에는 모래에다가 그녀의 교실을 만들어 보자고

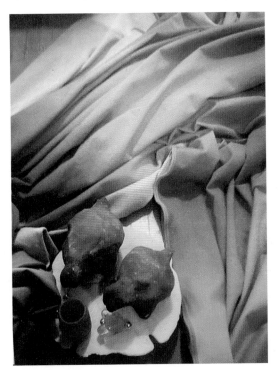

그림 7.5 물개와 그들의 세상

제안했다. 아이는 교실에서 모두 어디에 앉는지, 누구와 공부하는지, 자신이 그곳에서
어떤 느낌을 받는지에 대해 상세히 이야기했다. 그녀는 블록을 활용하여 조그마한 책상
을 정성스레 만들고 모두 모래에 앉혔다. 그녀는 교실을 구성해 나가면서 학급의 모든
아이들과 교사의 성격을 파악했다. 이 '교실'을 만드는 것은 그녀가 우선 자신이 속한 작
은 집단 내의 아이들을 시각화하고, 그다음에 그들의 상호작용을 생각하는 데 도움이
되었다. 그녀는 누가 도움을 주었는지, 누가 '스트레스를 많이 받는' 사람인지, 누가 다
른 사람을 도왔는지 생각했다. 이런 식으로 새로운 집단은 그녀에게 더 친숙해져 갔다.
치료사의 기민함 덕에, 그녀는 집중력과 참여도가 높은 학생이라는 자신의 강점을 발견
할 수 있었을 뿐만 아니라 교사에게 도움을 요청할 수 있다는 것도 인식할 수 있었다. 치
료에서 소통 능력과 호혜적인 관계 형성 능력에 매우 중요하다고 판단되는 정서적으로
의미 있는 교류 만들기(Greenspan & Shanker, 2004)는 가족, 학교, 지역 사회 내에서 이
러한 관계를 형성하는 데 도움이 될 수 있다.
　　치료사와 함께 놀고 예술 작품을 공유하는 등 치료에 참여함에 따라 아이는 연결, 의

사소통, 관계 등의 주제를 더 자연스럽게 탐색할 수 있다. Badenoch와 Bogdan (2012)은 아이들이 연결감을 느끼고 안전하다고 느낄 때, "놀이와 대인 관계가 시너지 효과를 내는 방식으로 작동한다는 것을 감지할 수 있을 것"(p.9)이라고 언급한다. 간혹 아이들은 놀이를 시작하거나 미술을 시작하기 전에 그들 스스로 이러한 편안함을 만들어내기도 한다. 한 아이는 치료사의 웃고 있는 구름 인형을 세워 펀칭백을 사람처럼 만들어 옆에 앉히고는 "우리가 그림을 그리는 동안 우릴 지켜볼 거예요."라고 했다. 또 다른 아이는 세션에 가져온 인형을 그녀의 무릎에 편안하게 앉히고는 마치 인형이 크레용을 쥐고 그림을 그리는 것처럼 인형의 손을 그림 위로 천천히 가져갔다.

Prizant (2015)는 조절 장애를 자폐증을 정의하는 하나의 특징으로 보아야 한다고 제안한다. 자폐증이 있든 없든 많은 아동이 불안과 자기 의심으로 어려움을 겪거나 도발 행동을 보이며 치료에 임하지만, 자폐증적 아이들이 지닌 근원적인 불편감은 더 심각해지고 더 지속될 수 있다. Mills (2014)는 감각 불균형이 모든 아이에게 문제가 되는 것은 아니지만, "아동이 현재 문제에 대처하는 방식을 결정하는 데 일관되게 중추적인 역할을 한다는 사실(p.79)을 발견했다." 이는 특히 자폐증이 있는 아동에게 해당한다. 아이들이 감각 수준에서 편안함을 느낄 때 그들은 치료를 받으러 온 목적을 달성할 수 있게 된다.

한 아이는 실크 담요와 말 모양의 봉제 인형이 놓인 의자에 편안하게 앉아서 "큰아이들도 쉬고 싶을 때는 어린 아이처럼 대해줘야 해요"라고 말했다. 세션에 자신이 가장 좋아하는 인형을 들고 온 한 어린아이는 감각을 통해 관계를 맺는 과정이 어떻게 진행되는지 보여주었다. 아이는 자신의 작은 새 인형을 나의 작업대에 앉힌 다음, 장난감 바구니에 손을 뻗어 천천히 손을 휘저으면서 스크린 전체에 색이 내려오는 '마법의 창'을 꺼냈다. 그는 이 마법의 창 바로 앞에 새를 놓고는, 창의 색들이 움직이고 휘몰아치게 했다. 그런 다음, 소년은 새와 함께 나의 소장품 중 말랑이(stress balls)와 만화경이 있는지 찾아보고는 이제 놀 준비가 되었다고 말했다. 그는 곧장 자신의 작은 새를 위한 치료 세션에 들어갔다.

아이들은 감각을 통해 참여하기도 하며, 말을 하든 하지 않든 리듬으로 이야기를 공유하도록 도움받을 수 있다(Daniel & Trevarthen, 2017). 한 어린 소녀는 감각과 동작을 사용하여 학교에서 받는 스트레스에 어떻게 대처할 수 있는지를 이야기했다. 그녀는 '머리 어깨 무릎 발가락'을 부드럽게 움직여 편안함을 느낄 수 있다고 생각했고, 언제든 이런 편안함을 느낄 수 있다는 걸 깨달았다. 아이들의 리듬과 움직임이 더 드라마틱할 때도 있다. 큰아이 한 명은 자신이 스트레스를 많이 받는다고 느끼자 즉시 큰 의자에 엎드렸다. 그러고는 몸을 공 모양으로 웅크리고 재빨리 의자 뒤에서 자신의 몸을 꿈틀거리며 앞으로 나아갔다. 의자는 몇 번이고 바닥에 부딪혔다. 나는 그에게 작은 드럼 하나를 건넸다. 그는 처음에는 크게 연주하다가, 점점 조용하게 연주하기 시작했다. 소리가

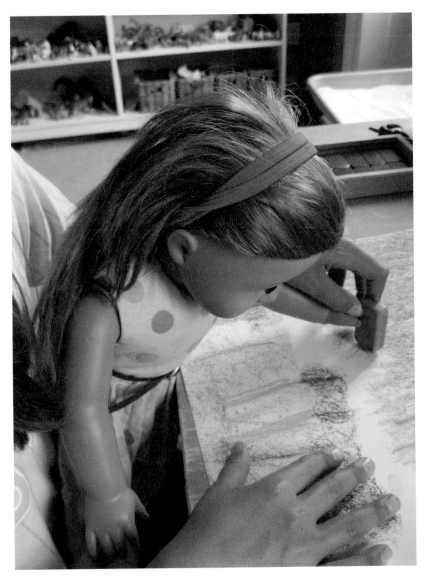

그림 7.6 그림을 그리는 인형

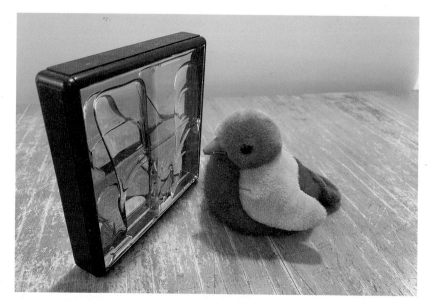

그림 7.7 마법의 창 앞에 있는 새

잦아들자 나는 몇 장의 종이와 마커 몇 개를 그가 있는 쪽으로 내밀었다. 매사에 정확하고 관찰력이 뛰어났던 이 젊은 예술가는 종이가 찢어질 정도로 마커를 세게 누르며 아무렇게나 한 낙서로 종이를 가득 채웠다. 그는 의자 뒤에서 천천히 모습을 드러냈다. 나는 그가 이곳에 온 목적이 자신의 감정을 이해하고, 그것을 전달하고, 더 편안하게 느낄 방법을 찾기 위해 온 것뿐이라고 안심시켰다. 아이들에게는 감각적 경험을 통해 편안함과 유대감을 느낄만한 충분한 시간이 필요하다.

연구에 따르면 개방성, 유연성, 호혜성 및 아이들에게 의미 있는 경험을 함께 나눌 기회를 주는 것은 자폐증이 있는 아동·청소년을 위한 놀이치료 접근법의 중요한 요소다(Greenspan & Wieder, 2009; Mastrangelo, 2009; Myers, 2009; Wetherby & Prizant, 2000). 놀이 치료는 사회적 상호 작용, 공동 관심 및 감정 조절을 손쉽게 해 준다(Hillman, 2018).

미술치료에서도 유연성과 구조화의 적절한 균형은 자폐증이 있는 아동의 치료 목표 달성에 도움이 된다(Van Lith 외, 2017). 반 리스(Van Lith)와 다른 연구자들(2017)은 이러한 균형이 각 세션을 시작할 때 유지되는 일관된 루틴, 재료나 작업과정의 지침에 대해 일관된 설명, 전환의 중요성에 대한 인식이라고 밝혔다. 더 나아가 이 연구는 아동의 의사소통 스타일을 수용하는 것이 성공적인 치료 관계에 도움이 된다고 제안했다.

많은 아이가 나와 함께 세션의 흐름을 간략하게 설명하기 위해 만든 시간표의 도움을 받았다. 이는 우리가 앞으로 얼마나 많은 시간을 함께 보낼지, 그리고 이 시간 동안 무엇을 할 것인지에 대해 내릴 각자의 선택을 이해하는 데 도움이 된다. 어떤 아이들은 이러한 구조화가 다소 방해가 된다고 보기도 하는데, 이 정도의 구조화가 모든 아이에게 필요한 것은 아니지만, 아이들은 의사소통에 대한 자신의 노력을 인정받고 도움을 받아야 한다. 미술과 놀이기반 접근법을 성공적으로 통합하기 위해서는 아이의 의사소통을 수용해 주고 미술과 놀이를 위한 작업과정과 재료를 활용하여 이러한 소통의 발판을 마련하는 것이 꼭 필요하다. Prizant(2015)는 훌륭한 치료사란 '도움이 필요한 개인의 요구를 반영하지 않는 틀에 박힌 의제나 정형화된 프로그램 또는 계획을 고집하기보다는 상황에 적응하는'(p.141) 방식을 그 특징으로 한다고 보고 있다. Schuler와 Wolfberg (2000)도 이와 유사하게 지적한 바 있다:

> 균형의 문제는 치료사의 딜레마다. 지시적인 성인 중심적인 접근법은 지나치게 통제적이고, 아이의 마음 상태를 인정하고 아이가 이끄는 대로 따르려고 하는 아동 중심적 접근법은 너무 모호해서 아이의 주의를 집중시키기 어려운 경우가 많다. 따라서 효과적인 개입을 설계하는 데 있어 난점 중 하나는 너무 풀어지지도, 너무 엄격하지도 않은 아동 중심의 구조화를 만드는 것이다.
>
> p. 257

이러한 균형을 찾기 위해 어떤 아이들에게는 각 세션 내에서 매우 명확하고 반복적인 구조화가 필요하다. 나는 아이들과 함께 세션의 순서를 정리한 작은 책들을 만들었다. 이러한 책들은 특히 자기만의 특별한 관심사에 너무 몰두한 나머지 그 관심사에 대해 소통하거나 공유하는 데 어려움을 겪는 아이들에게 유용하다. 구조화로 진행하면 아이는 자신의 관심사를 자유롭게 그리고, 색칠하고, 놀이를 할 수 있을 뿐만 아니라 치료사와 미술과 놀이를 공유할 수 있다는 것을 알게 된다.

다른 아이들과 청소년에게는 자신의 걱정이나 두려움에 대한 관점을 얻기 위한 구조화가 필요하다. 아이들이 걱정거리의 다양한 요소를 모래 위에 그림으로 그리거나 놀이로 표현할 수도 있지만, 걱정에 관한 이야기를 할 수 있게 조율된 '걱정 측정기'를 만드는 것 역시 도움이 될 수 있다. 중요한 것은, 이러한 구성을 통해 걱정거리를 공유해야 하는 시점을 파악하여 더는 문제가 확대되지 않도록 하는 것이다. 감정 스케줄을 만든 한 청소년은, 불편하거나 지지받지 못한다고 느낀 시점, 특히 학교에서부터 시작된 시점을 확인할 수 있었다. 나는 그의 고통이 더 커지기 전에 휴식을 취하거나 도움을 구해야 할 필요성을 인식하도록 돕고 싶었다. 그는 내 작업대 위에 모래 상자용 피규어, 블록, 자신이 만든 종이 피규어를 사용하여 실제 교실 모형을 만들었다. 이 창작물을 들여

다봄으로써, 더 애매한 스케줄을 만들어 언제 도움이 필요한지 문제를 해결하는 과정으로 넘어가기 전에 그가 느낀 경험을 탐구하도록 도와주면서 그를 신체적 차원으로 끌어들일 수 있었다.

비지시적인 놀이 치료가 아동의 사회적 반응성(Josefi & Ryan, 2004)과 자기 조절 능력을 키울 수는 있지만, 가끔 아동은 치료사로부터 더 많은 지시를 받고 싶어 하기도 한다. 특히 나이가 많은 아이들은 처음에 놀잇감을 고르고 나서, 놀잇감이 자신을 둘러싸고 있다는 흥분에 휩싸여 "그다음에 뭘 해야 할지 모르겠어요"라고 말할 수도 있다. 어린 아이의 경우 자기가 고른 놀잇감을 가지고 다음 단계로 넘어가지 못할 때도 있다.

어느 날, 손 인형을 가지고 놀던 한 아이는 자신이 들려주던 이야기를 마음에 들지 않아 했다. 우리는 이야기의 장면마다 모든 소품이 완벽하게 배치되어서 그가 계획한 대로 스토리가 '완벽'하게 진행되지 않아도 괜찮다고 말해 주었다. 우리는 더 즉흥적이면서도 재미있는 놀이를 해보는 게 어떨지 알아보았다. 그러자 그는 두 개의 손 인형으로 놀기 시작했는데, 비록 연극적인 면은 부족했지만, 정서적으로는 더 큰 울림을 주었다. 서로 다른 기대치를 가지고 함께 작업한다는 것은 우리의 상호 작용이 발전해 나가는 모습과 매우 닮았다. 아이는 황금 시간대에 방영할만큼 수준 높은 손 인형극을 만들고 싶어 했으나, 치료사인 나는 아이가 손 인형을 통해 스스로 만족할 수 있고 자신의 삶과 연결될 수 있는 이야기를 들려주기를 바랐다. 또한, 그가 긴장을 풀고 재미있게 즐겼으면 했다.

작은 용 모양의 손 인형이 어른 용의 불뿜는 모습을 지켜보았다. 이 작은 손 인형은 이 어린 소년과 마찬가지로 강력한 마법을 부릴 수 없다는 좌절감을 이겨내고 장난스럽되 적절한 방식으로 주의를 끌 방안을 생각해냈다. 우리는 놀이가 어떻게 '문제를 해결하는' 좋은 방안이 될 수 있는지에 대해 이야기했다. 때때로 이러한 '문제 해결'은 가족 구성원들과 함께 이뤄낼 수 있다. 또 다른 아이는 엄마에게 무언가를 요구할 때마다 손 인형을 '엄마의 얼굴에 대고' 자신의 요구를 조절하는 연습을 했다. 그들은 서로 다른 접근방식으로 손인형 놀이를 경험했지만, 이렇게 유쾌하게 상호작용하는 것이 그들의 문제에 좌절하며 논쟁할 때보다는 훨씬 더 편안했다.

장난스러움은 걱정을 사라지게 하고 문제 해결을 위한 공간 조성에 도움이 될 수 있다. 또한, 아이들은 창작 활동을 하나의 대처 방안으로 사용할 수도 있다. Henley (2018)는 "나는 손으로 무언가를 만들면서… 불안한 현실에 둔감해질 수 있다"(p.49)라고 설명한다. 아이들은 종종 이러한 작업 과정이 자신에게 어떻게 작용하는지 알고 있으며, 창의적인 표현을 하나의 자원으로 받아들인다. 한 중학생은 학교에서 또래 친구가 자신을 화나게 하면, "그 친구들을 만화로 그릴 거예요"라고 다짐하곤 했다. 그는 '내가 아끼는 것들'이라는 주제로 일련의 아티스트 트레이딩 카드(Artist Trading Cards)를 만들었

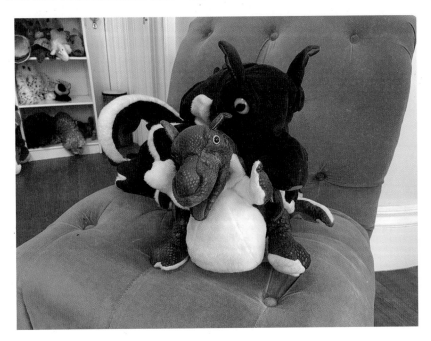

그림 7.8 크고 작은 용들

으며, 자신을 진정시키고 집중시키는 과정 안에서 심혈을 기울여 작업했다. 그 카드들
은 아주 작아서 휴대하기 편했기 때문에 그는 그 이미지들을 갖고 다니며 즐거워하거나
공유할 수 있었다.

　치료사의 지원과 구조화는 아이들이 자신의 놀이와 창작 능력을 키울 수 있게 도와
주며, 치료 관계에 계속 몰입할 수 있게 한다. 때때로 아이의 행동이나 작품에 대한 치료
사의 반응에서 이렇게 더 깊은 몰입이 일어나기도 한다. 기분이 불편할 때마다 분노폭
발로 힘들어하던 한 어린아이가 치료실에 들어와 실로폰으로 천사 같은 멜로디를 연주
하기 시작했다. 연주를 조용히 듣고 나서, 그의 음악이 나를 얼마나 평온하고 행복하게
했는지 말하자 그는 미소를 지어 보였다. 세션 후반에, 인형의 집에서 함께 놀 피규어를
고르던 그는 내가 이 놀이에 참여하길 바랐다. 수많은 피규어 중에 나는 영화 <인사이
드 아웃(*Inside Out*)>에 등장한 새빨간 '버럭이' 피규어를 가져와서 이 분노에 찬 꼬마에
게 음악의 마법을 부릴 수 있을지 보았다. 그는 다시 음악을 제작할 생각은 없었지만 없
었지만, 기꺼이 해보겠다고 했다. 나는 '버럭이'가 작업대 위에서 위아래로 점프하는 것
을 보여주었다. 아이는 다시 '편안한' 곡을 연주했으며 나는 버럭이를 천천히 진정시켰
다. 아이는 자신이 고른 모래 상자용 캐릭터들 사이에서 많은 것을 나누고 키우며 놀이

를 계속했다. 놀이와 예술이라는 이 두 가지는 아이의 놀이에서 새로운 주제가 되었으며, 그는 놀이와 창의적인 경험을 통해 더 나은 자기 조절력을 배우기 시작했다.

때때로 아이들은 세션을 스스로 기획하고 싶어한다. '리더'가 된 것을 자랑스러워한 한 아이는 자신의 형제와 엄마와 함께 나누고는 했던 마음을 편안하게 해주는 이야기 (Khalsa, 1998)를 한 편 골랐다. 다들 쿠션이나 바닥에 앉아 휴식을 취하면서 그가 읽어주려고 고른 이야기의 심상을 차분히 따라갔다. 칼사(Khalsa)의 이야기는 '아주 부드럽고 흰 구름이 당신을 태워주려고 내려와요'라는 장면을 그려낸다. 이야기는 '아름답고 푸른 하늘을 향해 계속해서 날아오르는 자신을 느껴보세요…. 하늘을 여행하면서 부드럽게 숨을 쉬세요…. 당신의 눈앞에 무지개가 펼쳐져 있답니다'(p.91)로 이어진다. 아이들과 엄마들은 무지개색이 온몸을 감싸는 느낌과 함께 천천히 땅으로 돌아가는 평화로움과 안락함을 느꼈다. 다들 자신에게 안전하고 편안한 느낌을 선사한 무지개색의 스카프를 골랐다. 우리의 꼬마 리더는 자신이 고른 색이 '사랑'을 떠올리게 한다고 말했다.

Steele과 Malchiodi (2012)는 치료의 과정 안에서 우리를 안전하게 느끼게 하는 것은 이러한 방식이 '어떻게 보여지고 적용되는지에 따라'(p.94) 달라진다고 언급한다. 그리고 반 데어 콜크(Van der Kolk)(Steele & Malchiodi, 2012)는 "안전함, 예측 가능성과 재미는 현재 상황을 더 넓은 맥락에서 관찰하게 하고, 생리적이고 운동적인 자기 조절을 실행하기 위한 역량 구축에 꼭 필요하다."(p.95)라고 말한 바 있다. 이 아이는 자신이 차분해지고 통제되었다고 느꼈으며, 자신의 가족과 함께 편안한 느낌과 창의성을 나눌 수 있었다.

요가, 이완하기 그리고 치료에서의 조절

요가와 이완하기처럼 새롭고 구조화된 접근법을 소개할 때는 우선 아이의 눈높이에 맞춰주는 것이 중요하다. Khalsa (2016)는 치료사나 교사가 '무엇이 아이들을 움직이게 하는지, 아이들이 무엇에 관심 있어 하는지'(p.122) 를 먼저 살펴본 다음, 창의력을 발휘하여 아이들이 하는 활동과 어떻게든 연결된다고 느껴지는 새로운 활동을 소개해야 비로소 새로운 경험이 성공적으로 도입될 수 있다고 보았다. Pliske와 Balboa (2019)가 제안한 바와 같이 "요가, 놀이 치료, 신경과학과 철학을 통합하여 요가와 이완하기를 세션에서 소개하는 것은, 아동의 정신 건강 문제에 대한 포괄적인 치료접근법을 들여올 수 있게 한다."(p.81).

자폐증이 있는 일부 아동의 경우 불안하거나 집중력이 떨어지면 자신이나 치료 공간 내에서 신체적인 불편함을 느낄 수 있다. 아이에게 자신이 공간의 어디쯤 있는지, 그리고 자신의 몸으로 무엇을 하고 있는지 깨닫게 하는 것이 어려울 수도 있다. Goldberg (2013)는 "아이들은 자신의 손이 어디에 있는지 모를 때도 있고", 자신이 통제 불가능하다고 느낄지도 모른다(p.69)고 말한다. 움직임, 호흡하기나 이완하기 등의 새로운 경험을 하는 동안 치료사는 아이의 반응을 관찰하되, 특히 긴장이나 불안이 발생하는지 유심히 살펴봐야 한다. 만약 아이가 더 안정감 있게 앉거나 더 편안하게 움직이고 더 안정된 것처럼 보이기 시작하면 그들이 새로운 무언가를 시도할 준비가 된 것일 수도 있다. 때때로 아이들은 조절 장애가 있다손 치더라도 변화에 도전하기 전에 자신이 느끼는 것을 경험해 볼 줄 알아야 한다(A. Morgan, 개별 담화, 2017년 7월 16일).

아이들은 움직임과 호흡을 모두 느끼면서 움직임을 알 수 있게 된다. 호흡을 돕는 소품을 활용하면 아이들이 관찰력을 키우고 호흡을 할 때 무언가가 달라진다는 것을 아는 데 도움이 된다. 아이들은 깃털을 부드럽게도 불었다가 더 세게도 불어서 자신의 호흡이 어떤 효과를 내는지 눈으로 볼 수 있다. 호흡은 리듬감을 가져다준다. 몸이나 사고의 리듬감이 좋지 않은 아이들은 호흡에서도 영향을 받는다. 아이들은 눈을 감을 때 호흡을 더 많이 느낄 수 있고, 호흡이 무엇을 할 수 있는지 보게 되면서 호흡에 대한 깨달음을 얻을 수 있다. 한 아이가 깃털을 불고 나서 생각에 잠기더니 이렇게 말했다, "저는 숨을 희미하게 불 때보다 끝까지 불 때 더 많은 에너지가 들어가요. 그래서 차분해져요." 또 다른 아이는 내게 "저는 긴장하면 호흡을 가다듬어요"라고 말했다. 우리는 그 아이가 긴장하지 않고 편안함을 느낄 때 호흡을 어떤 식으로 하는지 살펴보기 위해 공 모양의 구[역주: 호버만의 구(Hoberman sphere)처럼 늘렸다 줄였다 할 수 있는 구체형 완구]를 사용하여 숨을 들이쉬고 내쉬는 일련의 과정을 살펴보았다. 또한, 우리는 호흡하면서 손으로 직접 구(sphere)를 만들어 보기도 했다.

나의 제안에 따라 두 손으로 '지구'를 만든 다음, 아이의 제안에 따라 숨을 들이쉬고 내쉬면서 '달'을 만들어 보았다. 아이들의 호흡은 아이들과 항상 함께하는 도구가 된다. 호흡이 어떻게 진정될 수 있는지, 또는 활력을 줄 수 있는지에 대해 의식적으로 인식하면 자기인식과 자기조절력이 향상된다. 자신의 호흡과 자신의 몸에서 느껴지는 감각을 자각하는 것은 '안구 운동 민감 소실 및 재처리 요법(Eye Movement Desensitization and Reprocessing, 이하 EMDR)'에 필수적인 내적 자각과 유사하며, 이는 아이들이 불편한 상황과 감각에 집중하고 편안해지는 데 도움이 되기도 한다. 아이들이 자신의 손바닥을 맞대거나 한 손은 배에, 다른 한 손은 가슴에 대는 간단한 동작을 취하는 것은 위안을 얻고 방향성을 잡는 데 도움이 된다.

신경학적 문제가 있는 아동의 경우, 스트레스 상태에서 기능하는 경향이 있다. 이 과정에는 감정과 신체 감각이 모두 개입된다. Porges(2011)에 따르면 자폐증이 있는 아동은 자율신경계의 차이로 인해 스트레스에 특히 취약할 수 있으며, 이것이 자신을 진정시키는 특정 행동을 유발할 수 있다고 한다. 그는 "자폐증이 있는 아동은 미주 신경의 긴장도가 낮고 효율적으로 조절하지 못한다는 보고가 있으므로 요가는 이 기능을 개선하는 데 효율적인 수단이 될 수 있다."라고 제안한다(Goldberg, 2013, p.66).

깃털을 불어서 호흡을 살펴보는 것과 마찬가지로 조개껍질에서 바닷소리를 듣는 것은 아이들의 집중력에 도움이 될 뿐만 아니라 자신을 관찰하는 데도 도움이 될 수 있다. 이러한 활동은 마음을 진정시키거나 활력을 불어넣기도 한다. 나의 센터에 와서 졸려하는 아이도 이런 식으로 집중한 다음 참여하곤 했다. 그리고 매우 활동적인 아이는 종종 바닷소리를 들으면서 진정하거나 깃털의 부드럽고 좁은 가장자리 부분만 숨결 따라 살랑거리도록 살살 부는 방법을 배우기도 한다. 요가는 감각 처리 문제에 중점을 두어 집중력과 활력을 불어넣을 뿐 아니라 진정 효과도 있어서 아이들이 요가를 통해 움직임을 느끼는 것은 집중과 평온함을 경험하는 데 도움이 된다. Goldberg (2013)는 많은 자폐증이 있는 아동에게 요가가 어떤 도움이 되는지를 다음과 같이 관찰했다:

> 생각, 감정, 감각은 끊임없이 아이들을 공격해서 아이들의 스트레스 수준을 높이고 그들을 싸움이나 회피로 몰아넣는다 …. 호흡을 가다듬고, 고요하게 이완하고, 마음챙김을 위해 내면으로 향하는 것은 특별한 도움이 필요한 아이들에게 마음을 가라앉히는 과정을 소개하는 방법이 된다.
>
> p. 76

신체와 뇌의 균형 잡기

아이가 도발 행동을 보인다는 것은 '대개(…) 어느 정도의 감정 조절 장애를 겪고 있다는 것이다.'(Prizant, 2015, p.18). 자폐증이 있는 아동과 청소년을 치료로 이끄는 것은 바로 이러한 역동성에 있다. Prizant (2015)는 아동의 행동을 보다 의미 있는 방식으로 설명하는 데 있어 조절 장애와 관련된 감정이 도움을 줄 수 있다고 제안한다. Guest와 Ohrt (2018)는 놀이 치료를 받은 자폐증적 아동을 대상으로 설문 조사를 시행한 결과, 자폐 스펙트럼 아동이 '일상적인 사건들을 인식하는 그 차이들'(p.157)이 스트레스 요인에 악영향을 미치고 심지어는 아이에게 트라우마로 작용할 수 있다는 사실을 발견했다. 자폐증이 있는 아동의 63%(Guest & Ohrt, 2018, p.157)가 정서적 어려움이나 경험을 전달하는 능력에 어려움을 겪고 있는 만큼, Guest와 Ohrt는 치료 과정에서 아이에게 유연성을 보이고 반응해 주는 것이 효과적인 치료의 기본이라고 언급한다. 이 연구진은 트라우마 경험이 있는 아이들의 경우에도 자폐증이 없는 다른 아이들에 비해 라포를 형성하고 신뢰를 쌓는 데 더 오랜 시간이 걸리긴 하지만, 신뢰 관계와 성공적인 치료 기반의 형성이 가능하다는 것을 발견했다. 표현치료적인 접근법은 '언어 능력이 제한적이거나 경험 기술이 덜 발달한'(Schadler & De Domenico, 2012, p.90) 아동을 효과적으로 지원할 수 있으며 창의력을 발휘할 수 있게 한다.

자폐증의 신경학적 측면을 이해하는 것은 예술과 놀이가 아동을 치료에 참여시키는 방식을 이해하는 데 꼭 필요하다. 아이들의 조절 장애를 관찰하기는 쉽지만, 이러한 상태에 이르는 경험을 말로 묘사하거나 더 균형 잡힌 상태로 돌아가는 길을 찾는 것이 말처럼 쉬운 것은 아니다. 아이들의 행동은 다른 사람과의 상호작용, 활동 또는 의사소통에 침착하게 대응할 수 없을 정도로 무질서하고 혼란스러워 보일 수 있다. 감정 붕괴로 인한 것이든 약물 중단으로 인한 것이든, 그들의 도발행동에 대해 신경학적이고 생리학적인 수준에서 통합이 부족하다는 징후로 바라보는 것이 도움이 될 것이다(Siegel & Bryson, 2012; Badenoch & Bogdan, 2012). Prizant (2015)가 제안한 바와 같이 도발 행동은 자신을 압도하는 외부 자극과 자신을 통제하기 위한 노력에서 파생될 수 있다.

Malchiodi와 Crenshaw (2017)가 관찰한 바와 같이, 아이들은 예술 작업을 통해 자기 조절과 균형 회복은 물론 이를 표현과 의사소통에 활용할 수 있다. Cane (1983)은 예술 작업이 '호흡하고 움직이고 소리를 내면서 신체를 자유자재로 역동적으로 사용하는 방식'(p.37)에서 발현된다고 보았다. 아이들이 움직임을 통해 조절감을 느끼도록 돕는 것은 그들이 더 온전하게 연결되고 소통할 수 있게 해준다. 치료사는 아이들이 스트레스를 받고 어려움에 빠지지 않도록 더 조절해 주고 더 회복 탄력성을 갖게끔 도울 책임도 있지만, 삶의 모든 상황에서 아이들을 더 잘 지원해야 할 동등한 책임도 있다. 이와 관련하여 Steele과 Malchiodi (2012)는 자폐 스펙트럼 아동에게 다음과 같은 매우 중요한 질문을 제기했다. "만약 우리가 아이에게 자신을 진정으로 힘들게 하는 게 무엇인지 묻질 않는다면, 또한, 그를 진정시키는 것이 무엇인지 묻질 않는다면?… 자기 조절을 위해 애쓰는 아이를 우리가 도대체 어떻게 지원해 줄 수 있단 말인가?"(p.84). 치료 환경과 관계가 편안해지면 '무엇이 아이들을 힘들게 하는지' 즉, 감정의 붕괴, 불안, 기분, 사회적 문제 또는 아이가 치료를 받는 상황까지 오게 한 삶의 방해 요인들을 다룰 수 있게 된다. 치료를 위한 성공적인 '언어'란 아이들이 자신의 감정을 경험하고 공유하면서 자신의 경험을 이해할 수 있게 하는 언어를 말한다.

놀이나 예술 제작에 사용되는 재료는 감정과 경험을 실질적으로 연결할 수 있으므로 매우 강력하다. Kestly(2014)는 "놀이를 위한 도구들을 보는 것만으로도 해결되지 않은 고통스럽거나 두려운 경험을 담고 있는 뇌의 일부, 주로 우반구를 자극하기 시작한다"(p.524)라고 본다. 또한, 자폐증이 있는 아동에게 놀이는 "언어적 의사소통을 사용하지 않고도 내면의 과정과 감정을 전달할 수 있는 능력을 제공하고, 확인되지 않은 문제를 말로 표현하는 데 도움이 되는 인식적인 특성을 제공한다"(p.16)라고 Robert Jason Grant (2014)는 언급하고 있다. Kestly (2014)가 논의한 바와 같이 감각적 편안함에 대한 아이들의 욕구와 리듬 조절에 대한 발달적 욕구는 "놀이 소품이 이러한 종류의 감각을 입력해 주는데 중요한 역할을 한다는 것을 의미한다."(p.101). 이러한 소품에는 감각 놀이 장난감, 만화경, 쿠션과 다양한 크기로 커지는 구(역주: 앞서 언급된 호버만의 구와 같은 완구) 등이 포함될 수 있으며, Kestly (2014)의 말처럼 이 소품들은 "우리의 호흡 리듬에 맞춰 손쉽게 다룰 수 있다"(p.101). 실크 스카프, 신축성 원단과 낙하산과 같은 다른 재료들은 몸을 움직이는 데 활용되거나 공간 자체를 변화시키고 아이에게 안전한 공간을 제공해주는 소품으로 사용될 수 있다. 재료가 있는 공간에서 편안해지는 법을 배우게 되면서 재료, 환경, 공간에 대한 아이의 표현력은 점점 더 향상된다.

아동의 신경 생물학은 다른 사람들과의 관계를 조절하고 다른 사람과 연결된다고 느끼는 능력에 영향을 미친다. Siegel (Siegel & Bryson, 2012)에 따르면 고통과 통합의 어려움을 겪는 아동의 초기 과제는 "뇌 전체가 더 잘 조절되게 하여, 아이들이 자신의 뇌 전체를 조화롭게 사용할 수 있게 돕는 것"(p.6)이다. Prizant (2015)는, 자폐증이 있는 아동·청소년의 신경학적 구조는 특히 스트레스 요인에 취약하기 때문에 자기조절과 타인과의 연결을 가능하게 하는 이러한 종류의 통합이 어떻게 쉽게 무너질 수 있는지를 설명한다. 프리잔트는 감정의 붕괴나 반복 행동의 이면에 있는 감각 욕구와 처리 과정을 모두 이해하는 게 중요하다고 강조한다. 그는 '다른 사람들이 이러한 감정 조절을 돕는 긍정적인 존재가 되어 주고 친밀감을 줄 수 있다'(p.24)라고 본다. 치료사의 역할 중 하나는 이러한 존재가 되어 주는 것이다. 그 방법에 대해 다음과 같이 설명하고 있다:

> 스펙트럼에 있는 아동의 경우, 부모, 치료사, 교사가 아이의 모든 역량을 발휘하게 하고, 융통성 없는 사고나 행동 패턴, 예를 들어 지시를 받았을 때 감정이 붕괴되고 고집을 부리는 '고착화된' 느낌을 넘어서도록 격려할 때, 그러한 통합의 경험은 더 큰 자기를 이해하게 한다.
>
> p.24

자폐증이 있는 아동의 경우에는, 어떤 상황을 안전하지 않거나 압도적인 것으로 잘못 인식할 가능성이 더 크며, 수용성이 더 어려울 수 있다. 일반적인 발달을 보이는 아동의 경우 위험에 대한 인식과 반응이 어느 정도는 정확한 편이며, Porges (2011)가 이 과정을 특징지은 것처럼 '대개는 위험에 대한 이해와 위험에 대한 본능적 반응이 일치한다.'(p.13). 자폐아를 포함한 모든 아이는 자신을 둘러싼 환경과 관계가 얼마나 개방적인지에 따라 새로운 학습에 대해 수용적일 수 있다. 아이들이 통합적인 방식으로 자신의 뇌를 사용할 수 없으면, 관계와 경험에 대한 수용성 같은 것은 있을 수 없다. 더 나아가 Porges (2011)는 어떻게 '회피, 싸움 또는 얼어붙기 반응을 억제하는 것으로 추정되는 측 두엽 피질 영역이 사회적 참여에 어려움을 겪는 자폐증 환자에게서는 활성화되지 않는 지'(p.16)에 대해 자세히 설명한다. 아이들이 폐쇄적인 반응 상태에서 수용적인 상태로 전환할 수 있도록 도와주면 더 긍정적인 경험을 할 수 있게 된다. 그러면 다른 사람들과 공유하는 것에 대해 더 열린 마음을 갖게 된다.

아이들에게는 강한 감정이 일어날 때 자신의 경험을 이해하고 소통하기 위한 도움 이 필요하다. 이는 감정과 감각을 편안하게 받아들이고 이해하는 하나의 통합 과정이 된다. 그리고 Siegel은 "아이들이 건강한 개인으로서 관계를 형성해나갈 수 있게 해주려 면"(Siegel & Bryson, 2012), "폐쇄적이고 반발적인 상태가 아니라 개방적이고 수용적인 상태에 놓일 수 있게 해 줘야 한다"(p.129)라고 제안한 바 있다. 나의 치료실에는 웃고 있는 뇌 인형과 심장 인형이 있다. 아이들은 왜 그 인형들이 거기에 있는지 궁금해한다. 하지만 그 인형들을 자신의 몸에 대 보기도 하고, 그러면서 웃음이 터지기도 하는데, 이 러한 과정에서, 생각과 경험, 감정을 연결하여 자신의 기분과 자신의 마음을 함께 사용 한다는 것이 어떤 의미인지 생각해 볼 수 있다.

아이들의 행동과 상호작용이 더 유연해지도록 돕는다는 것은 신경학적인 통합과 아이만의 자기인식 향상과 지원을 의미한다. 자폐증이 있는 아동·청소년의 경우, 뇌의 좌반구와 우반구를 연결하는 뇌량(corpus collosum)의 기능 작동이 더 어려울 수 있다. Lara (2016)는 자폐증이 있는 아동이 수평적으로 통합하는 것이 얼마나 어려운지, 그리 고 활동적인 움직임이 이러한 통합을 어떻게 지원하여 양쪽 뇌가 더 유연한 방식으로 함께 작동하도록 돕는지를 관찰했다.

강한 반응과 충동을 진정시키고 감정에 접근하는 것은 뇌에서의 수직적 통합과 수 평적 통합으로 지원되는 중요한 자기 조절 능력과 같다. 수평적 통합은 좌뇌의 논리적 프로세스가 우뇌의 감정적 프로세스와 잘 통합될 수 있게 해준다. 마찬가지로 수직적 통합, 또는 상부의 뇌 기능을 사용하여 행동과 행위를 신중하게 고려하는 능력도 본능 적인 반응과 관련된 하부의 뇌 기능과 조율해야 하는데, 자폐증이 있는 아동의 경우 이 러한 기능이 극단적으로 나타날 수 있다. Siegel (Siegel & Bryson, 2012)이 지적한 바와 같이, 두 가지 유형의 통합 모두 뇌의 하부 영역과 상부 영역 간의 흐름을 자유롭게 하 며, 그 결과 아이에게 '감정과 신체에 대한 더 나은 통제감'(p.40)을 부여한다. Badenoch (2008)는 아이의 사고 과정과 그들의 관계를 모두 지원해주는 방안으로 이러한 통합적 기능에 주목한 바 있다.

Prizant (2015)가 『감정을 가르치지 않는 방법(How Not to Teach Emotions)』이라 는 훌륭한 제목의 책에서 언급했듯이, 감정을 다룬다는 것은 우리 모두가 '어떻게 느끼

고 있는지, 왜 느끼는지를 성찰하고 우리 몸과 감각을 통해 감정을 체험'(p.127)하는 것
이므로 아이들의 인지적인 반응과 생리적인 반응을 모두 끌어낼 수 있다. 종종 자폐증
이 있는 아동은 역동적이면서 자신이 직접 느꼈던 경험에 담긴 방식보다는, 정적이면
서 대본대로 정해진 감정을 구분하도록 교육받는다. 표정이나 제스처와 같은 비언어적
의사소통을 의미 있는 방식으로 이해하려면 인지와 감정이 반드시 함께 작용해야 한다
(Prizant, 2015).

　나는 가끔 아이들의 변화무쌍한 감정 표현에 대해 점토로 만들어 보고는 한다. 점토
의 '언어'는 매우 유동적이어서 마음에 들지 않으면 재빨리 바꿀 수가 있다. 아이들이 점
토로 작업하는 동안 나는 가끔 동물, 사람이나 작은 얼굴을 혼자 만들기도 하는데, 이는
아이들이 만든 것과 상호작용하면서 관계를 탐색할 기회를 준다.

　점토용 도구 끝에 점토로 작은 얼굴을 붙이면 감정을 탐색하는 데 사용할 수 있는 매
우 간단하면서도 변형이 가능한 '막대 손 인형'이 만들어진다. 단순한 인형임에도 불구
하고 아이들은 항상 호기심을 보이며 때로는 인형의 웃는 얼굴에 매료되기도 한다. 이
인형의 얼굴 반대편은 '슬픈 표정'이나 걱정스러운 표정으로 쉽게 바꿀 수 있다. 마지막
으로 톱날형의 도구를 사용하여 아이들이 보통 '화가 난 것'으로 구분하는 큰 입과 치아
가 있는 얼굴을 만들어 본다.

　이 작은 인형 놀이가 지닌 놀라운 점은 묘사된 감정 상태가 변한다는 것이 아니라,
이러한 변화를 아이들이 자연스럽게 알아차린다는 데 있다. 아이들은 인형이 무섭다거
나 마음에 들지 않으면 재빨리 뒤집어 버리거나 심지어는 뭉개버릴 수도 있다. 예를 들
어 '화난' 얼굴이 충분히 화난 것으로 보이지 않으면 치료사가 이어서 만들거나 자신이
직접 표정을 더욱 과장되게 만들 수 있다. Hass-Cohen과 Findley (2015)는 점토가 지닌
이러한 '의미심장한 조작'이 '인지 기능을 키워주는 운동 시스템 기능, 즉 통제된 수의운
동(voluntary movement, 역주: 자신이 마음먹은 대로 할 수 있는 운동)을 포함하고 있으
며(p.225), 예술을 통해 감정을 인식하고 감정에 대해 소통할 수 있는 능력을 키워준다
고 말한다. 이러한 간단하고 재미있는 상호작용을 통해 아이들은 자기만의 얼굴이나 인
형을 만들고, 자신의 창작물과 감정을 연결 지을 수 있게 된다. King (2016) 역시 얼굴을
창작하는 것은 운동 뉴런 시스템에 관여하고 대인 관계에 도움이 된다고 보았다(p.83).
치료사가 이런 종류의 점토를 작업하거나 함께 그림을 그려가면서 만든 작품은 간단하
게 할 수 있는 것들이어서, 대부분의 완벽주의적인 아이들조차 안심할 수 있다. 치료사
가 간단하게 무언가를 만들게 하는 것은 아이들이 견디기 힘들다고 느끼거나 자신의 창
작물이 만족스럽지 않다고 느낄 수 있는 여지를 줄여준다.

　점토는 유동적이면서도 때로는 강력한 재료로, 자유로움보다는 통제 불능의 느낌을

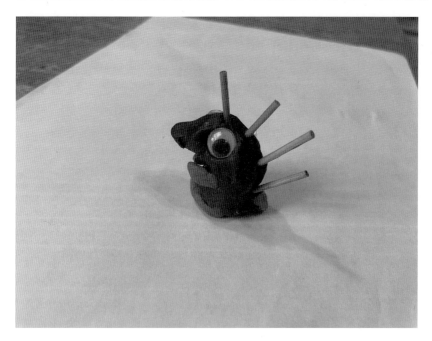

그림 7.9 놀이에 참여하고 있는 치료사의 '아기 고질라' 인형

주기도 한다. 따라서 Rhyne (1984, p.125)이 점토 작업에 대해 언급했듯이, 가장 간단한 창작 활동을 하고 상호작용을 할 때도 치료사는 아이들이 '치료사의 손을 믿으려는 의지'를 지지해 주어야 한다. 이러한 방식으로 치료사는 아이들이 재료뿐 아니라 이미지에도 몰입하고 이를 통해 학습할 수 있도록 하고, 이 둘을 모두 활용하여 자신의 이야기를 전달할 수 있게 돕는다.

Prizant (2015)가 말하는 '스토리 감각'은 개인적인 내러티브를 구성하는 주요 능력으로, 편안함을 가져다주고 의사소통을 돕는다. 자폐증적 아동·청소년의 경우, Badenoch (2008)가 설명한 양측 통합(bilateral integration)은 감정을 의식하고 아이디어를 전달하는 데 도움이 된다. 놀이 또는 미술을 통해 이야기나 이미지를 공유하는 것은 아이가 치료 환경의 안전성을 활용하여 자신에게 고통스러웠을 수 있는 사건을 이해하고 자신을 변화시켜줄 지원책을 찾게끔 한다. Siegel (2012)은 이러한 과정을 아이의 눈높이에 맞춘 의사소통의 춤이라고 묘사했다.

자폐증의 특정 신경생물학과 더불어 모든 아이와의 작업에서 통합이 지닌 중요성을 이해하게 되면, 아이와의 소통 및 관계 형성을 위해 개별적으로 의미 있는 통로를 만들어나가는 데 도움이 된다. Chapman (2014)은 예술 제작이 좌반구의 언어 경로와 함께 말 그대로 뇌 감각 및 비언어적인 신경 경로를 통합하는 방법에 관해 설명하고 있다. Kestly (2014)는 놀이가 평가뿐만 아니라 통합과 전체성을 구축하는 데 유용한 수단이라고 제안한다. 치료에서 놀이와 예술을 활용하는 과정은 아동을 관찰하고 아이들에게 필요한 것을 평가할 많은 기회를 제공할 뿐만 아니라 아동의 성장을 지원할 수도 있다. 동작, 음악, 놀이를 통해 더 풍부한 시각적 표현과 음성 언어에 접근하는 것을 우선으로 둘 수도 있다. 많이 반응해주고 유연한 재료로 작업하는 것은 아이의 유연성을 키워주며, 새로운 재료를 탐색하는 것은 표현력의 향상으로 이어질 수 있다.

Kossak (2015)은 말 그대로 예술이 우리가 율동적인 방식으로 '감각과 감정을 조율하고 느끼게끔'(p.7) 한다고 언급한다. 또한, 연구에 따르면 신체 기반 및 '전뇌적(whole brain)' 접근법은 뇌 반구 간의 소통을 강화하는데, Lara (2016)의 표현을 빌리자면 '뇌를 깨워' 더 완전한 소통과 연결로 이끈다고 한다. Kestly (2014)는 이러한 과정을 실증적으로 기록하기는 어렵지만, 놀이를 통해 '언어가 도달할 수 없는 경험적 측면과 만날 수 있고, 놀이가 주는 자유로움의 한 가운데에서 새로운 존재와 행동 방식을 발견하게 하는 우반구의 자원을 만날 수 있다'(p.174)라고 제안한다. 예술, 동작, 음악, 놀이를 통해 더 풍부한 표현과 언어가 가장 먼저 표출될 수 있다. 많이 반응해 주면서 유연한 재료로 작업하는 과정은 아이의 유연성을 길러 관계 형성, 창의적 표현, 의사소통을 장려할 수 있다. 아동용 재료가 간단할지는 몰라도 그 작업 과정은 심오하다.

아이들이 조절 장애를 느낀다는 것은, 매우 활동적으로 될 수도 있고 매우 집중하지 못하게 될 수도 있다는 것을 의미한다. 세션 내에서 이러한 집중력의 변화를 볼 수 있다. 한 아이는 물은 차분한 것으로, 불은 활동적이고 신나는 것으로 묘사하면서 자신이 만든 모래 상자에 그가 '반대의 요소들'이라고 부른 것들을 의식적으로 넣기도 하였다. 그의 어머니와 나는 본래 긍정적인 상태였던 그가 흥분 상태에서 얼마나 쉽사리 우울한 기분이나 분노로 보이는 조절 장애 상태로 바뀌는지를 논의했다. 그는 이제 이러한 감정들이 반대 방향으로 바뀌는 것을 의식하고 더 큰 통제력을 얻고 있었다.

모래라는 매체는 그 자체만으로 변화와 회복이라는 무한한 능력을 지니고 있다. 가끔 아이들은 모래에서 노는 것이 얼마나 그들과 자연을 연결하는지 알고 있다. 또 다른 아이는 세션 하루 전날 해변에 다녀온 후 상자에 담긴 모래가 마치 해변의 모래 같다고 내게 말했다. 그는 두 손으로 모래를 만지다 보면 마치 해변에 있는 것 같은 편안함이 느껴진다고 했다. 모래의 기원에 대해 궁금해하던 그는 모래 상자를 가지고 놀면서 자연과 연결된 것처럼 보였다. 그는 자신을 유혹에 빠지게 하고 긴장시키기도 했던 컴퓨터와 게임에서 벗어나 편안하고 안정된 기분을 느낀 것 같았다.

모래를 체로 치고, 날리고, 옮기는 놀이는 아이들을 진정시키거나 활력을 불어넣어 줄 수 있다. 아이들은 놀이를 통해 이렇게 변화무쌍한 모래를 관찰한다. 상자에 놓인 나무에다가 모래를 뿌린 후, 모래를 들이마시지 않도록 조심스럽게 불어서 날린 한 아이는 자신이 만든 풍경이 얼마나 많이 바뀌었는지를 회상했다. "변하는 … 모든 것들을 생각해 보세요."라고 내게 말했다. 변하는 대로 내버려 두는 것이 힘겨운 아이에게 이 방법은 변화의 속도를 스스로 조절하면서 역동적인 변화과정을 탐색할 수 있는 하나의 위안이 되었다. 그는 자신의 삶에서 변화하고, 시작하고, 끝나는 것에 대해 생각해 볼 수 있었다. 그는 모래를 통해, 과거로 돌아가서 자신이 했던 일들을 기억하는 것뿐만 아니라 '하고 싶은 일을 즐겁게 상상하듯이 언제든 과거로 되돌아갈 수 있다'라고 보았다.

Chapter 8

자폐 스펙트럼 장애의 치료 과정 신뢰하기

　자폐 스펙트럼 장애가 지닌 신경학적이고 감각적인 어려움은 새로운 경험을 탐색하는 데 꼭 필요한 평온한 상태로의 도달을 어렵게 한다. 생활이나 일상에서의 변화는 종종 아이들과 청소년들이 불안한 상태로 치료에 임하게 한다. 이들은 타인의 의도와 행동을 이해하기 어렵고, 근원적인 안전감으로 확립된 기준점이 없기 때문에 이러한 어려움은 더욱 악화된다. Carley (Prizant, 2015에서 인용)가 설명한 바와 같이, 자폐 스펙트럼에 속하는 사람에게 '불안의 반대는 침착이 아니라 신뢰'다(p.73).

　Grandin (2017)은 새로운 경험을 탐색하면서 '아이는 자신의 안전지대를 벗어나 자기 자신을 펼쳐야 한다'라고 제안한다. 그녀는 아이 개개인이 새로운 경험을 시도하기 위해서는 어떤 지원이 필요한지 어른들이 알아야 한다고 말한다. 감각 문제를 다루어 주는 것은 아이들이 새로운 것을 탐구하는 데 도움이 된다. 그랜딘은 소리를 옐로 들면서, "아이가 먼저 소리를 내기 시작할 때 아이들이 소리를 더 잘 견디게 된다."라고 하였다. 가끔 아이들에게 간단한 악기를 사용해 볼 것을 내가 먼저 권하기도 하지만, 아이들이 먼저 주도하면 표현의 폭이 훨씬 넓어지고 상호적인 과정이 더 많이 일어난다. 가령, 나는 공이 실로폰 막대에 부딪힐 때 눈길을 확 끄는 공 모양의 미로를 갖고 있는데, 이 미로는 아이들에게 아주 인기가 많아서 세션 초반에 아이들이 방을 탐색하고 익숙해지는 동안 사용되기도 한다. 아이들이 소리와 함께 몸을 움직이며 놀기 시작하면 나는 실로폰을 꺼내어 아이들이 내는 소리에 맞춰 함께 음악을 만들 수도 있다. Grandin(Prizant, 2015에서 인용)은 자신의 감각적인 민감성이 어떻게 두려움을 유발하는지 설명하면서 "나의 주된 감정은 항상 그래왔듯이 두려움이다"(p.79)라고 밝혔다. 그녀는 "어떻게 무서운 것들이 이렇게 재미있게 바뀔 수 있을까요?"라고 물으면서 치료사가 치료에서 반드시 다루어야 할 것들에 관해 질문한 바 있다(Grandin, 2017). McNiff (2015)가 설명한 바와 같이 "모든 사람에게는 선천적으로 창작 능력이 있다."(p.1).

이는 일반 아동이나 청소년들과 같이 자폐증이 있는 아동·청소년에게도 마찬가지다. 하지만 그보다 선행되어야 할 것은, 아이들이 재료와 함께 창의적이고 유쾌한 치료 과정을 경험하면서 안전하고 편안한 느낌을 받을 필요가 있다는 것이다. 안전함과 편안함은 치료적 관계 형성을 위한 기반이 된다. 그리고 이러한 안전감은 물리적 공간과 관계 안에서의 움직임을 가능하게 한다.

예술 제작 및 치료에서의 '과정 신뢰하기'라는 McNiff (2015)의 기본 개념은, 운동감각을 통한 경험이 예술 제작 과정에 익숙해지는 한 가지 방법이 된다. McNiff (2015)의 설명처럼, 이렇게 '친숙한 동작과 형상은 항상 우리 자신을 개별적이고 자연스럽게 표현하는 방식과 연결되어 있다'(p.19). 그는 어린아이들의 그림은 아이가 온몸을 다해 표현한 것이라고 설명하면서 아이들과 함께 작업할 때 재료만큼이나 신체도 많이 활용한다고 설명한다. Lowenfeld (1975)는 아이들이 그림을 통해 역동적인 신체 동작을 보여줄 때, 감각과 움직임에 기반한 경험에 더 잘 적응할 수 있다고 보았다. 아이들은 이미지 자체뿐만 아니라 색상, 형태와 리듬을 통해 이러한 동작감각을 포착할 수 있다. 그리고 아이들은 물리적 공간에서 편안함과 안정감을 느낄 때 예술 제작 과정에 오롯이 몰입하게 된다. 어느 날 한 아이가 내 손에 있던 붓을 잡더니 물감을 묻힌 다음 큰 도화지 위에서 붓을 움직이기 시작했다. 아이는 실제로 붓을 이리저리 움직이면서 큰 획을 만들어냈다. 그런 다음 아이는 내 손에 붓을 쥐어 주었다. 우리는 함께 물감을 흩뿌리기도 하고 좀 더 의도적으로 물감 자국을 남기기도 했다. 아이가 혼자 그림을 그리기 시작하자 아이의 붓 자국은 이완된 리듬으로 잦아들었다. 우리는 함께 작업하면서 균형감을 찾게 되었고, 아이는 우리가 함께 그린 큰 그림에 '끝'이라고 쓸 때까지 작업을 멈추지 않았다.

Grant (2017a)는 자폐증이 있는 아동이 놀이 과정에 참여하는 것이 중요하다고 보았다. 아이와 치료사가 같이 그림을 그리든, 음악을 만들든, 몸을 움직이든, 역동적으로 놀이를 하든, 아동과 함께 하는 치료에서 가장 기본적인 것은 바로 유희성이다. 하지만 그랜트가 관찰한 바와 같이 자폐 스펙트럼에 있는 아동에게 은유적 놀이나 가상의 놀이는 어려울 수 있다. Prizant (2015)는 자폐증을 '신뢰하지 못하는 장애'로 볼 수 있다고 설명한다(p.73). 그는 자폐증을 갖고 있는 개개인들이 '일상적인 정서적, 생리적인 어려움에 매우 취약'(p.18)하기 때문에 불편함, 혼란, 불안을 더 많이 경험한다고 말한다. 따라서 치료사들이 초반기에 가져야 할 과제는 자폐증이 있는 아동·청소년이 세상을 더 편안하고 이해하기 쉬우며 매력적인 곳으로 경험하고 치료사를 신뢰할 수 있는 사람으로 느끼게 하는 것이다.

자폐증이 있는 아이들은 항상 자신의 신체를 완전히 신뢰하지 못한다. 감각과 운동을 계획하는 것에 문제가 있기 때문에 이러한 과정 자체가 힘들다. 따라서 팔랑거리기

(flapping)처럼 익숙한 반복 동작은 차분한 상태를 만들거나 열정을 표현하는 데 도움이 될 수 있지만, 예술을 제작하는 과정이나 자신의 안전지대를 벗어나 자유롭게 움직이는 것은 힘들 수 있다. 모든 아이가 자유롭게 움직이거나 자유롭게 창작할 수 있는 것은 아니지만, 모든 아이에게는 움직이고, 관계를 맺고, 창작하고 싶은 욕구가 있다.

　Porges (2011)가 "ASD에서 관찰되는 사회참여시스템의 많은 우울한 특징은 신경계가 신경지(neuroception)를 통해 안전 신호에 어떻게 반응하는지에 대한 이해로 역전될 수 있다"(p.3)라고 밝혔듯이, 포게스(Porges)는 자폐증의 의사소통 및 관계 문제에 대해 본래부터 낙관적인 견해를 갖고 있다. 치료 환경에서 우리는 안전한 공간과 안전한 관계 형성을 통해 이 과정을 지원해 준다. 동작, 놀이, 예술 제작은 모두 공간에서 이루어진다. Porges (2011)는 "내담자가 안전하다고 느낄 때까지 물리적인 공간과 심리적인 공간에서 모두 편안함을 느끼도록 돕는 것"(p.113)이 치료사의 과제라고 말한다. 물리적이고 감각적인 편안함은 치료에서 공유되는 모든 표현적이고 관계적인 경험들의 중요한 토대가 된다. Malchiodi (2020)는 이러한 편안함과 자기 조절감을 형성하는 한 가지 기본적인 방법이 표현 예술을 통해 이루어질 수 있다고 설명했다. 그녀는 '창의적인 전략'(p.167)을 활용하여 안전한 환경에서 감각 경험으로 인해 느껴지는 감정 반응을 인식하게 되고 자기 조절을 도울 수 있다고 설명한다. 그녀가 자폐증을 구체적으로 언급한 것은 아니지만, 자폐증이 있는 아동·청소년과의 작업에서 아이들은 '불안하거나 두려울 때 침착하고 평온한 각성도를 유지하고⋯더 빨리 적응할 수 있는 효과적인 자기 조절자의 경험이 필요하므로' 창의적인 전략은 중요한 개념이 된다.

　우리의 신체에는 우리의 경험과 감정에 대한 풍부한 정보가 담겨 있다. 실제로 Siegel (Siegel & Bryson, 2012)이 설명한 바와 같이, "신체에서 뇌간, 변연계, 피질로 올라가는 에너지와 정보의 흐름은 우리의 신체 상태, 감정 상태 및 생각을 변화시킨다"(p.59). 경험에서 느껴졌던 의미는 뇌의 하부와 신체의 영향을 통해 인식되고, 신체에서 얻은 지식은 이해하기, 인식하기 및 행위로 통합될 수 있다. 자폐증이 있는 아동의 경우 좌뇌와 우뇌의 통합이 많아지면 유연성을 키울 수 있다. 자폐증으로 진단되는 행동과 뇌 사이에는 생물학적인 연관성이 있다고 보는 것이 오늘날의 관점이다. 신경학자이자 연구자인 Martha Herbert (2012)는 자폐증이 마음과 뇌뿐만 아니라 신체 전반에 영향을 미친다고 지적한다. Miller 외(2015, p.153)는 '과정에 기반한' 관계 지향적인 다감각적 개입이 아동이 관계를 형성하고 조절력을 키우는 데 어떻게 도움이 되는지 논의했다. 한 사춘기 소녀에게, 수채화를 활용한 습식 작업은 조절력을 돕는 새로운 감각 경험이었다. 젖은 종이에 물감을 펴 바르며 색이 번지는 것을 지켜보던 소녀는 "이게 정말 좋아요. 이 느낌이 정말 좋아요."(Richardson, 2009)라고 반복해서 말했다. 그녀는 이 이미지를 방에 붙여놓고 마음을 안정시키는 데 집중했다.

Hass-Cohen과 Findlay (2015, p.21)에 따르면 미술치료에서 이미지를 만드는 것은 '마음과 몸의 교차점에 존재한다'. 이들은 미술을 작업하는 동안 몸을 움직이는 것이 미술의 '발달적, 정서적, 상징적 가치에 직접적으로 도움이 된다'는 점에 주목하면서 미술치료 실습을 위한 신경학적 접근법의 기본 원칙인 '창의적 구현'에 관해 논의한 바 있다 (p.46). 또한, 이들은 자폐증과 같이 신경학적 질환이 있는 아동은 예술 창작에 필요한 감각 및 운동 조직과 예술 창작의 표현적 차원으로부터 도움을 받을 수 있다고 제안한다(p.62). 자폐 스펙트럼에 있는 아동에게 예술에 대한 통합적이면서 개인적인 의미를 지닌 경험은 연결, 소통, 성장을 향한 하나의 출구가 될 수 있다.

Malchiodi (2020)가 자폐증이 있는 아동을 두고 언급한 것은 아니지만, 양면 드로잉처럼 체화된 미술치료 접근법이 어떻게 자기 조절뿐 아니라 마크 메이킹(mark making, 역자주: 다양한 점, 선, 패턴 등을 그리는 것)을 위한 방편이 되는지 다음과 같이 설명하고 있다:

> 양손을 사용하여 종이에다가 동시에 뭔가를 그리거나 제스처로 흔적을 남기면, 신체의 고통스러운 감각에서 벗어나 행동 지향적이고 자기 주도적인 다른 것에 집중하여 주의를 돌릴 수가 있다. 이는 거의 70년 전에 케인(Cane)이 처음 관찰한 체화된 자기 위로 경험에 편승하는 것으로, 자기 조절과 안녕감을 위해 자기만의 내적 리듬을 변화시키는 '양면 그리기'의 힘이 지닌 장점을 취하고 있다.
>
> p.180

예술 작업이라는 역동적인 운동감각적 경험은 아이들이 자신의 이미지를 통해 그리고 자기 이미지에 대해 소통하는 발달 과정을 거치며 앞으로 나아가게 한다. 종이에다가 자신의 흔적을 그리거나 점토로 자신의 모습을 만드는 내내 아이들은 몸을 움직이고 숨을 쉬며 반응하므로 예술 제작은 아이들의 신체 상태를 변화시킬 수 있다. Hass-Cohen과 Findley (2015)는 점토와 같은 입체 매체 역시 그림과 마찬가지로 '내담자의 손동작을 반영하고 모방하는 것'(p.234)이 가능하다고 제안한다. 그림 그리기와 마찬가지로 모방하기는 새로운 움직임을 시도하고 공유되고 체화된 경험을 통해 다른 사람과 연결될 기회를 준다. 아이와 치료사는 Trevarthen (2017)이 일컫는 '관계 맺기의 리듬' (p.32) 안에서 함께 한다. Kestly (2014)가 설명한 바와 같이, 치료사는 이 과정을 통해 아이의 '율동적인'(p.95) 욕구뿐 아니라 관계적인 욕구에도 초점을 맞출 수 있다. 이러한 욕구를 충족시켜주면 아이들이 예술을 작업하고 관계를 맺어가는 과정을 신뢰하는 데 도움이 된다.

아이들은 자유롭게 집중하는 방식으로 예술 작업에 참여하면서, 더 차분해지고 더 연결감을 느끼고, 말을 하든 안하든 관계없이 더 쉽게 소통할 수 있게 된다. 아이들이 이 과정에 익숙하지 않다면 종이에 그림을 그리거나 제스처의 흔적을 남기기보다는 차라리 댄스 테라피의 도움을 받아 허공에서 손으로 제스처를 따라 해볼 수도 있다. "창가에 함께 서서 아이의 가볍고 빠른 손동작을 따라 하는 것만으로도 우리 둘은 서로 연결될 수 있었어요."(p.272)라는 무용 치료사 Athanasiou와 Karkou (2017)의 말은 어떻게 이러한 과정이 어린아이에게 효과가 있었는지를 잘 설명해 준다. 나는 그림 그리는 것을 불편해하면서 작업대에서 도망치던 아이들이 나와 함께 한 공간에서 제스처를 취하며 이에 반응하는 것을 보아 왔다.

치료사는 세심하고 반응이 빠른 관찰자이어야 할 뿐만 아니라 아이에게 충분히 관여하는 존재여야 한다. 치료사는 Rubin (2005)이 '제3의 눈'(p.93)이라고 언급한 관점으로 아이의 미술 제작 과정과 이미지를 관찰한다. 제3의 눈은 아이와 미술 작업에 대해 예리하게 발달한 인식이다. 루빈이 언급했듯이 "예술이나 놀이에서 아이들은 불가능한 것을 가능하게 할 수 있고… 강렬함, 도전, 경이로움이 가득한 세상에 상징적으로 접근할 수 있다"(p.26). 자폐증이 있는 아동에게 이러한 표현기회를 제공하는 것은 아이의 흥미와 선호도를 끌어낼 수 있을 뿐만 아니라 아이의 욕구와 어려움을 다뤄줄 수 있다. 이 과정에서 신뢰가 쌓이면 유연성 향상, 창의성 촉진, 의미 있는 의사소통 지원이라는 치료 목표의 달성이 수월해진다. Greenspan (Greenspan & Shanker, 2004)은 그 방법에 대해 다음과 같이 설명하고 있다:

> 우리는 점점 더 많은 참신함과 놀라움을 포함하는 즐거운 정서적 상호작용에 참여하게 되고, 새로운 감정적 교류를 실험하는 데 안정감을 느끼게됩니다…. 창의력이 높아짐에 따라 그들은 추론하고 더 높은 수준의 추상적 사고를 할 수 있게 되는데, 이것들 또한 새로운 아이디어를 생성하는 데 의존하기 때문입니다.
>
> p.222

나는 아이들이 무언가를 선택하고, 예술을 창작하고, 놀고, 소통하는 데 있어 스스로를 능동적인 참여자라고 여기게끔 격려한다. 아이들은 환경과 재료를 탐색하는 것에서 더 나아가 직접 창작하는 단계로 나아가도록 도움받을 수 있다. 아이들은 예술 제작 과정을 함께 탐색하고 작업함으로써 자신을 창작자로 인식할 수 있게 된다. Henley (2018)는 자폐증이 있는 많은 아동에게 "어떻게 예술이 의미 있는 자기표현과 외부 세계와의 소통에 중요한 역할을 하는 창의적인 출구이자 바람직한 개인의 목소리가 되는지를"(p.9) 살펴보았다. 나는 아이들이 예술 작품 만들기에 몰두하면서 창작이나 창의성이라는 단어를 자주 사용하는 것을 들어왔다. 어린아이들은 "점토로 무언가를 만들고 싶어요"라고 말하기도 하고, 청소년들은 창작 과정과 자신의 관계에 대해 더 깊이 성찰하기도 한다. 그림 그리기를 좋아하던 한 사춘기 소녀는 "저는 창의성을 발휘하는 방법을 잘 알고 있어요"라고 말했다.

그녀에게 허락을 구한 후, 나는 그녀의 그림 중 하나를 집단미술치료에 참여한 학생들과 공유했다. 학생 중 한 명은 아름다운 빛과 흐르는듯한 색채로 그려진 이 수채화의 해변 장면에 감응하여 자신도 물감으로 그림을 그렸다. 그런 다음 다음과 같이 설명했다:

> 이것은 … 일몰을 바라보는 해변의 또 다른 광경이에요. 이 그림을 보는 것만으로도 매우 편안해지고 마음이 진정 돼요. 이 작품을 만드는 내내 저는 평화로움을 느꼈어요. 이 그림은 절대 사라지지 않을 멈춰진 시간을 닮고 있어서 정말 마음에 들어요.
>
> Richardson, 2009, p. 104

이것이 바로 아이들의 미술이 지닌 소통과 관계성에 대한 잠재력이다.

Chapter 9

점토, 놀이 그리고 점토놀이

아이들은 첫 치료 세션부터 내 점토 양동이로 달려들때가 있다. 한 아이는 자신의 손에 점토가 잘 있는지 얼른 확인한 후 작업대가 꽉 차도록 각종 형상과 피규어들을 만들었다. 그런 다음 실로폰으로 '신나는 음악'이라고 지은 곡을 연주했다. 아이는 곧장 작업대로 돌아와 자신이 만든 것을 살펴본 후 다음 주에 날 보러 다시 오겠다고 말했다. 또다른 아이는 첫 번째 세션에서 작은 상자에 담긴 키네틱 샌드(역주: 뭉침과 흩어짐이 자유로우면서 손에 묻지 않는 놀이용 모래)를 자기 얼굴에 바르고 싶어 했다. 나는 그보다는 아이의 눈과 코에 고운 점찹성의 모래가 들어가지 않게 하면서 모래에 얼굴을 찍어보라고 했다. 그는 점토가 차가울지 그리고 얼굴에 잘 붙을지 궁금해했지만, 한 번 시도하고 나서는 "점토가 정말 좋아요!"라고 했다. 이렇게 다양한 재료를 활용한 감각 경험을 통해 아이들은 새로운 환경과 새로운 관계에서 눈에 띄게 더 편안해지고 불안이 줄어들게 되었고, 즐거움과 함께 통제력도 키워나가는 것으로 보였다. 가끔 아이들이 점토의 느낌이 어떤지, 점토로 무엇을 할 수 있는지를 자발적으로 탐색하는 것을 넘어 점토로 이미지를 만들기 시작하면, 아이들에게는 숙달감의 성장과 함께 즐거운 탐색 감각을 지속시켜줄 도움이 필요할 때가 있다. 세션 초반에 폭신폭신한 눈처럼 생긴 경량점토를 활용하여 단순한 얼굴과 눈사람 모양의 피규어를 만들어 보는 등 감각적인 재료들로 실험에 실험을 거듭하던 한 어린아이는 세션이 끝나자 마침내 점토를 사용해 보겠다고 했다. 그는 이렇게 저항성과 반응성이 뛰어난 재료로, 무너지지 않고 서 있는 이미지를 만들었다. 조심스럽게 기본 형태를 세우면서 위로 뻗어 나가는 형태를 굴리고 늘리며 숲을 만들었고, 동화에 나오는 용감한 아이들처럼 작은 피규어들이(두 개의 걱정 인형) 나무들 사이를 산책하는 모습을 연출했다.

큰아이 한 명이 두 개의 레슬링 선수 인형을 안고는 매우 흥분한 채 치료실에 들어왔다. 그는 큰 소리로 "액션 피규어를 만들고 싶어요!"라고 말했다. 아이는 내가 갖고 있던

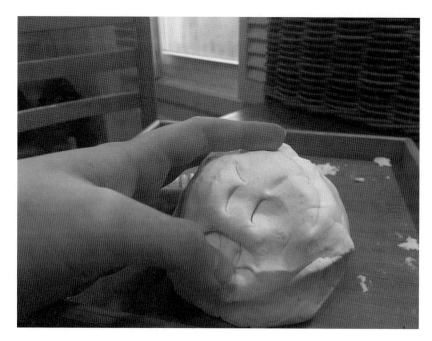

그림 9.1 경량점토로 만든 얼굴

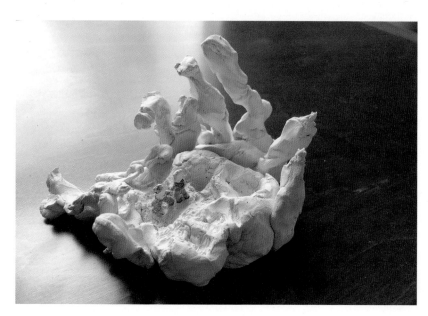

그림 9.2 점토로 만든 숲에서 산책하기

실제 아기 크기의 보라색 인형 미비(Meebie)로 레슬러들이 하는 동작을 시연했다. 점토 도구를 여러 번 뒤집고 공으로 저글링을 하며 논 후에, 우리는 그가 만들고 싶었던, 절대 부서지지 않는 피규어에 대해 이야기를 나누었다. 그는 부드러워지거나 모양을 잡기는 힘들지만 다양한 색상과 완성된 상태에서 단단하게 굳는 폴리머 클레이로 작업해 보기로 했다. 이전에 그는 다루기 쉬운 부드러운 합성수지 점토를 사용한 적이 있는데, 이 점토는 그의 손동작에 더 잘 반응했으며 우리가 처음 만났을 때 점토로 간단한 '눈사람'을 만들었던 기억을 상기시키자 흥미를 보이기 시작했다. 그는 이제 자신의 액션 피규어에 맞는 얼굴과 표정을 만드는 데 매우 집중했다. 그는 웃고 있는 피규어의 입이 잘 보이는지 거듭 확인했다. 때로는 충동적인 행동을 조절해가면서 포기하지 않고 이러한 표정을 만들기 위해 계속 시도했다. 산만하기도 하고 좌절감을 느끼기도 했던 이 아이에게 창작은 하나의 동기부여가 되었다.

　Martin (2009)은 입체 작품을 만들다가 그림 작업으로 전환하는 것이 아이들에게는 얼마나 힘든 일인지, 그리고 평면 작업이 덜 감각적이지만 더 깔끔함에도, 정작 '상징적 놀이나 가상의 놀이'(p.90)에 아이들을 참여시키는 것은 아이들이 만드는 점토 피규어라고 논한 바 있다. McNiff (1998)는 "점토는 미지의 영역에서 형상이 드러나는 방식을

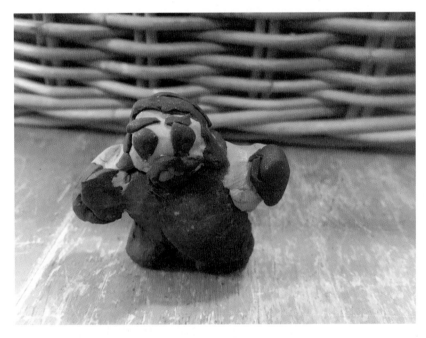

그림 9.3 레슬링 선수를 표현한 액션 피규어

실험하기에 탁월한 매체다…마구잡이로 움직이는 것처럼 보이는 점토의 변형 과정에도 다 의도가 있다."(p.30)라고 보았다.

　레지오 에밀리아의 교사들에 의하면, 이러한 과정을 개념화한 재료의 '문법'은 탐색을 통해 일어난다. 예를 들어 점토의 기본 문법에는 뱀, 공, 구불구불한 모양, 꽃처럼 생긴 곡선 모양 등 아이의 신체적인 탐색과 에너지를 구현한 형태가 나타날 수 있다. 이러한 모양들은 변형되거나 다시 합쳐질 수도 있다. Vecchi (2010)가 관찰한 바와 같이 점토라는 시각적 언어로 작업하는 아이들은 "눈, 귀, 손을 활용한 유형적인 표현을 통해…감정을 만들어내고 느낄 수 있게 된다."(p.12). 문법이 더 복잡하게 표현될수록 아이들은 더 표현력 있는 작품을 만들 수가 있다. 이 아이를 처음 만났을 때는 형태만으로는 알기 힘들고 이름을 말해야 알 수 있는 아주 간단한 '눈사람'을 만들었었는데 이제는 좀 더 구체적인 이미지를 만들게 되었다.

　점토는 가소성이 있어서, 말 그대로 아이들의 신체적인 제스처와 보디랭귀지를 구현해 낸다. Grandin (2015)은 점토 성형처럼 유연한 예술 제작 과정에 참여하는 것은 몸, 마음, 감각을 모두 사용하는 '시각적인 요가(visual yoga)'와 같다고 설명했다. 점토를 만지면서 발현되는 신체의 이완은 흡입력과 회복력을 촉진할 수 있다. 심지어 이미지를 만들지 않더라도(Elbrecht, 2018) 점토에 흔적을 남길 수가 있는데, 아이의 제스처와 움직임이 남긴 이 흔적은 변화를 보여준다. 비언어적인 아이, 그리고 때로는 폭력적인 아이와 함께 점토를 굴리거나 던지는 등 감각에 기반한 '워밍업'(Henley, 2018, p.27)을 하는 것은 관계 형성을 위한 하나의 방안이 될 수 있다고 헨리(Henley)는 말한다. Elbrecht (2012)가 설명했듯이 점토는 '도발적인 매체'로, 특정 아이에게나 특정 시기에는 최적의 선택이 아닐 수도 있다. 방금 만든 작품을 파괴해 버릴 가능성도 항상 있으므로, 이는 매우 중대한 사안이 될 수 있다. 그림을 완성하기도 전에 그림을 구겨버리지 말라고 설득한다는 것이 몇몇 아이들에게는 매우 어려운 문제일 수 있다. 이러한 좌절과 충동성을 극복할 수 있게끔 지지해 주면 아이들에게 긍정적인 내적 변화가 일어난다. 집에서 물건을 던지고 부수던 한 아이는 이제 자신의 점토를 잘 다룰 수 있게 되었다. 자신이 만든 점토 작품에 색을 칠하고 난 그는 점토에 호감을 표하면서 "저는 예술가예요"라고 말했다. 활동하면서 성취감이나 만족감을 찾을 수 있을 때 아이들의 분노와 좌절감도 사라지기 시작한다. 입체 작품이 무너지지 않고 서 있으려면 튼튼한 구조와 지지대가 필요하므로 치료사의 '제3의 손'이라는 Kramer (1979)의 은유는 점토 작업에서 특히나 중요하다. 아이들은 종종 치료사가 만들어 주길 바라거나 입체 작품에서 생겨나는 문제를 도와주길 바란다. 아이들은 점토를 움켜쥐고, 굴리고, 두드리는 등의 운동감각적인 과정을 실험하는 것만으로도 만족하긴 하지만, 치료사가 적극적으로 유도하면 감각적이고 시각적인 미술 활동이 정서적인 내러티브와 정서적 과정을 공유하는 활동으로 전환할 수도 있다. 이러한 '관여'가 꼭 치료사의 지시일 필요는 없지만, 치료사가 아이와 재료에 모두 관여함에 따라 미묘한 변화가 생겨날 수 있다(Richardson, 2016).

아이의 제스처가 반복되고 정교해짐에 따라 점토의 움직임과 형태도 시각적인 이야기를 드러내게 된다. 아이들은 자신이 만든 모양과 형태를 모으고 결합하여 이미지를 만든 다음 자신들의 이야기를 들려준다. 이런 식으로 점토는 점점 표현력을 갖게 된다. 아이의 손과 몸의 움직임은 그들의 이야기를 전하는 수단이 된다.

아이들도 종종 짚어내듯이 모든 점토가 다 똑같지만은 않다. 어떨 때는 완성된 형태가 아이에게 가장 중요한 것 같으면서, 어떨 때는 점토 자체의 움직임을 느끼고 보는 데서 더 강한 긴박감이 들기도 한다. 한 아이는 "이 점토(부드러운 합성수지 점토)는 계속 모양을 바꿀 수가 있어서 천연 점토보다 더 작업하기가 좋아요"라고 설명했다. 어떤 아이들은 그림을 그릴 수 있을 만큼 더 확실하게 보이는 형태를 중요시하기 때문에, 천연 점토로 형태를 만드는 데 필요한 수고를 기꺼이 감수하기도 한다. 다른 아이들은 좀 더 저항력이 강한 재료로 열심히 작업하여 영구적으로 보관할 수 있는 피규어를 만들 수도 있다. 점토로 만든 모든 피규어들은 공간 속에 존재하며, 동작을 담고 있다. 점토가 완성

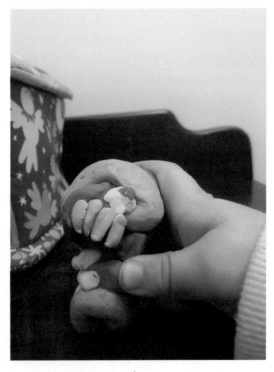

그림 9.4 합성수지 점토로 만든 생명체

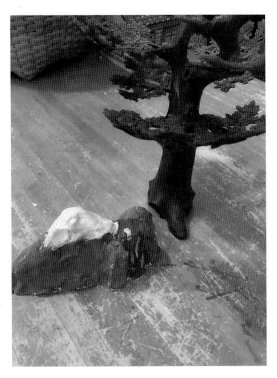

그림 9.5 색칠한 점토로 만든 풍경

된 형태를 취함에 따라 아이가 만든 이미지는 놀이의 대상이 되기도 한다. 아이가 만든 피규어 또는 아이와 치료사가 함께 만든 피규어들 사이의 즉흥적인 안무는 이야기를 들려준다. 점토로 만든 피규어는 감각을 구현하고 감정을 불러일으킨다.

점토로 작업할 때의 감각 자극과 운동감각적인 성질은 점토를 접하는 아이들에게 풍부한 경험을 제공한다. Hass-Cohen과 Findley (2015)는 "점토는 그 자체만으로도 움직임, 근육, 감각, 촉감, 시각, 후각을 포함한 광범위한 감각 경험으로 우리를 끌어당기며"(p.214) 이러한 점토의 감각적 경험이 "기억, 지각, 감정의 정신적인 표현으로 가는 관문 역할을 한다."(p.207)라고 설명한 바 있다. 점토 작업이 갖는 행위적인 특성은 상호작용적이고 관계적인 과정에서 출발해 아이가 치료사를 또는 치료사가 아이를 따라 할 수 있게 한다. 아동이 만든 피규어나 아동과 치료사가 함께 만든 피규어들 간의 즉흥 안무는 한 편의 이야기를 들려준다. 아이들은 마치 점토를 바꾸거나 더 추가할 수 있듯이 전개되는 이야기도 더 넓혀 나가거나 바꿀 수 있다고 느끼게 된다. Hass-Cohen과 Findley (2015)는 "점토에 대한 경험이 많아지면, 두려움에 대한 중추 반응이 기쁨으로 바뀐다"(p.215)라고 언급한다. 아이들이 점토로 작품을 만들 때 재료가 지닌 강한 감각적 특성은 심상뿐만 아니라 움직임을 발현할 수 있으며, 아이들이 매우 생동감 있게 작업에 임하게 한다. 어떤 때에는 아이들이 점토에 집중하면서 더 차분해지고 더 정돈된 모습을 보이기도 한다. 이러한 침착함은 자신이 만든 점토 조각을 신중하게 보관하고 색칠하고 싶은 의욕을 불러일으킨다.

아이들과 함께 점토 작업을 할 때 나는 아이들에게 점토로 놀이를 해보자고 권하기도 한다. 함께 공유하고 지켜보는 '경청'은 우리의 관계를 더욱 돈독하게 한다. 한 어린 소녀는 자신이 만든 점토 피규어와 자연스럽게 관계를 맺어나갔으며, 내가 반응작업으로 만든 단순한 사람이나 동물에도 흥미를 보였다. 소녀의 작품 제작에서 반복되게 등장한 주제는 우정과 관계였으며, 그녀는 같은 사람이나 동물뿐만 아니라 다른 사람이나 동물 사이에서 어떻게 관계를 맺을 수 있는지를 탐색했다. 그녀가 점토로 처음에 만든 것은 '자매'였는데, "이 중 한 명은 화가 나면 토를 해요"라고 했다. 그녀가 피규어를 가지고 놀 때, 우리는 그녀의 감정과 스트레스 요인을 살펴보면서 어떻게 하면 스트레스를 완화하고 편안함을 느끼게 할지를 고민했다. 그녀는 자신이 만든 작은 사람들을 위한 안전한 공간을 상상하고 만들 수 있었고, 이를 통해 자신도 안전하다고 느낄 수 있었다. 이 아이에게 있어서 창작물을 만들어 갖고 논다는 것은, 자신의 어려움을 표현하는 강력한 방식이 되었으며, 이를 통해 지지받는다는 느낌을 받고 대처 전략을 배울 수 있었다. 그녀는 다양한 동물들을 만들면서, 동물들이 무엇을 먹고 싶어 하고 어떤 놀이를 좋아하는지 등 동물들과의 접점에 대해 세심하게 고민했다. 우리는 작품을 공유하게 되면서 우리 자신을 공유하게 되었고, 사람과 동물이 상호 작용하는 모습을 함께 바라보면서 그녀를 더 충분히 알아갈 수 있었다. 그녀가 새로운 학교에서 새로운 관계를 맺어감에 따라 우리는 그녀의 강점을 바탕으로 어떻게 편안함과 유대감을 높일지에 대해 작업해 나갔다.

간단한 형태라도 함께 만들면 아이들은 자신의 느낌을 창작물과 연결할 수 있게 된다. 점토를 같이 사용하는 것은 다양한 종류의 감정 표현을 가능하게 한다. 아이들은 자신이 묘사한 것을 재빨리 바꾸거나 추가할 수 있다는 것을 곧장 감지하는데, 이는 종종 아이들의 실험 욕구를 더 부추기고는 한다. 그림과 모래 놀이에서 자동차와 트럭에만 집중했던 한 아이는 점토를 사용하여 자신과 어머니, 치료사를 표현해보기로 했다. 이 아이는 완성된 작품을 어머니와 공유하기 전 장작 두 세션에 걸쳐 이러한 이미지들을 세심하게 그렸다. 아이는 이 작업을 공유하게 된 것이 자랑스럽고 기뻤다. 또한, 더 유연하면서도 뭔가 새로운 것을 시도할 수 있는 자신의 능력을 공유하게 된 것에도 큰 자부심을 느꼈다. 함께 나누고 주의 깊게 '경청'함에 따라 우리의 관계는 더욱 깊어졌고, 그는 계속해서 새로운 재료를 시도하고자 했다. 서로 다른 표현 언어는 재료의 매력적인 특성과 창의적인 과정을 통해 서로에게 활기를 불어넣고 아이들에게 깊은 경험을 가능하게 한다. 어른들이 이러한 경험을 유심히 관찰할 때 비로소 아이의 변화와 유연성을 지지하고 격려할 수 있게 된다.

점토, 놀이 그리고 자연

일전에 나는 세심하면서도 주의 깊은 관찰력을 지닌 일곱 살짜리 아이와 함께 작업한 적이 있다. 학교에서의 그는 밝고 상냥했으나 늘 집중력이 떨어지거나 자신이 원하는 것을 전달하지 못하는 아이였다. 치료 공간에서의 그는 예리한 관찰력을 발휘하여 드로잉, 페인팅과 음악을 탐구하는 것을 즐기는 아이였다. 그는 치료실에 있는 모든 악기를 연주하며 실험하고 악기에서 나는 소리를 유심히 들으며 치료사와 음악적인 대화를 나누었다. 그는 색칠도 하고 그림도 그려가면서 자신이 섞은 색이 변하는 것을 즐겁게 지켜보았다. 또한, 돌, 수정, 조개껍질, 산호 등 모래에서 관찰하고 만들 수 있는 자연 오브제들을 한데 모으기도 했다.

그는 모래를 체로 쳐 '눈'과 '비'를 만들면서 모래에다가 수많은 세상을 창조했다. 그는 모래를 움직여가며 상자의 푸른 바닥을 드러낸 다음 자신이 얼마나 수영과 항해를 좋아하는지 말해 주었다. Shore (2006b)가 설명했듯이, 아이의 모든 감각은 발달상 꼭 필요하다. 모래는 말 그대로 모래 상자 깊숙이 파고드는 많은 아이를 사로잡는다. 모래를 움직이는 운동감각적인 과정은 아이들이 침착하게 몰입하면서 집중할 수 있게 돕는다. 이러한 놀이는 발달적이고 통합적이면서 때로는 놀고 있는 아동의 상태를 반영하는 것처럼 보이기도 한다(De Domenico, 2000). 모래 놀이를 한 다음부터 이 아이는 점토 사용에 관심을 보이기 시작했다. 흔히 그렇듯이 표현적이고 역동적인 놀이와 예술 제작의 과정은 서로를 보완하고 격려해 준다.

Courtney (2017)가 언급했듯이, 아이들이 자연에서 온 재료를 '접촉'할 때(Lara and Richardson, 2019), "말 그대로 자연물에 대한 다양한 감각적 경험은 아이들에게 깊은 영향을 미친다"(p.107). 천연 재료는 McNiff(2017)가 "예술적 표현의 감각적 차원"(p.x)이라고 설명한 것을 아이들과 연결시킨다. 점토는 '돌과 모래의 발전 단계'(Courtney, 2017, p.118)이자 발굴되는 재료다. 이 아이는 점토를 다루기 시작하면서, 모래 놀이에서 얻은 천연 재료의 구조를 활용해 점토로 작품의 형태를 만들었다. 그는 꽤 정교한 방식으로 작업을 진행했는데, 패턴을 만들어 피규어들을 배치한 다음 자신의 손가락으로 먼지를 조심스럽게 털어내던 모래 놀이 방식과는 대조적이었다. 점토는 훨씬 더 직접적이고 촉각적인 재료로 확실히 달랐다. 먼저 그는 이미지에 이름을 붙이지 않고 점토의 색상과 성질을 실험하고 즐기면서 일련의 모양을 만들었다. 우리는 함께 점토를 동그랗게 한 다음 형태를 밀고, 굴리고, 찍고, 손으로 꽉 쥐며 놀았다. 그는 손가락이나 손에 점토를 묻힌 채, 점토를 두드리고, 누르고, 구부리며 모양을 만들어 점토가 어떻게 되는지를 탐색했다. 그의 점토가 지닌 '문법'에는 뱀, 공, 구불구불한 모양이 포함되었다. 이러한 실험적인 형태는 탐구되고, 재조합되고, 발전되는 과정 안에서 아이의 탐구심과 에너지를 구현한다. 점토라는 '언어'로 작업하는 아이들은 '눈, 귀, 손을 통한 유형적 표현으로 감정을 정립하는 동시에 느낄 수 있다'(Vecchi, 2010, p.12).

좀 더 경험이 쌓이자, 그는 매우 정교하게 자신의 손 모양을 점토로 만들었다.

우선 그는 점토를 평평하게 만든 후 물을 충분히 섞어주었다. 그런 다음 점토의 촉감이 마음에 든다면서 점토를 손으로 꾹 눌렀다. 그는 이렇게 눌러진 점토를 조심스럽게 자른 다음 가장자리를 매끄럽게 다듬어 주었다. 마지막으로 점토 한 덩이를 손목에다가 올린 다음, 손가락과 손이 손목과 팔로 이어지는 방향을 표현했다. 그는 작업을 통해 손가락들이 손에서 펼쳐지고 손이 손목에서 펼쳐질 때의 커다란 조개껍데기 모양과 가지 산호의 자연스러운 모양을 계속 확인하며 이 두 개의 모양들이 서로 연결되었다가 우아하게 펼쳐지는 모습을 관찰했다. 그는 과학자나 예술가가 세상을 이해하고 자기 경험을 이해하는 데 도움이 되는 규모와 방식으로 유심히 점토를 관찰했다.

Vecchi (2010)는 아이들이 세상을 탐험하는 방식과 예술가들이 재료를 가지고 자신의 작품을 탐험하는 방식에 어떤 유사점이 있는지를 다음과 같이 설명했다:

사실 우리가 예술이라고 정의하는 것이 어떤 면에서는 아이들이 존재하는 방식, 즉 매우 강렬하게 세상을 바라보는 방식과 세상을 이해하고 *세상 속에서 살아가고자 하는* 욕심과 밀접하게 연관되어 있다. 서로 이유는 다를지언정, 아이와 예술가가 *완전히 새로운 시각으로 세상을 탐구한다는* 것은 같다.

p.114

이 아이는 신중하게 생각하여 점토를 조심스럽게 다루었다. 아이는 자신이 모래 상자에서 사용했던 천연 재료들의 모양과 색상, 그리고 재료들과의 관계를 유심히 살펴보았다.

그리고 나서 그는 이야기를 들려줄 만한 일련의 이미지들을 만들었다. 예술가나 과학자가 그러하듯이 그는 자신이 관찰한 것을 토대로 재료와 작업 과정에 대한 기본 지식을 활용하면서 점토로 이야기를 들려주었다. 그는 피규어용 선반에서 고양이를 하나 골라 모래 속 세상에 두었다. 그런 다음 동물을 돌볼 수 있는 수의사를 추가로 넣어 '비를 좋아하는 고양이'와 함께 세워 두었다. 그는 고양이에게 모래를 뿌려주며 자신이 만든 세상을 나에게 소개했다.

점토가 지닌 시각적 언어, 놀이가 지닌 역동적 언어, 그리고 그가 들려주는 구어들이 서로 얽히고설킴에 따라 작업은 점점 더 복잡해지고 표현력이 풍부해져 갔다. 이러한 느낌과의 연결은 아이들이 언어를 사용하든 비언어를 사용하든 의미 있으면서도 의사소통이 가능한 방식으로 언어를 사용하게끔 동기부여를 한다. 점토로 만들어진 이미지는 이 아이에게 표현력 있는 '언어'의 어휘를 형성시켰다. 이러한 언어는 관계와 정서를 탐색하는 데 활용될 수 있다.

그가 처음으로 관계를 맺고 함께 배치한 점토 피규어는 작은 유령과 더 작은 고양이였는데, 그는 이 고양이를 유령의 어깨에 앉혀 주었다. 그는 유령과 고양이의 크기를 고려하면서 매우 섬세하고 세심하게 이들의 모형을 만들었다.

그는 이들을 '무서운 유령과 새끼고양이'라고 불렀다. 그들은 친구였기 때문에 서로를 무서워하지 않았다. 친근한 유령과 고양이는 그와 함께 모래에서 놀았다. 그는 점토로 두 형상의 균형을 맞춰가며 다양한 관계를 묘사할 수 있었다. 점토를 사용하게 되면서 아이의 표현력이 더 명확해졌고 학교생활도 더 편안해지게 되었다. 아이가 만든 점토들이 자신들의 환경에 적응해 나갔듯이 그 역시도 자신의 환경에 적응해가고 있었다. 그의 부모님은 아들이 학교에서 새로운 친구를 사귀었고 자신의 일과에 대해 더 많은 이야기를 들려준다고 말해 주었다. 점토라는 언어를 사용함으로써, 그의 이야기는 어떻게 그가 만든 이미지들이 '자아와 사물, 사물과 사물을 서로 연결하는 공감의 과정'을 가능케 했는지를 보여주었다(Vecchi, 2010, p.5).

그가 점토로 만든 고양이들은 다른 탐험을 시작했다. 어느 날 우리는 햇볕에 앉아 작은 점토 알들을 만든 다음 얼크러진 둥지 안에 넣었다. 이어서 그는 새 한 마리를 만들었다. 그는 고양이도 들어갈 수 있을 만큼의 넉넉한 둥지 안에다가 알들을 보호해줄 그의 피규어들을 조심스럽게 넣어 배치했다. 풍부한 표현력의 꼬리를 지닌 그의 고양이는 알이 가득한 둥지의 가장자리로 조심스럽게 자리를 옮겼고, 아무것도 건드리지 않으면서 아래를 내려다보았다. 고양이는 여전히 새와 알들을 위해 둥지 공간을 내어주며 야옹거렸으며, 고양이의 방문에도 새는 전혀 방해받지 않았다. 아이는 "친절한 고양이예요."라고 설명했다. 그리고는 내 소파 뒤에 숨겨진 커다란 노란색 공을 가져와 둥지를 비추는 태양으로 만들어 주었다. 그가 별과 달이 그려진 실크 스카프를 꺼내오자 해가 지기 시작했고, 작은 금속으로 된 달을 하늘로 들어 올리자 해는 다시 숨어버렸다. 알과 둥지, 새와 고양이들은 평화롭게 휴식을 취하고 있었다.

Chapter 10

완벽주의에서 유희성으로

강박적인 완벽주의 성향이 있는 자폐증적 아동이나 청소년에게 모호하고 불편하게 느껴지는 상황에 어떻게 접근할지 알려주는 것은 안전감을 형성하는 데 꼭 필요하다. 그렇지 않으면 아이들이 즐기면서 하던 놀이나 예술 작품을 제작하는 과정에서 불편함이 발생할 수 있다. 아이들은 그림 그리기를 중단하고 자신의 작품을 버리고 싶어 할 수도 있다. 또는 '답답하다'라고 느끼며 놀이를 멈출 수도 있다. 치료사로부터 도움을 받든 아니면 놀이에서 은유적으로 '조력자'를 찾든 아이들은 작업에서 도움받기를 꺼릴 수도 있다.

한 어린 청소년은 자신이 학교에서 간혹 '어린아이처럼' 대접받는다고 느끼고는 하지만, 여전히 더 성숙한 아이처럼 책임감 있게 행동했으면 좋겠다고 설명했다. 치료실은 안전한 환경이며 많은 아이에게는 학교보다 더 편안한 곳이지만, '어린아이처럼' 놀고 싶은 마음과 더 성숙한 느낌을 받고 싶은 욕구 사이에서 일어나는 긴장감은 계속된다. 나이가 많은 아이들조차 자신이 고른 놀이에서 막막함이 느껴지면 "그다음에 뭘 해야 할지 모르겠어요"라고 말하기도 한다. 더 어린아이들은 아예 놀이를 중단해 버린다. 치료사는 이러한 혼란과 모호함을 통해 아이들의 이야기가 펼쳐지고 인정받을 수 있도록 지원해 주어야 한다.

인형의 집에서 놀던 한 아이는 가지각색의 작은 물건 중 자신의 인형 아이에게 필요한 것을 하나도 찾지 못하자 느닷없이 놀이를 중단하려고 했다. 인형의 집에는 인형 아이들이 선택할 수 있는 음식, 장난감 및 기타 물건들이 마련되어 있었을 뿐 아니라 더 많은 것을 만들 수 있는 재료도 있었다. 치료사의 격려로 그는 '조력자'인 산타클로스를 찾아 인형 아이들에게 필요한 물건을 가져다주고 아이들을 돌볼 수 있었다. 이 산타는 아이들의 집뿐만 아니라 학교에도 선물을 가져다주었으며, 아이는 '바로 옆집'에 또 다른 작은 집을 재빨리 만들었다. 그는 학교에 다니는 아이들의 집이 학교와 가까워져서 좋다고 말해 주었다. 이 아이는 자신의 놀이를 통해 처음으로 집과 학교라는 세상을 연결했다. 또 다른 아이는 자신이 아끼는 레슬링 선수들을 인형의 집으로 데려왔는데, 이 레슬러들은 능숙한 솜씨로 '남자 아기들'을 부드럽게 돌봐주었다. 그는 액션 피규어들과 이 육아 놀이를 하면서, 경쟁과 승리에 초점을 맞추기보다는 관계와 배려에 더 초점을 맞춘 새로운 역할을 탐색할 수 있었다. 그는 아기들을 위해 자신이 직접 만든 담요를 아기들에게 덮어주면서 눈에 띄게 편안해졌다.

자폐증이 있는 아동·청소년에게는 때때로 자신들이 겪어 온 힘든 일들을 더 쉽다고 느끼게 하는 더 굳건한 희망감이 필요하다. 그들이 '힘든 하루'를 보냈다고 말하는 것은 한 가지 일이 특히 어려웠다는 의미일 수도 있다. 희망감을 심어주기 위해서는 자신에 대한 기대치를 더 명확하게 인식하게 하는 것이 꼭 필요하다.

그들은 많은 학교에서 면밀하게 관찰하는 자신들의 행동이, 자신이 무엇을 하는지뿐만 아니라 자신이 느끼는 감정과 생각과도 연결되어 있다는 것을 이해시켜주기를 원한다. 행동이 의사소통의 수단으로 받아들여질 때 종종 행동이 개선되기도 한다. 자신의 일상에 대해 '모든 게 다 나쁘다'라고 생각하곤 했던 한 아이는 다른 사람들이 자신의 관점을 더 수용해준다는 것을 알게 되자 더 편안함을 느꼈다. 그의 성적이 오르고, 그의 긍정적인 행동에 대한 선생님의 칭찬이 늘자, 그는 통제에 대한 필요성도 덜 느끼게 되었다.

놀이는 아이들의 유연성을 키워주며 다른 사람들과 더 많은 관계를 맺게 하는 중요한 방법이다. 하지만 강박적으로 완벽주의적인 아이들이 놀이를 감행한다는 것은 어려울 수 있다. 3학년인 한 자폐증적 아이는 또래 친구들과 노는 것이 어떤지 이야기하면서 자신은 '규칙을 모르는' 다른 아이들과는 놀지 않는다고 말했다. 우리는 놀이를 함께 하면서, 규칙을 잘 모르는 나에게 더 큰 아량을 베풀고자 노력했다. 야구 규칙과 나의 학습력에 대한 그의 인내심이 놀이터에서 또래 친구들과 늘 때도 조금 더 관대해질 수 있는지를 살펴보았다. 초반에 그는 이 아이디어에 대해 매우 회의적이었고, 모래에서 미니어처로 펼쳐지는 게임에서 내가 순서를 똑바로 따르지 않을 때도 매우 짜증을 냈다. 우리는 그가 편안하게 느낄 수 있게 새로운 놀이 방법을 모색했다. 나는 그에게 올바른 게임 방법을 가르쳐 주면 어떻겠냐고 물은 다음, 내가 연습을 하면 그는 코칭을 해주었다.

경기 초반에 그는 나에게 "제가 야구 감독이었으면 선생님을 해고했을 거예요!"라고 말했다. 그런데도 그는 계속 경기를 원했다. 내가 야구에 대해 전혀 무지했음에도 불구하고 우리는 경기를 통해 소통했다. 결국, 그는 스스로 '전문가'가 되어 나에게 규칙을 가르치는 것이 즐겁다는 것을 깨달았다. 시간이 지나자 그는 자신이 가지고 노는 액션 피규어가 '맞지 않는다'라며 거부하기보다는 옷을 만들어 입히거나 원단이나 점토로 디테일을 추가하는 등의 조절을 할 수 있게 되었다. 활동적이고 규칙이 많고 때로는 공격적이면서 '무서운' 놀이를 함께 하고 나자, 그는 대처 전략과 진정 전략에 집중할 수 있었다. 그는 놀이를 통해 더 넓은 영역에서 상호 작용을 하고 기꺼이 자신의 감정을 탐색했다. 그의 모래 놀이에는 '감정' 야구 게임이 포함되었다. 그는 약간의 격려와 함께 예시를 보여주면서 자기 조절에 도움이 되는 전문적인 '코칭'을 해 주었다. 그는 자신의 팀원들에게 겁먹지 말고 '진정하라'고 지시했으며, 홈런을 치지 못했을 때 너무 화내지 말라고 일러주었다. 그는 팀원들에게 이것이 그들의 목표에 집중하는 좋은 방법이 될 거라고 상기시켰다. 마지막으로 그는 팀원들에게 승패와 상관없이 즐겁게 경기에 임하라고 말해 주었다.

때때로 예술 작업은 아이가 더 편안하게 느끼고 더 넓은 범위에서 감정을 느끼고 경험을 이해하는 방법을 더 잘 견디게 해 준다. 아이들에게는 미술 재료나 예술 제작 과정에 접근할 때 특별히 더 선호하는 방식이 있기도 한데, 이는 아이들을 더 전진하게 하고 하고 더 유연해질 수 있게 한다. 한 아이는 앉아서 공룡 피규어의 윤곽을 따라 그렸다. 공룡의 모양이 '제대로' 그려졌다는 것을 알고 나자 아이의 마음이 한결 편안해졌고, 그다음에는 자신이 잘 관찰할 수 있는 모든 세부 사항을 신중하고 차분하게 추가할 수 있었다. 그가 이 순서를 따르지 않고 공룡을 그리려고 했을 때는 눈에 띄게 긴장하고 걱정하면서 화를 냈었다. 하지만 이렇게 개별적인 방식으로 접근하자 그는 더 자발적으로 그림을 그려나가게 되었다.

재료를 만지거나 이미지를 만들면 차분한 분위기가 조성되어 아이들이 무서운 느낌을 표현할 수 있게 된다. 한 어린 소년이 너무 나쁜 꿈을 꾸었다면서 내게 매우 조심스럽게 말했다. 그는 "말로 하기가 너무 힘들어요…. 너무 무서워요."라고 말했다. 우리는 그 무서운 꿈을 종이에다가 그리고 포트폴리오로 옮기는 작업을 마치고 나서야 다른 주제로 넘어갈 수 있게 되었다. 이 어린 꿈나무가 처음에 나를 찾아왔던 당시에, 그의 학교생활은 불만에 가득 차 있었고, 학업과 친구 사귀기에도 어려움을 겪고 있었다. 또한, 자신의 완벽주위에 대한 요구에도 점점 지쳐가고 있었다. 완벽한 타이밍에 대한 그의 고집과 시간의 흐름에 대한 강박관념은 그의 부모님과 교사들에게도 힘든 일이 되었다. 이런 그를 예술에 참여시키기란 어려운 일이었다. 그는 관찰력이 뛰어났고 그림으로 생생하게 표현할 줄 아는 아이였으며 공룡에 대한 지식도 매우 풍부했다. 특히 그는 자신이 잘 알고 있는 높은 수준의 작품을 구현하고자 했고, 처음에는 그림 그리는 것에 전혀 거부감이 없었다. 그는 공룡을 그린 다음 "이 공룡은 얼마나 완벽하게 그린 거 같아요?"라고 내게 묻곤 했다. Grandin (Richardson, 2009에서 인용)은 "어떤 아이들은 완전히 완벽하지 않다는 이유로 자신의 재능을 활용하지 않는다"(p.111)라고 밝힌 바 있다. 나는 그가 그림을 그리려고 애썼다는 점이 고마웠다. 나는 초반에 예술 작품을 '완벽하게'만 만드는 데 중점을 둔 그의 융통성 없는 창작 방식이 의사소통의 구축이라는 치료 목표

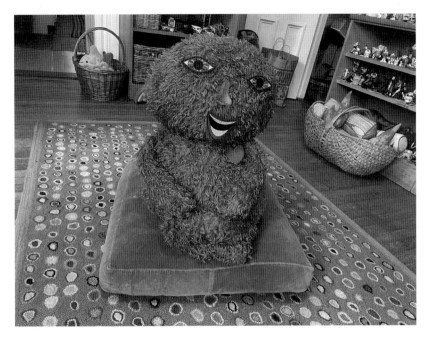

그림 10.1 '미비(Meebie)'가 이완된 요가 자세를 취하고 있다.

를 쉽게 훼손할 수도 있다는 것을 염두에 두었다. 나는 문제를 만드는 게 아닌 문제에 대한 해결책을 찾고 싶었다. 완벽주의가 잦아들게 되면 재료에 몰입하고 떠오르는 심상을 통해 소통하는 수준이 '나직하게' 조정될 수 있다.

완벽주의적인 아동이나 청소년의 경우, 그림을 그리거나 놀이를 선택하기 전이라도 긴장을 푸는 여러 방안을 시도해 보는 게 좋다. 한 아이는 펀칭백을 가지고 놀거나 아늑한 베개에 누워 휴식을 취하는 것만으로도 놀 준비되었다는 느낌을 받았다. 그는 몸을 움직이고 휴식을 취한 후에 자신의 감정에 대해 더 많이 이야기할 수 있었고 놀이를 통해서도 소통할 수 있었다. 그는 가끔 자신의 감정을 말해 줄 손 인형을 고르기도 했다. 손 인형들도 그와 마찬가지로 '무언가를 잘하고 싶다'라는 생각을 했다. 시간이 지나면서 인형들은 서로에 대한 인내심을 더 키워갔다. 이는 그가 연출하기 좋아했던 인형극에서 치료사가 불가피하게 '실수'한 것에 관용을 베푼 것과 같은 맥락이었다.

완벽주의적인 아동과 청소년의 대부분은 치료사가 적절한 때에 이완하는 법을 알려주면 기꺼이 실험해 보려고 한다. 이완하기 연습이 특별히 효과적이었던 한 아이는 몇 가지 간단한 기술을 습득한 후 '전문가'가 될 기회를 얻게 되었다. 그는 부모님을 치료실로 초대하여 마음을 편안하게 해 주는 이야기를 짧게 들려드린 후 "엄마, 아빠, 호흡하세요."라며 천천히 부모님에게 다시 알려주었다. 또 다른 아이는 내가 갖고 있던 커다란 보라색 미비 인형을 집어 들어 바닥에 편안하게 눕히고는 "이제 미비가 몇 개의 요가 동작을 할 거예요"라고 알려주었다. 그리고서 아이는 보라색 미비 인형과 함께 쿠션에 앉았다.

Goldberg (2013)는 '정서적 혼란은 신경계를 자극하여 운동 뉴런을 활성화하고 근육 긴장을 증가시키는데, 이는 특별한 도움이 필요한 많은 아동이 지닌 습관적인 패턴'이라고 설명한다(p.63). 자폐증이 있는 아동·청소년은 자율신경계의 차이로 인해 스트레스에 특히 취약할 수 있으며(Goldberg, 2013), 이로 인해 자기 스스로 진정시키는 행동이 나타날 수 있다. 움직임, 요가, 이완은 집중력과 자기 조절력을 키울 뿐만 아니라 마음을 진정시키는 데도 도움이 된다. 그러면 더 다양한 예술 제작과 놀이를 할 수 있다.

아동 또는 청소년은 치료사와 함께 그림을 그리고 놀면서 관계를 발전시키고, 때로는 함께, 때로는 나란히, 때로는 같은 종이에 그림을 그리기도 하면서 감정을 탐색하는 쪽으로 흘러간다. 나는 한 아이의 권유로 슈퍼 히어로를 만든 적이 있다. 그가 주도하는 대로, 나는 아이와 같은 속도로, 그리고 아이가 크레파스를 열심히 누르는 것과 같은 압력으로 조심스럽게 그림을 그려나갔다. 우리는 슈퍼 히어로도 분노와 좌절에 빠지면 어떻게 되는지에 대해 천천히 얘기를 나눌 수 있었다. 당연히 슈퍼 히어로만 이런 어려움을 겪는 것은 아니었다.

다양한 재료는 아이들에게 처음에 생각하지 못했던 새로운 종류의 자유로움을 선사한다. 한 어린이는 다색 점토를 사용하여 더 자유롭게 실험하면서도 세부 감각을 조심스럽게 유지할 수 있었다. 아이는 정확한 색상을 위해 자신이 만든 액션 피규어에다가 세밀하게 관찰한 세부 요소들을 조심스럽게 겹겹이 덧붙였다. 처음에는 약간 망설이는 하지만, 점토를 활용한 촉각적 경험은 완벽주의적인 아이들에게 이미지의 정확성에 덜 집착하고 감각적인 창작 과정에 더 몰입하게 함으로써 매우 만족스러운 결과를 가져다줄 수 있다. 아이들의 감각적인 선호도, 아이들이 상상하는 이미지, 그리고 재료 그 자체 사이에서 편안한 접점을 찾으면 아이들은 더 자유롭고 유연한 방식으로 예술 제작에 접근할 수 있다. 그 과정에서 느끼는 즐거움과 만족, 자신의 창작물에 대한 만족감은 완벽주의에서 야기되는 괴로움보다 더 큰 힘을 발휘할 수 있다.

나는 보드게임부터 그림자 상자와 악기에 이르기까지 새로운 것들을 발명하기를 좋아하는 아이에게는 항상 비구조화된 재료를 많이 준비해 주어야 한다는 것을 알게 되었다. 주어진 재료가 무엇이든 다른 것으로 변형될 수 있기 때문이다. 문제를 함께 해결해 나간다는 감각, 그리고 그 과정에서 느끼는 기쁨은 우리의 관계 형성에 큰 도움이 되었다.

나는 그가 얼마나 창의적이고 상상력이 풍부한지 알 수 있었다. 그리고 그는 예술 작품 제작에 점점 더 열심히 임하게 되면서 완벽주의에서 벗어나 좌절감을 덜 느끼고 더 큰 몰입감과 재미를 느끼며 창작할 수 있었다. 그는 좋은 아이디어를 많이 가진 전문가가 되고 싶어 했고, 일을 제대로 하기 위해 서로가 노력한다면 약간의 불완전함도 감수할 수 있었다. 우리는 적절한 색상, 적절한 제스처, 공간상에서 피규어들간의 적절한 관계를 찾고자 애썼다. 이러한 점에서 그는 진정한 예술가였다.

그는 작은 장난감들을 숨기기 좋은 공간이라는 점에서는 모래 상자에 흥미를 보였지만 모래 상자에서 노는 것에는 흥미를 보이지 않았다. 재료의 감각적인 특성에 대한 이러한 반응은 개인마다 다르므로 아이의 반응을 관찰하고 수용하는 것이 중요하다. Grandin (Attwood, 2000에서 인용)은 자신이 외부 세계로 재진입하기 전에 '손으로 모래를 떨어뜨리는' 과정이 어떻게 자신의 감각을 조절하여 차분해질 수 있었는지에 대해 설명했다. Tony Attwood (2000)와의 인터뷰에서 그녀는 "마치 과학자가 현미경으로 모래를 관찰하듯이 작은 입자 하나하나를 관찰했어요. 그렇게 했을 때 제가 세상을 차단할 수 있었어요."라며 자신이 모래를 관찰한 방법에 관해 설명했다. 이에 덧붙여 그녀는 "당신도 알다시피 모래 놀이는 진정 효과가 있으니까 저는 모래 놀이를 조금이라도 하는 게 자폐증적인 아이들에게도 좋다고 봐요."라고 했다.

모래가 모든 아이에게 비슷한 진정 효과를 주는 것은 아닌데, 특히 이 아이는 모래를 전혀 만지고 싶어 하지 않았다. 그렇지만, 치료에 임하는 다른 사람들이 필요로 하듯이 그에게도 '안전하다고 느낄 수 있는 장소'가 필요했다(Cohen 외, 1995, p.106). 천연 재료는 그 자체로 완벽하며 오감을 자극하면서 때로는 완벽주의적 성향의 아이에게 위안을 주고 균형을 맞춰주기도 한다. 창(Chang)과 네처(Netzer)는 천연 재료와 미술 재료의 대조 연구를 통해, 아이들이 천연 재료로 작업할 때 "자발적이고 상상력이 풍부하며 창의적이고 편안함을 느꼈다"(Swank 외, 2020, p.157)라고 설명했다. 이 아이는 치료실에 비치된 천연 재료가 담긴 바구니를 뒤져서 찾은 돌멩이에다가 그림 그리는 것을 좋아했다. 나는 그에게 우리가 함께 접었던 종이배 중 바닥이 물처럼 보이는 파란색 종이배를 빈 상자에 넣어보자고 제안했다. 그는 그 파란색 바닥을 '물처럼 보이게만' 하기보다는 실제로 물을 채우고 싶다며 상자에 물을 넣었다. 그는 상자에다가 이미지들을 채우기 위해 처음으로 모래 상자용 선반에서 장난감을 골라, 노 젓는 작은 배와 물속 풍경을 여행하는 어린이 피규어를 상자에 추가로 넣었다. 그는 자신처럼 어린 소년을 참여시킨 이 예상치 못한 놀이에 대한 나의 반응을 살피는 듯 미소를 지으며 나를 바라보았다.

어떤 아이들은 놀이에서 예술로 가는 것이 아니라 예술에서 놀이로 가기도 한다. 이 아이는 자신이 처음으로 창조한 '세계'에 등대, 바다 생물, 바위, 또 다른 배를 추가로 넣어 '가상'의 소년과 함께 놀 수 있었다. Wolfberg (2003)에 따르면 가상의 놀이를 학습한 자폐증적인 아이들은, 종종 놀이에 참여할 준비가 된 다른 사람의 도움과 그 사람의 존재를 통해 이 가상의 놀이를 경험하고는 한다. 이 아이는 내게 모래 상자 속의 사람이 진짜가 아니라서 말을 할 수 없다는 것을 알려주긴 했지만, 그는 여전히 이 세계 안에서 벌어지는 행위와 이야기를 만드는 것을 즐겼다. 그는 내가 그의 활동을 지켜보고 지원해주고 자료를 주면서 그의 놀이에 참여할 수 있게 허락해 주었다. 우리는 더 유연하게 작업하면서, 서로 소통하고 놀이의 '규칙'을 존중하면서 섬세하게 균형을 잡아 나갔다.

간혹 나이가 많은 아이들의 경우 치료에서 놀이가 갖는 역할에 대해 모든 의문을 제기하기도 한다. 그 아이들은 종종 미술 재료, 장난감, 손 인형에 끌리기도 하지만, 만지면 기분이 좋다거나 학교에서 긴 하루를 보낸 후 바라만 봐도 집중할 수 있는 다양한 '장난감'을 특별히 즐기기도 하며, "놀아도 돼요?"라고 묻는 것처럼 보일 때도 있고, 때로는 정말로 그렇게 묻기도 한다. 장난감을 갖고 놀려는 의지는 더 표현적이고 상호작용적인 놀이로 이어질 수 있다. 예를 들어, 크기가 커지는 구체형 공을 가지고 놀 때 아이들의 리듬은 즐기는 데도 사용되고 진정시키는 데도 사용된다. 때때로 아이들은 이 구체형 공으로 호흡 연습을 하기도 하고, 더 큰 아이들은 이러한 도구들을 자신을 진정시키는 '전략'으로 바라보면서 더 성숙한 느낌을 주기도 한다. 이러한 감각적인 참여는 걱정이나 고민을 받아들이는 데 도움이 된다.

나이가 더 많은 아이는 놀고 싶고, 감각적인 위안을 얻고 싶거나, 손 인형이나 모래 상자용 피규어와 미술을 통해 자신을 표현하고 싶은 욕구, 그리고 좀 더 성숙한 아이로 대접받고 싶은 욕구 사이에서 자신이 균형을 잡을 필요가 있다고 느낀다. 걱정과 불안에 대처할 방법을 찾던 한 아이에게는, 힘든 순간을 어른과 함께 이야기하는 것이 가정과 학교에서 도움이 되고는 했다. 그는 자신의 문제를 다루는 데 너무 열심히 애쓴 나머지, 상담 시간에 좀 더 편하게 놀거나 그림을 그리며 이야기해도 되는 건지 궁금해했다. 걱정이 어떻게 쌓이고 가속화되는지를 시각적으로 표현한 '걱정 측정기'에 대한 계획은, 말하기, 예술 작품 만들기, 놀이 사이에서 가교 역할을 했다. 그는 스트레스 요인을 이해하고 더 잘 통제하려는 자신의 노력이 존중받는다고 느꼈다.

Sandtray-WorldPlay®에서 피규어 컬렉션이 갖추어야 하는 요건 중 하나는 피규어를 선택한 성인도 의미 있는 방식으로 모래 놀이를 할 수 있을 만큼 심리적인 깊이를 제공해야 한다는 것이다. 사실, 모래 상자는 10대나 청년들이 사용하듯이 부모님들도 가끔 사용한다. 자신보다 나이가 더 많은 사람도 모래 놀이를 한다는 것을 아는 것은, 아이들이 이 놀이과정을 허락하는 데 도움이 된다.

첫 번째 세션에서 모래 상자용 이미지들을 보며 즐거워하던 한 청소년은 자신이 좋아하는 만화 피규어를 발견하고는 기뻐했지만, 막상 가지고 놀고 싶어 하지는 않았다. 그는 나의 선반에 있던 캐릭터 중 하나가 그려진 스케치북을 꺼내 보이며 "저는 진짜 훌륭한 예술가예요"라고 말했다. 그는 정말로 그림에 능숙했고 미키 마우스의 모든 역사

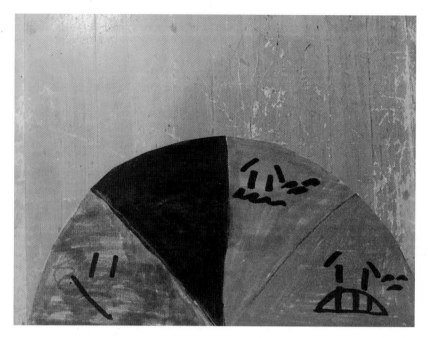

그림 10.2 잠정적인 결론을 내리는 과정에서 아이들은 치료실을 더 자유롭게 돌아다니고 치료에서뿐만 아니라 신체상으로도 움직임이 생기게 된다.

에 대해서도 알고 있었다. 그림을 그리는 동안 그는 자신이 좋아하는 일이 무엇인지 매우 정확하게 말해 주었고, 자신이 하기 어려웠던 것들에 관해서도 말해주기 시작했다.

또 다른 아이는 누가 봐도 즐거울 정도로 나의 원숭이 손 인형으로 매우 많은 표현을 했다. 그러나 그는 내가 손 인형을 사용하며 응답하면 너무 '아기 같아서' 불편하다고 느꼈다. 이 놀이를 통해 우리는 원숭이 인형뿐만 아니라 아이 자신에게도 무엇이 편안한지 이해하게 되었다. 그는 원숭이에게 방 안에 머물 장소, 다양한 '먹을거리', 다양한 활동, 함께 있고 싶은 사람 등을 알려달라고 했다가 다시 하지 말라고 했다. 이러한 반추는 아이들이 치료 환경에서 더 넓은 범위에서 선택할 수 있게, 즉 자신의 문제를 해결할 선택권을 가질 수 있게 도와준다. 치료실에서 놀이와 움직임에 대한 발상으로 편안한 분위기를 조성하는 것은 '걱정하지 않기를 원하는' 모든 아동에게 중요하다. 한 아이가 그랬듯이, 아이들이 처음에 그림을 그리고 나서 자신의 그림에 관해 이야기한 다음 "이제 놀고 싶어요, 그게 저한테 도움이 될 거 같아요."라고 잠정적으로 결론을 내릴 때, 아이는 치료실을 더 자유롭게 움직이면서 치료에서뿐만 아니라 신체상에도 움직임이 생길 수 있다.

여러 번의 세션을 마친 또 다른 아이는 자신이 이제 모래 상자를 다룰 준비가 되었다고 보았다. 그는 즉시 '모래 구덩이 속으로 가라앉는' 상황을 만들었다. 그는 모래 구덩이에서 빠져나올 방안을 탐색했다. 일단 놀이가 시작되자 아이는 매우 활기찬 상태로 나와 소통하기 시작했다. 그는 우리가 모래 상자에서 놀면서 삶에 대한 아이디어를 얻는다는 것을 좋아했다. 이러한 새로운 아이디어들은 우리가 변화하고 위안을 얻는 데 도움이 될 수 있다.

자폐증적 아동이나 청소년들은 자신들이 부적응적이라는 두려움 없이 자유롭게 놀 수 있을 때, 놀이에서 탐색과 숙달된 솜씨라는 주제가 발현되고는 한다. 두려움을 극복하고 놀이에서 새로운 것을 시도하고 탐색할 환경을 신중하게 만들어나갈 때 두려움과 불안은 동시에 감소한다. 아이들은 놀이를 통해 정서를 조절하고 집중력을 높일 수 있다. 아이들이 놀이 과정에서 긴장을 풀고 나면 우울감이 줄어들고 불안감이 감소한다고 보고하는 경우가 종종 있다. 아이들은 자신에 대한 기대치를 낮추고 변화에 대해 더 열린 마음을 가질 수 있는 통찰력을 얻게 된다. 이는 예술 작업에서도 마찬가지다.

평화로운 어느 날, 한 아이가 크레파스로 정교하게 그림을 그리던 중 고개를 들어 나에게 말했다. "어떤 사람들은…그 사람이 만약 그림을 못 그리는 게 아니라면…너무 서둘러서 그림 그리는 게 힘든 거예요.…저는 서두르지 않고…천천히 그리니까…선생님은 제 이름이 쓰여있지 않아도 어떤 게 제 그림인지 알 수 있어요." 그런 다음 그는 일어나서 자신이 말한 게 무슨 뜻인지를 몸소 보여주었다. 그는 위아래로 펄쩍펄쩍 뛰면서 큰 소리로 "안 돼, 안 돼, 안 돼, 그럼 안돼!"라고 말했다. 그는 얼굴을 찡그리며 "여기에도 그런 사람이 있나요?"라고 내게 물었다. 그는 다른 아이들이 '천천히' 할 수 있게 돕는 방법을 내게 알려주었다. "그 애들한테 진정하라고 말해 주거나, 다시 할 수 있다고 말해 주거나…네가 할 수 있는 한 가지는 그림의 가장자리 부분을 천천히 그려가는 거라고 말해 주는 거예요. 선생님은 할 수 있어요"라고 격려해 주었다. 그는 그림의 바깥 부분을 가로질러 조심스럽게 물감을 가져와 신중하게 색을 고르는 방법을 보여주었다. 조심스럽지만 편안한 방식으로 그린 윤곽선과 깊이 생각하면서 색을 추가하는 그의 모습은 인상적이었다. 그런 다음 그는 "그리고 싶은 것을 잘 살펴봐"라고 하던 나의 제안을 떠올리며 "제가 하는 건, 제 머릿속에서 그걸 보려고 애쓰는 거예요."라고 덧붙였다. 아마도 컴퓨터 게임만큼은 아니지만("저는 게임 때문에 살아요!") 그는 자신이 정말 좋아하는 일이 그림 그리기라고 말하면서, 그림 그리기와 '물건 만들기' 둘 다 자신이 가장 좋아하는 목록에 무조건 포함된다고 말했다.

그는 자신의 작품과 창의적인 발명품을 통해 우리의 관계를 다루었다. 어느 날 내게 매우 화가 난 그는 말 그대로 내 얼굴에 대고 소리를 쳤다. "선생님은 제가 과학을 하지 않길 바란 거예요! 실험을 못 했잖아요! 선생님이 약속 시각을 잘못 잡았어요!"라고 말이다. 다음 세션에서 그는 나를 위한 선물을 하나 가져 왔다. 그것은 고릴라가 그려진 셰이

커 안에 구겨진 종이와 다른 사물들이 담긴 소음기였다. 셰이커를 흔들면 나즈막한 소리가 들렸다. 이 발명품에는 '고릴라 소리'라는 이름이 붙어 있었다. 사실, 이 소리는 그가 화가 났을 때보다 내는 소리보다 훨씬 작은 소리였다. 우리는 분노가 느껴질 때 '버럭 화를 내는' 단계에 관해 이야기했다. 언제 버럭댔는지를 알고, 불편한 감정이 너무 압도적이어서 조절이 불가능해지기 전에 도움을 구하면 어떨지, 또 어떤 도움을 받을 수 있을지에 대해 함께 고민했다. 우리는 같이 셰이커를 가지고 놀았다. 나는 더 큰 소리가 나는 드럼을 갖고 와서 놀았다. 함께하는 것이 좋아지면서 그는 내가 '버럭 화를 내는' 그의 분노 단계를 도와주려는 것인지도 모른다는 확신을 갖게 되었다. 그리고 나서야 그는 자신이 좋아하는 과학 활동을 내가 일부러 놓치게 한 게 아닌 것 같다고 말했다. 치료를 종결할 무렵이 되자, 그는 우리가 함께 예술 작업을 하며 보낸 시간들을 떠올렸다. 그는 확신에 찬 어조로, "선생님은 최고의 발명가가 될 수 있어요. …우리는 한 팀이에요. …두 명의 발명가들이고요. …우리는 물건을 만들어서 사람들을 도울 수 있어요. …"라고 말했다. 그리고는 "선생님은 최고의 보트를 만들었어요. … 저에게는 멋진 아이디어가 있었고요!"라고 덧붙였다. 이것은 예술, 놀이, 그리고 멋진 아이디어가 어우러진 우리의 작업과 우리의 관계를 보여주는 명장면이었다.

Chapter 11

공감

예술과 놀이로 타인 이해하기

공감은 다른 사람의 관점을 이해하기 위해 정서적 수준과 인지적 수준에서 모두 필요하다. 공감은 하나의 역동적이고 관계적인 과정으로, 다른 사람의 생각을 이해하는 것을 넘어 몸과 감정뿐 아니라 마음을 통해서도 관여하는 것이다. 다른 사람의 생각과 감정을 이해하는 이 복잡한 과정이 일어날 때, 자폐증이 있는 아동과 청소년은 매우 예리하게 공감할 수 있게 된다. 그래야 자신의 감각을 활용하여 자신이 느끼는 것이 무엇을 의미하는지를 더 제대로 이해할 수 있다. Barron-Cohen과 Wheelwright (2004)는 다른 사람과 마찬가지로 자폐증이 있는 사람들에게도 공감 능력이 있다고 설명한다:

공감은 이루 말할 수 없이 중요한 능력이다. 우리는 공감을 통해 다른 사람의 감정이나 생각에 귀 기울일 수 있다. 공감을 통해 다른 사람의 의도를 파악하고, 행동을 예측하고, 다른 사람의 감정으로 인해 발현된 감정을 경험할 수 있다. 요컨대, 우리는 공감을 통해 사회적 세계와 효과적으로 상호작용할 수 있다. 또한, 공감은 다른 사람을 돕고 다른 사람에게 상처를 주지 않도록 하는 사회적 세계의 '접착제'이기도 하다.

p.163

감정 조절과 의사소통의 강화는 자폐증적인 아동·청소년의 치료를 위한 중대 목표라 할 수 있다. 감정 조절은 공감적인 생각, 느낌, 행동에 필요한 편안함을 지원해 준다. Nader-Grosbois와 Mazzone (2014)은 자폐증이 있는 아이들이 감정을 조절하고 의사소통을 더 잘할 수 있게 되면 다른 사람의 관점, 즉 공감 능력의 성장을 지원하는 관점을 더 잘 흡수하게 된다고 보았다.

자폐증이 있는 아동이 나에게 이야기를 들려주는 동안 내 얼굴 표정을 살펴본 적이 있는데, 아이들은 자신이 내게 한 말이 나를 슬프게 하는 건지, 아니면 그들이 들려준 말만 생각하고 있는 건지 궁금해한다. 아이들은 "저 여자애는 여기에 왜 왔어요?"와 같은 질문을 하고 치료 세션에 오가는 다른 아이들에 대해서도 마찬가지의 호기심을 보였다. 한 아이는 자신들이 치료실을 나갈 때 대기실에 들어오는 다른 아이들도 자기처럼 걱정에 싸여 있을지도 모른다고 말했다. 아이들은 많은 아이가 근심하고 슬퍼하는 감정을 품고, 자신들도 그러한 감정을 지닌 채 도움을 받으러 온다는 사실에서 많은 위안을 얻는다. 그들은 자신이 지닌 문제가 혼자만의 것이 아니라고 느끼고 놀이와 예술 제작의 재료와 과정이 이러한 문제를 해결함으로써 그들에게 도움이 된다고 느끼는 것 같다. 이는 Vygotsky (Penfold, 2019에서 인용)가 설명한 바와 같다:

> 아이들이 더 많이 보고 듣고 경험할수록, 더 많이 알고 흡수할수록, 자신의 경험에 현실적인 요소들이 더 많아지고 상상력은 더 생산적으로 작용할 것이다.

p.15

　　놀이와 예술 제작의 감각적이고 표현적인 잠재력은 의사소통과 공감적 이해의 성장을 위한 풍부한 자원이 된다.

　　예술 작업이 갖는 운동 감각과 감각적인 측면은 아이들이 어려운 감정과 행동을 극복하고 관계와 의사소통을 형성하는 데 도움이 될 수 있다. 치료실에서 노는 것도 싫고, 미술작업도 하기 싫던 어느날 아이와 나는 더 자유롭게 움직일 수 있는 야외로 나가 분필로 대화를 나누었다. 처음에는 이 활동이 지루하다고 불평하던 아이는 이내 손, 발, 심지어 몸까지 따라 그리며 흥미를 보였다. 그는 점점 더 나에게 반응을 보이기 시작했고, 자신의 몸을 따라 그린 윤곽선이 자신을 어떻게 묘사하고 있는지에 관심을 가졌으며, 자신의 몸이 그려진 윤곽선 안에 그림을 그리고 자신에 대한 몇가지 특징들을 나에게 거리낌없이 말해 주었다. 그의 표정이 점차 밝아지고 참여도가 높아짐에 따라. 그는 자신의 이야기를 들려주고 우리가 함께 그린 그림에 반응하며 더 많은 관심을 보이기 시작했다.

　　한 청소년은 자신의 여동생을 공감하고 이해하면서 위로를 건네고, 여동생이 속상해하는 것을 먼저 알아챈 다음 기분을 풀어주기 위해 자신이 무엇을 할 수 있는지를 생각해 보았다고 내게 말했다. 그는 여동생의 감정적 수준을 고려하고 그녀의 기분을 맞춰주면서 왜 여동생이 슬퍼하는지, 자신이 도울 수 있는 건 무엇인지를 고민했다. 그는 여동생과 나란히 앉아 등을 두드려주며 감정적이고 감각적인 위로를 건넸다. 농담을 통해 여동생의 기분을 풀어주기도 하고 웃게도 하였으며, 둘이 같이 웃고 나면 기분이 나아진다고 하면서 인지적 수준에서도 여동생을 지지해 주었다. 이 소년은 여동생의 요구에 응해 주고 그녀의 입장을 이해할 수 있을 만큼 침착해졌다. 오히려 그가 있어서 고맙다는 여동생의 마음은 소년이 공감적으로 반응하도록 북돋아 주었다.

타인의 행동은 후속 행동을 만들고, 공감적인 관계의 형성은 치료뿐만 아니라 가족과 지역 사회 안에서도 지원되어야 하는 하나의 상호 과정이다. Stern (1985)은 모든 아동 발달의 기초라 할 수 있는 '공유된 의미의 틀'(p.136)이 형성되는 과정에 대해 설명한 바 있다. 자폐증이 있는 아동·청소년에게는 자신의 공감 능력을 키우는 것뿐 아니라 타인의 생각과 의도를 '읽어내는' 것 역시 어려울 수 있지만, 자폐증적 아동과 청소년의 마음을 타인이 '읽는' 것도 어려우므로 지원이 필요하다. 이로 인해 Milton (2012)이 설명한 '이중 공감 문제'가 발생하는데, 상대방에 대해 완전히 이해하지 못함으로써 생겨난 의사소통의 단절은 자폐증이 있는 개개인에게만 국한된 것은 아니다. 이중 공감 문제 현상이란, 신경전형인(neurotypical people)[1]과 자폐증 환자의 지각력과 경험이 판이하게 다르므로 이들이 서로를 이해하는 데 어려움이 있다는 것을 의미한다. 따라서 Jaswal과 Akhtar (2018, p.2)이 설명한 것처럼, 자폐증이 있는 개개인에 대한 반응에는 '개인과 다른 사람들이 그 개인을 인식하고 반응하는 방식 사이에 역동적인 상호 작용'이 존재한다.

공감은 서로 관계를 맺고 서로 교류하는 하나의 과정이다. Mitchell(2016)은 자폐증이 있든 없든 타인의 행동은 항상 개인의 행동 방식을 형성한다고 지적한다. 하지만 Jaswal과 Akhtar (2018)이 관찰한 바는 다음과 같다:

> 자폐증적 아동에게 있어서 상호작용이 변하는 것은, 일반적인 언어 및 사회성 발달에 필요하다고 여겨지는 모든 종류의 경험을 앗아갈 수 있으며, 자폐증적 아동과 성인에게 중요한 정신적, 신체적 건강을 돕는 강력한 사회적 관계의 발전 기회를 박탈할 수 있다.
>
> p. 2

그리고 공감은 서로의 공감력을 향상한다. Gallese (2009)는 "신경학적으로 주입된, 소위 말하는 우리 위주의 공간을 만들게 되면, 행동, 의도, 느낌, 감정을 다른 사람들과 공유할 수 있으므로 다른 사람과의 동일시 및 연결감을 기반으로 할 수 있다."(p.520)라고 언급했다. 최적화된 초기 관계가 공감적인 이해를 위한 조건을 갖추듯이 치료에서도 공감적인 이해 조건을 갖추어야 한다.

---

1) 역주 : 신경다양성의 관점에서 자폐 장애를 가진 사람들이 비자폐인을 부를 때, 내지는 신경질환이 없는 사람을 부르는 말이다. 신경순응적(neuroconforming)이라고도 하는데, 이는 더 나은 뇌기능을 가진 더 건강한 상태라기보다는 사회적인 기준에서 보았을 때 더 전형적이거나 순응적이라는 개념을 반영한 관점이다; 샌드라 스타인가드, *비판정신의학*, 건강미디어협동조합, p.295. 참조.

모든 것에 애정을 갖고 세심한 관심을 두는 밝고 관찰력이 뛰어난 한 어린 소년에게 주요 번화가에 위치한 내 사무실은 큰 흥밋거리였다. 그는 창문을 닫은 채 에어컨을 켠 2층에서도 창문 너머로 들리는 사이렌 소리를 모두 알아챘다. 치료실의 냉난방기에서 들리는 아주 작은 소리에도 깜짝 놀랄 정도로 소리에 민감한 아이였기 때문에 우리는 아이가 이 새로운 환경에서 편하게 지낼 수 있도록 신경을 써주었다. 대기실에서는 따뜻한 공기나 찬 공기가 **위로** 부는 것을 알아채게 하고, 100년 된 건물의 위층 방에서는 천장에서부터 **아래로** 나오는 바람을 알아채게 하고 언제 어떻게 이런 일이 일어날지 예측할 수 있게 도와주었다. 나는 그가 소음의 변화와 온도의 변화에 점점 익숙해졌으면 했다. 아래층으로 내려가 대기실 바닥에서 창살 위로 종이가 날아다니는 것을 관찰한 후 다시 위층으로 올라가 공기가 어디로 이동했는지 추적했다. 아이가 환경을 통제할 수 있다고 느끼게끔 도와주자 아이는 나를 더 편안하게 대했다. 전형적인 발달 아동과 자폐증이 있는 아동은 모두 감각 전달과정의 어려움이 덜하고 스트레스가 적을 때 더 크게 공감할 수 있는 것으로 보인다. Tortora (2006)는 "아이들이 자신의 감정 반응을 조절하는 방법과 그들의 감정이 신체적으로 표현되는 방식은 그들이 자신의 신체를 어떻게 멈추고 움직이는지에 따라 표현될 수 있다"(p.460)고 본다. 우리는 친숙하면서도 즐거움을 유발하는 미술 재료의 사용에서부터 치료 공간을 이동할 때 치료실 밖에서 일어날 수 있는 일에 주의를 기울이는 것까지 많은 방면에서 편안함을 조성하기 위해 노력했다. 외부에서 차량이 들어오는 것까지는 예상할 수 없었지만, 세션이 진행되는 동안 이런 일이 일어날 수도 있다는 것은 확실히 예상할 수 있었다. 그는 항상 흥미로운 트럭을 발견하면 창밖을 내다보고 싶어 했기 때문에 우리는 그가 서두르지 않고 자기 의자를 넘어뜨리지 않으면서 창밖을 내다보게 연습시켰다. 나의 목표는 그가 새로운 상황에서 자기 생각과 감정을 수용하고 신체적으로도 더 편안하게 접근할 수 있도록 지원함으로써 이 낯선 상황이 더 안전하고 더 편안하고 친숙하게 느껴지도록 하는 것이었다.

자신의 특별한 관심사에 집중하고, 종종 자신을 압도하는 감각 세계에서 편안해지려고 노력하는 그의 모습은, 우리가 함께 작업할 때 그의 마음을 편안하게 해주고 도움이 필요할 때 그와 의사소통할 수 있게 돕는다는 중요한 목적을 만들어 주었다. 특히 그는 불편한 기분이 들 때마다 화가 치밀어 올랐으며 그로 인해 다른 사람들과 힘든 대결을 벌이기도 했다. 그는 내 치료실에 있는 장난감과 미술 재료들이 아주 마음에 든 나머지 첫 세션을 함께 끝냈을 때 놀이에서 미술로 전환하는 데만 해도 상당한 시간이 걸렸음에도 시간이 얼마 남지 않았다며 나를 발로 차고 나가려고 할 정도였다. 다행히도 나는 내 다리 앞에 큰 베개를 받치고 있어서 다치지 않았고, 안전한 공간인 치료실에서 '아무도 다쳐서는 안 된다'라는 나의 규칙을 지킬 수 있었다. 나는 우리가 함께하는 동안 더 많은 구조화와 예측 가능성이 필요하다는 것을 깨달았다. 그리고 그는 우리가 앞으로도 시간을 함께 보낼 것이고 자신이 즐거워했던 작업도 다시 할 수 있다는 것을 깨달은 것 같았다. 우리는 학교에서 치료실로, 그리고 치료실에서 집으로 돌아갈 때 그에게 도움이 될만한 세션용 사진 시퀀스를 준비했다. 그림으로 시작하기, 색칠하기, 찰흙으로 함께 작업하기, 이야기 나누기 등 함께 참여할 수 있는 활동은 무엇이든지 시퀀스에 넣었다. 모래 상자 놀이나 작곡할 시간을 남겨둔 다음 청소를 마치면 모 상담을 하는 것으로 마무리했다. 나는 어떤 재료를 사용할지, 놀 것인지 아니면 미술을 할 것인지 등을 아이가 선택할 수 있도록 명확하게 알려주었다. 또한 아이가 선택할 수 없는 것, 즉 청소라든지 '아무도 다쳐서는 안 된다.'라는 나의 협상 불가능한 규칙을 따르는 것도 분명히 했다. 그의 작은 책 마지막에다가는 치료실에서 찍은 그의 어머니 사진을 붙였다. 그가 선택한 이미지에서 그의 어머니는 햇살을 받으며 뿌듯하면서도 반가운 미소를 지은 채 앉아 있었는데, 이는 어머니가 자신을 만나면 반가워할 것이고 만약 그가 자신의 작품을 어머니에게 보여드리면 어머니가 관심을 가지고 보실 거라는 것을 의미했다.

함께 시간을 보내며 그가 구급차나 경찰차의 경로를 추적하기 위해 나의 작업대에서 오르락내리락거리기를 반복하는 동안 나는 그가 다시 편안하게 그림을 그리거나 놀이로 돌아올 수 있게 계속 도와주었다. 우리는 창밖에서 무슨 일이 벌어지고 있는지 같이 궁금해하기 시작했다. 누가 구급차의 도움을 받고 있었나요? 소방차는 어디로 가고 있었나요? 도와주는 사람들은 뭘 하고 있었고, 뭘 해야 하는지를 어떻게 알았을까요? 그 사람들이 우리랑 사람들의 안전을 지켜주고 있었나요? 나는 우리가 함께 본 그 트럭에 대한 아이의 관심을 공감해 주었다. 우리는 그가 특별히 관심을 보인 이미지를 통해 관심사와 이미지에 대한 열정을 이야기로 나누며 작업했다. 이 아이가 빠져든 트럭처럼 아이의 특별한 관심사는 자폐증이 있는 아동의 상상력 안에서 다양한 것을 수행할 수 있다. Attwood (1997)는 어떻게 특별한 관심사가 아이에게 침착함, 일관성, 숙달감을 제공할 뿐만 아니라 높은 흥미를 유발할 수 있는지를 논의했다. Lovecky (2006)가 관찰한 바와 같이, 특별한 관심사에 집중할 수 있는 능력은 아이를 더 창의적으로 하고 더 몰입하게 하는 데 도움이 될 수 있다. 또한, 자기 이외의 사물에 대한 이해가 높아지면 타인과 타인의 감정에 대한 인식 향상에도 도움이 될 수 있다.

부모와 자녀가 함께하는 공동 세션은 서로에게 유연하게 대하는 능력을 키워줄 기회가 된다. 또한, 행동만으로는 쉽지 않을 때 대안적인 의사소통 방법이 되어줄 수도 있다. Goucher (2012)가 제안한 것처럼, "창의적인 수단이나 전통적인 예술 매체를 사용하여 자신의 환경에 참여하는 행위는 개인이 사회적 세계에서 잠시라도 다른 사람과 상호작용하는 데 개방적일 수 있게 한다."(p.295). 부모나 치료사의 존재는, 아이가 선호하는 재료, 경험 또는 관심사에 대한 익숙함에서 벗어나 이러한 경험과 관심사를 상호적인 방식으로 공유하고 이를 바탕으로 함께 성장해 나감으로써 사회적인 세계로 나아갈 수 있게 한다.

미취학 아동을 둔 한 부모의 말에 따르면, 아이들의 창작, 놀이, 공유는 '관심사의 제안'일 수 있으며, 이를 통해 어른들은 아이의 삶에 더 깊은 유대감을 갖고, 참여하고, 의미 있는 소통을 만들어나갈 기회를 만들 수 있다. 종종 아이가 먼저 '제안'을 하기란 매우 어렵기도 하다. 간혹 에어쇼를 관람한 사진첩을 내게 들고 와 보여줬던 것처럼 아이는 어른의 반응을 더 분명하게 끌어낼 수도 있다. 나는 아이가 헬리콥터에 앉아 웃고 있는 사진을 함께 보았다. 그가 관람했던 비행기들에 관한 이야기를 함께 나눈 후, 나는 이러한 사진 속에 있는 그의 존재, 그의 흥분된 표정, 그리고 그가 자신의 가족과 특별한 경험을 나눌 수 있었던 것 등에 대해 유연하게 대화를 끌어나갔다. 우리는 사진 속에 있는 그의 엄마 얼굴을 보며 오랫동안 기다려온 이 특별한 행사에 아들을 데려와서 얼마나 행복했을지, 긍정적인 행동으로 이런 기회를 스스로 얻은 아들을 얼마나 자랑스러워했을지 등에 관해 얘기를 나누었다. 우리는 그의 앨범 사진들을 이렇게 자연스럽게 공유함으로써 다른 사람들이 찍은 사진을 촉매제로 삼아 내담자의 내적 감정에 더 명확하게 접근할 수 있다는 Weiser (1999)의 사진 치료의 핵심 기법 중 하나를 활용할 수 있었다. 시각적인 능력이 매우 발달한 자폐증적 아이에게 특별한 경험을 공유하는 차원에서 그와 어머니의 정서를 살펴보는 것은 말 그대로 강력하면서도 의미 있는 일이었다. 이 경험을 실제로 보여준 이미지는 우리가 더 깊이 소통할 수 있게 해주었다. 그는 자신에게 소중했던 사진을 보며 자신의 이야기를 나누는 것을 즐거워했다.

가족 세션에서 그는 어머니를 제외시키는 고루한 방식보다는 어머니를 포함하는 방식으로 자신의 특별한 관심사를 탐색했다. 그가 사람이 들어갈 공간도 없을 만큼 세밀하게 그려진 비행기로 하늘을 가득 채우는 그림을 그리는 동안 그의 어머니도 '아들과의 참여를 위해' 활기찬 풍경 속을 날아다니는 비행기를 그렸다. 그들은 비행기 자체가 주는 흥미로움 외에도 비행기로 인해 서로 사랑하는 사람들이 하나로 모일 수 있다는 것이 중요하다는 것을 알게 되었다. 그러면서 그의 감정은 더 넓은 영역에서 더 많이 표현되기 시작했다. 어느 날 나는 비행기와 트럭을 무척이나 좋아하던 이 아이에게 치료실 맞은편 인도에 주차되어 있던 사다리가 장착된 거대한 후크 트럭에 관한 이야기를 들려주면서, 이 특별한 트럭을 보기 위해 그날 그 자리에 네가 있었더라면 얼마나 좋았을까 하는 생각이 들었다고 말해 주었다. 나는 그가 무슨 일이 일어나고 있는지를 알아챌 것을 알고 있었고, 그에게도 그렇게 말해 주었다. 특별한 관심사를 통해 서로가 연결되면서 더 호혜적이거나 공유된 관심사를 향해 나아가는 것은, 치료사가 아이를 수용해주고 아이와 공유하면서 시작된다. 그는 내가 이런 이야기를 들려준 것에 대해 감사해했으며, 특히 인도에 왜 소방차가 와 있는지를 궁금해한 나의 호기심을 높이 샀다. 그 소방차가 왜 왔을까를 몇 분간 추측해 본 후, "천둥 번개가 칠 때 선생님은 제가 걱정되셨어요?"라고 물었다. 천둥 번개가 치던 전날 밤 그는 캠핑을 간 상태였다. 나는 그가 캠프에 간 것을 알고 있었고, 그의 어머니가 천둥 번개 속에서도 너를 안전하게 지켜줄 캠프에만 보내셨을 거로 생각했다고 말해 주었다.

우리는 그가 캠프에서 무엇을 했는지, 그리고 그는 내가 무엇을 하며 보냈는지 궁금해하며 이야기를 나누었다. 나는 마침 오랜 기간 치료실을 비워 둔 상태였다. 그는 나의 아버지가 편찮으셔서 병문안을 하러 가서 도와드리느라, 평소처럼 아이들을 만날 수 없었다는 것을 자신의 어머니로부터 전해 들었다고 했다. 치료실에 오지 못할 때 나는 항상 아이들에게 미리 알려주었다. 아이들은 자신이 무엇을 할 것인지, 어디로 갈 것인지를 궁금해하기 때문에 그는 이런 사항을 매우 중요하게 여겼다. 하지만, 그는 이번에 내가 치료실에 나오지 못하리란 걸 예상하지 못해서 자신에게도 미리 알려주지 못했다는 것을 이해하는 것으로 보였다. 그는 나의 이런 실수에 대해 화를 내지 않고 받아들여 주었다.

그가 내게 "선생님 아버지에게 무슨 일이 일어났나요?"라고 물었던 그 순간은 치료사로서 내 인생에서 가장 감동적인 순간 중 하나였다. 나는 아버지가 너무나 연로하셔서 돌아가셨다고 설명해 주었다. 나는 아이가 겁에 질린 반응을 보일 거란 걸 예상하면서, 슬프긴 했지만 고통스럽거나 무섭지는 않았고, 내가 아버지의 곁을 지켜 드리려고 거기에 있었다고 설명했다. 그는 곰곰이 생각하더니 "선생님 아버지는 천국에 계세요?"라고 물었다. 만약 천국에 있다면 어떻게 하늘로 올라갔는지 궁금해했다. 생동감 넘치는 호혜적인 대화를 이어가던 나는 아버지가 어떻게 천국에 가셨을 거로 보는지 **그의 생각**을 물었다. 그는 "열기구를 타고요."라고 활짝 웃으며 말했다. 그 아이는 자신의 마음을 사로잡은 열기구뿐 아니라 나에게 있어서 소중한 누군가도 생각하고 있었다. 나는 이 아이와 연결감을 느꼈고 그가 공감하면서 나를 걱정한 것을 느낄 수 있었다. 내가 어디에 있었는지를 말해 주고 나의 아버지에게 일어났을지도 모를 일을 그가 내게 말하는 과정을 통해, 우리는 인지적 수준에서뿐만 아니라 정서적 수준에서도 한층 더 복잡한 이야기를 나눌 수 있었다. 그는 내가 평소와는 다른 감정을 느끼고 있다는 것을 감지한 것처럼 보였고, 내가 사실을 말하더라도 그가 겁을 먹지는 않았으면 하는 마음도 느낀 것 같았다. 우리는 함께 조용히 앉아 이 감사한 순간을 나누었다.

이렇게 공유된 경험을 깊이 느끼는 것이 단지 언어를 통해서만 가능한 것은 아니다. 카딜로(Cardillo)의 설명(개별 담화, 2020년 8월 12일)에 따르면, 운동감각적인 공감은 치료사가 다른 사람을 관찰하고 경험하는 동안 자신의 신체적인 경험도 아우를 만큼 심층적으로 공감하게 한다. 이렇게 서로를 감지하고 내적으로 반응함으로써 서로가 함께 있다는 온전한 감각이 생겨난다. 나는 조용히 아이와 함께 앉았고 아이도 침착하게 자리에 앉았다. 버거(Berger)는 이 과정을 '공감적인 신체 연결'이라고 설명한다(Nemetz, 2006, p.104). Franklin(2017)은 예술 제작 과정을 통해 만들어지는 것과 관찰한 것에 모

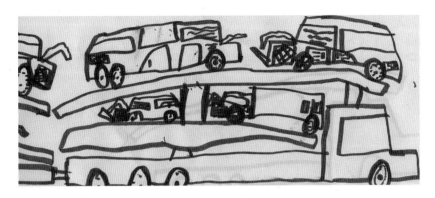

그림 11.1 '도와주는 차량들'로 가득 찬 견인차

두 공감하는 것이 얼마나 중요한지를 논의해왔다. 이러한 공감의 차원은 말로 표현할 수 없다. 나의 아버지에 관한 대화를 나눈 다음, 이 어린 소년은 점점 더 큰 대형 트럭들, 말하자면 큰 사고로 '다친 차들'을 도와주는 평편한 견인용 트럭을 그리기 시작했다. 그는 이러한 차들이 서로 어떻게 기능하고 사람들을 도울 수 있는지에 대해 고민하고 말하기 시작했다. 그는 "자동차들을 위한 공간을 많이 만들었어요. 자동차는 모든 사람을 도울 수 있어요."라고 했지만 사고 현장에 있던 모든 자동차가 '다친' 것은 아니라고 말했다. 우리는 그의 그림에서 벌어지고 있는 이야기를 살펴보았다. 우리는 트럭의 특성과 트럭이 도움을 주는 과정에 대해 생각한 다음 감정의 단계로 넘어갔다. 그가 얼마나 열정을 갖고 그 그림을 그렸는지를 함께 경험하면서 우리는 더 깊은 수준에서 함께 작업할 수 있었다.

　　그는 곧 모래 상자 쪽으로 다가와 하나의 세상을 만든 후 그 속에서 놀기 시작했다. 이 놀이는 그림을 그리고 그림에 관한 이야기를 함께 나누는 과정에서처럼 공간을 더 자유롭게 돌아다니면서 더욱 생동감 넘치고 상호적인 놀이가 되어갔다. 그는 평상시처럼 소방차, 견인차, 구급차, 승용차 등 다양한 차량을 선택하긴 했지만, 트럭만 있던 세상에 넣을 사람들도 세션 처음으로 바구니에 담았다. 그는 구급차 뒷좌석에 탈 사람과 부상한 사람들을 도울 사람을 골랐다. 이들은 그가 전에 그린 그림의 한 장면에 등장했던 사람들이었고, 그는 이들에게 필요한 치료 물품을 자신이 만든 모래 세상에다가 계속 넣었다. 그는 자신의 예술 작업을 통해 관계를 탐구하게 되면서 자기 자신을 더 관계 지향적이고 배려하는 존재로 경험하게 되었다. 도와주는 차량을 그림으로 그린 후, 모래에서 떠올린 주제를 더 열심히 더 정성스럽게 그릴 수 있었고, 그림을 그리면서 발현된 공감적인 의사소통을 계속하면서 적극적으로 몰입해 나갔다.

Chapter 12

청소년의 잠재력과 가능성

나의 치료실 창문으로 쏟아지는 햇살 아래 한 사춘기 소녀가 앉아 있었다. 그녀는 일찍 일어났던 어느 아름다운 아침을 떠올렸다. 그녀는 자신이 느꼈던 평화로운 자연 속의 장소와 그 분위기를 설명했는데, 그것은 내가 직접 그 장면을 상상할 수 있을 만큼 생생했다. 그녀는 빛의 특성과 바람의 움직임, 즉 빛나는 하늘과 안개가 피어오르는 장면에 집중했다. 그 이미지를 담은 그림을 한번 그려보라고 제안하자, 그녀는 "이건 그림그 이상이에요."라고 말했다. 하지만 그녀는 기꺼이 그 색을 담아내고자 애썼다. 그녀는 대기의 색상, 그리고 반짝이는 빛과 피어오르는 안개 사이의 대비색을 찾아내기 위해 큰 상자에 있는 파스텔을 천천히 신중하게 골랐다. 나는 그녀가 작업을 시작할 수 있게, 그녀가 설명한 장면을 토대로 부드러운 색상의 파스텔들을 골라 함께 섞어가면서 그녀가 자세히 설명한 반짝이는 빛을 구현했다. 나는 그녀와 나란히 앉아 작은 그림을 그리면서, 그녀가 설명한 그 장면을 말한 것과 똑같이 묘사할 필요가 없다는 것을 보여주었다. 특별한 장소의 색과 느낌을 담아내는 과정에서 그녀의 그림이 차분해지고 그녀가 자기 확신감을 갖길 바랐다. 그녀는 자신이 묘사한 바로 그 '빛나는' 것을 작은 그림으로 그렸다. 그녀의 그림은 피어오르는 안개만큼이나 미묘해서 차마 사진으로 담을 수 없는 것이었다.

한 사춘기 소년은 이 소녀가 그린 알 수 없는 깊이의 이미지와는 상반되게, 한 젊은 남자를 강한 흑백의 이미지 연작으로 만들었다. 그는 그림의 가장자리를 찢으면서 중앙에 있는 인물을 점점 더 작게 만들어나갔다. 그는 놀림을 당하는 자신의 기분이 마치 다른 사람이 자신에게서 무언가를 떼어가는 느낌이라고 말했다. 곧장 모래 상자 쪽으로 간 그는 슈퍼 히어로 피규어들을 골랐다. 이 피규어들이 강인하고 꿋꿋하다고 해도, 놀림의 대상에서 벗어날 수는 없었다. 캡틴 아메리카는 어떻게 하면 자신의 굳건함을 유지할 수 있을지 계획을 세워야 했다. 아무리 슈퍼히어로라고 해도 강인함을 유지하기 위한 노력은 필요하다. 그는 슈퍼히어로도 가끔 새로운 해결책을 시도하거나 조력자와 친구를 찾을 필요가 있다고 말했다. 우리는 '슈퍼 히어로가 이 세상에서 하는 일'에 대해 이야기했다. 그는 새로운 것을 배우려면 연습을 해야 하듯이 슈퍼 히어로도 도전에 맞서려면 연습을 해야 한다고 보았다. 그리고 그는 "우리는 종종 할 수 없다고 생각했던 일을 할 수 있기도 해요!"라고 말했다.

청소년들과 함께 놀이, 예술 제작, 그리고 때로는 대화 사이에서 균형을 맞추는 것은 그 발달기에 예상되는 문제를 탐색하는 하나의 과정이 된다. 초기 세션을 통해 의사소통의 가능성을 알 수 있다. 모래 상자 놀이에서 사용되는 피규어들은 대부분의 청소년이 자기 수준에 맞는 피규어를 찾을 수 있을 만큼 다양해서 치료를 위한 시각적인 지침서가 되어준다. 한 소년이 자신의 첫 세션을 시작하면서 미키 마우스 피규어를 하나 발견했다. 나는 그가 미키 마우스의 모든 역사를 꿰뚫고 있다는 사실을 알게 되었고, 우리는 이 캐릭터를 통해 유대감을 형성했다. 우리는 그가 세심하게 관찰하며 표현한 미키마우스 그림을 함께 보면서 그의 강점을 인정했다. 강점을 구축하면 어려움을 해결할수 있는 기반이 마련된다. 청소년이 상담 초기부터 자신의 걱정, 두려움, 불안한 감정을항상 명확하게 표현하는 것은 아니지만, 때로는 매우 명확하게 표현하는 경우도 있다.

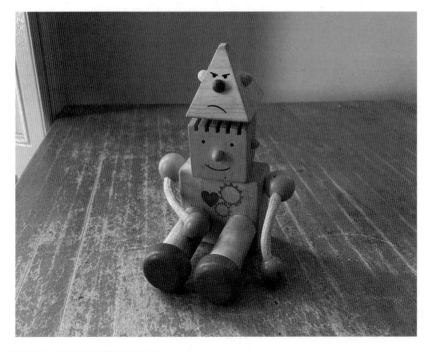

그림 12.1 복잡한 감정을 가진 로봇

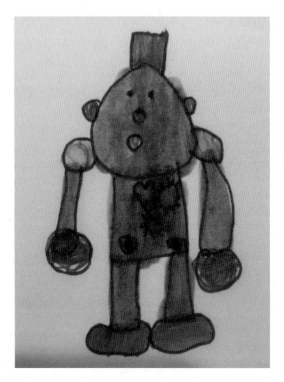

그림 12.2 로봇 초상화

이 어린 예술가는 걱정을 덜고 학교에서 더 편안하게 지내고 싶다는 바램을 표현했다. 세션을 마치기 전, 나는 백사장 바위에서 모은 돌 하나를 그에게 주면서 간직하고픈 이미지를 돌에다가 그려 보라고 했다. 그는 알록달록한 '미키 얼굴'을 만들어 주머니에 넣은 후 집으로 가져갔다. 그는 '걱정하는 돌'에 대해 알고 있다고 말하면서 "제 걱정을 미키에게 줄 수 있을 것 같아요"라고 말했다.

청소년들이 예술 작품 제작과 놀이를 통해 묘사하는 경험과 감정은 강렬할 수 있다. 한 소년은 "저도 그런 감동을 느낄 수 있을 거란 걸 알아요"라고 하며 이러한 강렬함에 대해 자신이 인식한 것을 설명했다. 나는 이 감동적인 느낌이 무엇을 의미하는지, 다른 사람들보다 소년에게 더 강하게 와 닿는 감정인지 궁금해했고, 그 역시 궁금해했다. 자폐청소년에게 감정, 관계, 그리고 타인과의 경계를 탐색하는 것은 어려운 과정일 수 있다.

Gotham (Weinstock, 2019에서 인용)은 "자폐증이 있는 사람들이 부정적인 정보에 집착하지 않도록 효과적으로 방향을 전환할 수 있는 전략을 찾으면…보다 적응적인 사

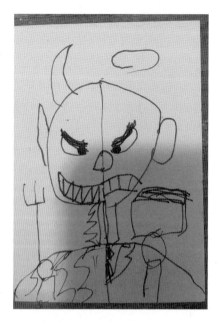

그림 12.3 복잡한 감정: 두렵고 화가 남

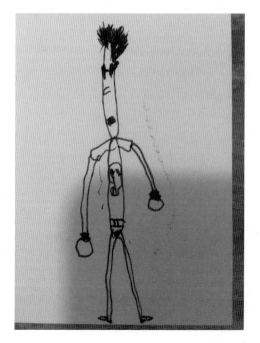

그림 12.4 트레이딩 카드(Trading card): 멋진 10대

고 패턴을 개발하는 데 도움이 될 수 있다."(p.1)라고 제안한다. 청소년이 복합적인 감정을 이해하기란 특히 어려울 수 있다. 시각적인 이미지를 활용하여 복합적인 감정에 포함된 다양한 감정 요소를 명확하게 하는 것은 이러한 과정에 도움이 된다. 한 소년은 '미스터 굿과 미스터 배드'라는 캐릭터를 표현하기 위해 머리 부분이 변하는 로봇을 활용했다. 친구들, 심지어 선생님도 무언가를 예측하는 것이 불가능하고 혼란스러울 수 있는 것처럼 미스터 굿과 미스터 배드는 예측이 불가능한 존재다.

그의 그림이나 모래 놀이 속에 등장하는 캐릭터들은 "지금 저는 너무 화가 났어요!"라며 자신의 감정을 매우 분명하게 드러낸다. 그는 모래 위에서 자신의 피규어를 움직이며 "이 소리는 그들이 화가 났을 때 내는 소리예요."라고 말했다. 그리고 또 다른 캐릭터는 "저는 오직 행복만 느끼고 다른 감정은 못 느껴요"라고 설명했다. 하지만 예측 불가능하고 변덕스러운 미스터 굿과 미스터 배드의 감정을 이해하기란 어려운 일이었다. 놀이를 마친 그는 일련의 트레이딩 카드를 만들었다. 그는 이 캐릭터들이 '뒤섞여' 버려서 언뜻 보기에도 읽기가 쉽지 않다고 보았다.

그는 "좋은 미소도 나쁜 미소가 될 수 있어서 복잡한 거예요."라고 설명했다. 미스터 굿과 미스터 배드는 말을 하지 않았기 때문에 당장 "이해가 되지 않더라도" 주의 깊게 관찰해야만 그가 진정으로 무엇을 의미했는지 이해할 수 있었다. 그는 모든 복합적인 감정을 통합한 피규어를 입체로 만들면서 혼란스러운 상황을 더 잘 이해할 수 있었고, 그림을 통해 더 깊이 탐구할 수 있었다.

우리는 그의 그림에 관해 이야기를 나눈 후, 힘든 작업 후의 휴식 시간을 가졌다. 그는 편안한 이야기(Khalsa, 1998)를 읽으면 좋겠다는 나의 의견에 동의하면서 해변을 배경으로 한 이야기를 하나 골랐다. 그는 모래 상자에 담긴 모래를 손가락 사이로 흘려보내면서 갈매기가 자신의 손에서 먹이를 먹는 모습을 상상하며 주의 깊게 이야기를 들었다. 그러고 나서 내 레인 스틱을 꺼내 부드럽고 리드미컬한 소리를 함께 감상했다. 그는 "이제 기분이 좀 나아졌어요"라고 말했다.

신체에 주의를 기울이면 청소년이 느끼는 감정이 어떤 것인지, 그리고 그 감정이 몸의 어느 부위에 있는지 파악하는 데 도움이 된다. 이완과 반추는 청소년이 자신의 몸과 뇌가 연결되어 있음을 느끼도록 도와줌으로써 자기를 인식하게끔 한다. 자기 인식의 목표는 그 청소년이 더 중심을 잡고 더 편안하게 느끼도록 돕는 것에 있다. 신경학적인 문제를 지닌 청소년의 경우 습관적으로 스트레스를 받는 경향이 있다. 스트레스를 받는 과정에는 감정과 신체적인 감각이 모두 포함되며 이는 그림이나 놀이를 통해 더 명확해진다. 청소년들이 이렇게 신체적 수준에서 스트레스 요인을 다룰 수 있도록 격려하는 것도 때로는 필요하다. 이미지 작업을 다 마쳤는데도 긴장감이나 걱정거리가 남아 있다면, 이완하기를 통해 세션을 마무리하고 스트레스를 진정시키고 다루는 데 활용가능한 기술을 알려줄 수도 있다. 치료사는 이완하기를 유도하되, 청소년이 조절되고 진정되기를 원하는 만큼, 그리고 시작 전 준비 상태에 모두 맞춰주는 것이 중요하다. Khalsa(2016)는 '무엇이 아이들을 움직이게 하는지', 즉 아이들이 무엇에 흥미를 느끼는지 파악한 다음 '창의력을 발휘하여 유사한 활동을 선보이는 것'(p.122)이 얼마나 중요한지 언급했다. 휴식을 취하라는 권유에 한 소년은 자신의 손에서 흐르는 모래의 평화로운 리듬과 레인 스틱의 소리를 감상하는 개성적이고 창의적인 반응을 보였다.

세션에서 재료를 선택하는 것도 이완하기를 통해 뒷받침될 수 있다. 청소년들은 검은 선의 폭과 굵기, 종이 위를 넘나드는 색의 흘러내림과 조절 간의 적절한 균형을 찾는 등 미술 재료를 신중하게 선택하는 경우가 많다. Davis (2017)는 "긴장한 10대가 자연에서 그림을 그리며 색연필로 긁적거리는 선을 그리는 모습을 상상해보라"(p.66)라고 제안한다. 그 과정에 머무르게 되면, 처음에 긁적거리던 그림은 더 매끄럽고 유연한 그림으로 전환되면서 장소, 이미지, 그리고 자기 자신과 연결될 수 있다. 드로잉의 압력과 강도는 매우 광범위해서 마치 완전히 다른 재료로 그린 것처럼 보일 때도 있다. 더 많은 색상과 획이 추가될수록 드로잉이 너무 강렬한 과정을 거치게 되는데, 그러면 종이 자체가 손상될 수도 있다.

집중해서 그림을 그리는 것은, 반추하고 긴장을 푸는 데 우선적으로 도움이 될 수 있다. 불안과 우울증은 자폐 청소년에게 흔하게 나타나는 증상이다(Bromfield, 2010; Attwood, 2006; Richardson, 2009). 이들에게 운동 감각과 자기 효능감을 만들어 주는 것은 임상적으로 어려운 과제다. 불안이나 우울한 기분은 주로 걱정, 두려움 또는 고착화로 나타나며, 이러한 고착화는 특정 사건에 초점을 맞추거나 지속해서 반복되는 상태로 경험된다. 최근 연구에 따르면 '부정적인 사건과 감정에 대한 반복적인 사고는 자폐증이 있는 사람 중 일부에게 우울 에피소드를 일으킬 수 있다'(Weinstock, 2019, p.1). 관심사에 집중하는 것은 반복 행동과 마찬가지로 마음을 편안하게 해줄 수 있지만, 부정적인 사건에 반복적으로 집중한다는 것은 괴로운 일이다. Bromfield (2010)가 제안한 바와 같이, 치료에서 움직임과 가능성을 경험하는 것은 자아에 대한 대안적 관점을 제시함으로써 자폐증이 있는 청소년에게 '특정 증상을 완화하는 것 이상의 방식으로'(p.180) 도움이 될 수 있다. 자아에 대한 이러한 대안적이고 폭넓은 관점은 친밀감과 고립감이라는 발달문제에 대응하는 데도 도움이 된다. Elkis-Abuhoff (2009)가 관찰한 바와 같이, 자폐증 청소년의 경우 이렇게 증폭된 문제들은 이미지나 이야기로 나타날 수 있다. 예술과 놀이를 통해 열린 마음으로 소통하고 스트레스를 줄이는 것은 자폐 청소년이 자신의 강점을 발견하고 활용함으로써 자폐증으로 인한 의사소통 및 감각 문제를 포함한 발달 문제에 대처하는 데 도움이 된다.

재료를 탐색한다는 것은 심상의 감정적인 내용을 탐색하는 것과 같은 맥락이다. 한 소녀는 종이에다가 파스텔을 사용하더니 "저한테 물감이 필요한 것 같아요"라고 말했다. 그녀는 파스텔을 사용해 본 다음 새로운 종류의 마커를 사용해 머리글자들로 낙서를 했지만, 자신이 만들고자 한 느낌과 '전혀 맞지 않는다'라고 하면서 결국에는 거부했다. 그녀는 조심스럽게 넓은 붓을 선택한 다음 종이에 과슈를 넓게 발라 겹겹이 칠하기 시작했다. 소용돌이치듯이 붓질을 하자 색들이 섞였다. 그녀는 파란색을 한 겹 더 바르면서 "저는 더 큰 종이가 필요해요⋯ 그리고 파란색보다 더 많은 색이 필요해요."라고 했다. 그녀는 우선 부드럽고 촉촉한 장미색과 보라색을 칠한 다음 더 선명한 색을 덧칠하기 시작했다. 강렬한 붓질로 주황색 물감을 덧칠하자 선명한 대비가 생겼다. 그녀는 "여기에 분노가 있어요."라고 하며 그림을 관찰했다. 그녀는 물을 더 넣어 물감이 움직이고 변하게 한 다음 그 물감과 함께 분노의 느낌을 희석시켰다. 그녀는 변해가는 색을 보며 "제가 이걸 어떻게 한 건지 모르겠어요!"라고 외쳤다. 습식 매체에는 완벽에 대한 기대를 넘어서는 자유로움이 내재되어 있는데, 이는 내담자가 원하든 원치 않든 계속 자유로운 방식으로 흘러갈 것이다. 그녀는 일부러 물감을 뺐다가 다시 넣어 보았다. 그녀는 완성된 그림을 보기 위해 뒤로 물러나 색이 어떻게 섞이고 변형되는지 관찰했다. 나는 그녀가 그림을 그리고 성찰하는 과정을 계속하면서 자신의 감정을 묘사하는 방식이 그림에 섞이게 되었을 거라고 말했다.

청소년 내담자들은 종종 그림 그리기를 진정하기와 빠져들기와 같은 '몰입 상태'(Csikszentmihalyi, 2008)로 보면서 몰입을 통해 그 순간과 그 과정에 빠져들고 참여하게 된다고 설명한다. Kapitan (2013)은 미술치료사가 '편안하면서도 집중된 경험'을 제공하는 방법을 관찰하면서 자폐증이 있는 청소년들에게서도 이와 유사한 과정이 있다고 보았으며, '미술, 불안, 몰입 경험 사이에서 미술치료는 가장 중심이 되는 지점'을 보여주는 예라고 언급한다(p.54). 연필을 느슨하게 쥐거나 그림에 대한 주도권을 놓으려고 하는 것은, 한 젊은 화가의 말을 빌리자면 먼저 '머릿속에서' 이미지를 시각화한 다음 이미지를 '천천히 드러나게' 하면서 창작을 가능하게 한다(Richardson, 2009, p.103). Chilton과 Wilkinson (2017)이 제안한 바와 같이, 예술 제작 과정을 통한 이러한 변화는 '불안을 해소하고, 혼란스러운 에너지를 변화시키며, 집중력을 촉진한다'(p.103).

나는 때때로 드로잉이나 페인팅 과정에 참여하여 더 자유롭게 작업하는 방법을 제안하고, 완벽하지 않아도 괜찮다는 것을 시전하고는 한다. 때때로 청소년들은 매우 통제가 강한 매체를 선호하기도 하며, 완성된 이미지가 어떻게 보여야 한다는 높은 기대치를 갖기도 한다. 한 사춘기 소녀는 혼란스러운 감정에 관해 이야기를 나누던 어느 날, 내가 작은 종이 위에 파란색과 보라색을 겹쳐서 칠하고 여기저기를 검은색으로 덮은 다음 빨간색을 약간 넣는 것을 지켜보았다. 나는 그 소녀에게 "만약 색이 감정이라면, 그 감정들이 어디에서 변하기 시작했는지 알 수 있겠니?"라고 물었다. 그녀는 빨간색이 점점 강하게 표현되자 "약간 화난 것처럼 보이기 시작해요. 어디서부터 변하는지 알겠어요"라고 큰 소리로 말했다. 그런 다음 우리는 그녀가 가장 좋아하는 색인 파란색과 보라색을 차분하게 펴 바른 후 다른 색들이 그림 안에서 섞이고 변하기 시작하면 어떤 일이 나는지 이야기했다. 그녀는 내가 그린 그림이 '더 차분해' 보인다고 말했다. 함께 그림에 집중하는 것은 편안해지는 하나의 방법이 되었다. 그 후 그녀는 완벽한 무언가를 창작해야 한다는 압박감에서 벗어나 매우 즐기면서 자발적으로 그림을 그리게 되었다.

또 다른 소녀는 자신이 "감정 색"이라고 부른 무지개 어휘를 설명했다. 이러한 색들은 가령 분노를 나타내는 빨간색이나 슬픔을 나타내는 파란색처럼 일반적인 감정을 나타내는 색이 아닐 수도 있다. 오히려 그 색들은 매우 주관적이고 개인적인 의미를 담고 있으며 심지어는 색 조절도 가능하며, 어린이와 청소년들은 자신이 고른 색조나 무지개색의 커다란 실크 원단으로 몸을 감싸기를 택할 수도 있다. 이러한 큰 몸짓은 감정을 감지하고, 눈으로 보고, 소통하는 데도 도움이 된다.

그녀는 자신의 그림에서 "노란색은 행복"이며, 같은 그림에서 노란색이 주황색으로 바뀌는 것은 '화가 나기 시작했다'는 감각과 감정을 보여주는 것이라고 설명했다. 색이 빨간색으로 바뀌자 그녀는 '좌절하고 화가 난 것처럼' 보였다고 말했다(Richardson, 2009, p.115). 그녀의 작품에서 테두리가 주는 안정감은 사색과 고통 완화를 위한 차분한 공간을 제공했다. 그녀는 "알다시피 색은…모두 다른 느낌이에요."라고 말했다. 그녀는 네모난 밀랍 크레용 상자를 훑어보기 시작했는데, 그 크레용들은 채도가 높고 멋진 밀랍 향이 났다. "노랑은 행복이고, 흰색은 행복한 거고요…회색은 그 중간 어디쯤 있어요. 연한 주황색은 약간 기분이 나쁠 때, 진한 주황색은 성났을 때, 빨강은 좌절하고 화가 났을 때랍니다."라고 말했다. 가장 진한 초록색이 "누군가에게 정말 화가 났을 때 엄청나게 슬픈 상태에요"라고 말했다. 그녀는 두 가지 파란색은 '외로움'처럼 보이고, 가장 어두운 갈색은 '그녀가 잃어버린 희망'을 의미한다고 언급했다. 검정에 대해서는 "정말로 많이 실망스러운" 감정이라며 한숨을 내쉬었다. 그녀는 그림을 그리는 동안 커다란 밀랍 덩어리로 도화지를 세게 누르며 넓적하고 강렬한 획을 지그재그로 그었다. 그런 다음 두꺼운 빨간 연필을 종이의 찢어진 부분에 집어넣은 다음 질질 끌면서 더 큰 구멍을 만들었다. 그리고는 색을 겹쳐 칠한 다음 손상된 종이를 다시 붙여서 그림을 복구하고 그 안에다가 감정을 통합하기 시작했다.

치료에서 미술 작업이 갖는 강점 중 하나는 '파괴적이고 해로운 행동이 최고조에 달할 때 긍정적이고 창의적인 성장의 잠재력을 발견할 수 있다'는 것이다(Liebmann, 2004, p.73). 청소년들은 그림, 이야기 또는 노래를 창작하기 위해 그들이 어떤 '영감'을 받았는지 설명하며, 때로는 이러한 영감이 마음대로 떠오르지 않는다는 것을 어른들에게 알려주기도 한다. 자폐 청소년에게는 창의성, 의사소통, 문제에 대처하는 과정들이 밀접하게 엮여 있다. 창의적인 탐색, 자아의 탐색, 그리고 치료적인 관계에서 도움받는 의사소통을 통해 청소년은 자기 삶의 문제를 탐색하고 극복할 수 있다.

과정 중심의 미술 작업은 매우 자유로울 수 있다. 완성된 결과물이 평화롭고 편안한 장소나 긍정적인 감정을 떠올리게 할 때, 그 그림이나 드로잉을 다시 들여다보는 것은 중요한 대처 도구가 된다. 그러한 감정을 떠올리게 한 그림을 집으로 가져가 사색에 잠기거나 마음의 안정을 취하기 위한 자원으로 활용할 수 있다. 이러한 그림들은 청소년의 평온함을 유지해 주고 걱정을 줄여주는 일상의 사건, 위로의 시간, 그리고 감각적인 선호도를 확인해서 긍정 정서와 자기 효능감을 높이는 데 도움이 될 수 있다.

청소년들은 미술 창작이나 놀이용 재료가 지닌 표현적인 특성을 탐색하면서 세상에 대한 새로운 관점과 소통방식을 알아나간다. 미술 재료와 모래상자용 피규어들은 모두 자신에 대한 긍정적 이미지를 만들어내기 위해 선택될 수 있다. 그들은 이러한 시각적인 표현을 사용하여 다른 사람과의 관계에서 자신을 더 명확하게 바라보고 자신의 삶에서 일어나는 것들을 탐색할 수 있다. Lyndsley Wilkerson (2008)이 제안한 바와 같이 '잠재력과 가능성은 완전히 형성된 것이 아니라 진행 중인 과정의 일부'다. 윌커슨(Wilkerson)은 자폐청소년 예술가인 저스틴 칸하(Justin Canha)로부터 미술을 배웠던 자신의 경험을 들려주면서, 둘이 함께 미술 작품을 만드는 과정을 통해 서로에 대해 많은 것을 배울 수 있었다고 말했다.

한 사춘기 소녀는 자신과 친구들을 정원에 핀 꽃들로 그렸다. 그녀는 친구들이 편안하고 포근한 정원을 만든 것처럼 보이고, 각기 다른 친구들 가운데서 꽃을 피운 자신을 발견할 수 있었다고 말했다. 또 다른 소녀는 자신의 불안을 골라보라는 치료사의 권유에 따라 모래 상자에 있는 커다란 돌 하나를 골랐다. 그녀는 '자신의 창의력을 탐색하고자'(Richardson, 2009, p.217) 모래 상자를 활용하는 것을 좋아했는데, 어느 날 나는 명확한 문제를 겪고 있던 그녀에게 불안을 구체적으로 표현하는 것을 고른 다음 그것을 모래에 넣어보라고 권했다. 우리는 그녀가 강점이라고 느꼈던 창의성이 어떻게 자신을 도울 수 있었는지에 대해 이야기했다. 그녀는 자신이 고른 그 무거운 돌과 돌 주변을 작업하기 시작했다. 그녀가 고른 천연 재료는 그녀의 조급함을 늦춰주고 어려운 감정을 다루는 데 도움이 되었다. 그녀는 자신의 놀이를 통해 "제가 싫어하는 것들을 모두 모래 상자에 넣었을 때 제가 보고 싶은 것이 무엇인지를 비로소 알게 되었어요"라고 말했다(Richardson, 2009, p.217). 그녀는 자신을 편안하게 해 주는 물건들을 추가로 넣을 수 있었다. 조개껍질, 돌, 자연에서 가져온 다양한 이미지로 작업하는 것은 그녀의 긍정적인 감정을 증폭시키는 것처럼 보였다. 그녀는 불안감의 균형을 맞추면서 자신의 강점을 발견할 수 있었다.

'나와 닮은' 존재 또는 자아를 상징하는 것처럼 묘사된 모래상자용 피규어에는 슈퍼 히어로나 기차, 인어나 나비 등 방향 감각을 가지고 움직일 수 있고 문제에 대처하는 새로운 방법을 장려하는 다양한 것들이 있다. 한 소녀는 자신이 만든 모래 상자를 들여다보더니 가운데에 있는 피규어에 집중했다. 그녀는 "인어는…제가 느끼는 감정을 비슷하게 느끼고…물고기들은 호기심이 많고 친구가 되고 싶어 해요. 인어는 이 바다를 책임지고 있어요."(Richardson, 2009, p.118)라며 인어의 관점에서 모래 상자 속 세상에 관한 이야기를 들려주었다.

무서운 꿈을 꾸곤 하던 또 다른 소녀가 모래 상자를 하나 만들었는데, 처음에는 이 작업이 그녀를 불안하게 했다. 그러나 추가로 넣을 긍정적인 피규어들을 찾는 데만 집중하자 자신이 만든 것에 대한 두려운 반응도 점차 바뀌게 되었다. 그녀는 모래 상자에 추가로 넣을 반응 이미지를 찾으면서 전체 장면의 모습과 분위기가 변해가는 것을 보았다. 반짝이는 정동석을 하나 집어 들어 관찰하던 그녀는 "정동석은 마치 사람 같아서…그 안에 뭐가 있는지 알 수가 없어요."라고 했다. 자아에 대한 이러한 묘사는 재료의 선택, 재료가 구현하는 특성, 창작물의 에너지 넘치는 존재감을 통해 암시되며, 창작자와 관찰자 모두에게 감응을 일으킨다.

청소년은 말하고자 하는 이야기를 더 정확하게 표현하기 위해 모래 상자의 피규어들을 변경할 수도 있다. 이는 자신의 감정을 반영한다.

한 소년은 '두려움'에 이끌려 '타임머신'을 만들었는데, 이는 시간을 뛰어넘어 변화를 향해 나아간다는 것이 얼마나 신나고 두려운 일인지 보여주는 놀라운 힘이었다.

놀이와 미술 작업 둘 다 매우 감각적인 활동이다. 간혹 청소년들은 이미지를 만드는 데 집중하기보다는 감각을 탐색하고 변화의 과정을 관찰하는 것에 더 집중하기도 한다. 한 소년은 자신이 스트레스를 받아서 말을 하고 싶지 않을 때 놀이를 하는 게 좋을 것 같다고 말했다. 그는 "저의 안 좋은 기분을 모래 속에 묻어두지 않을 거예요"라고 말했다. 대신 그는 모래를 만지고, 움직이고, 심지어 입으로 불어서 모양을 만드는 등 역동적이고 감각적인 놀이 방법을 찾았다. 그는 자신이 처음에 모래에다가 만들었던 것을 느리면서도 율동적으로 변하도록 하면서 '대륙 이동(continental drift)'의 과정을 만들었다. 그는 푸른 물을 표현하기 위해 공간을 비워놓았다가 썰물처럼 다시 덮어버렸다. 모래는 나무 위로 쏟아져 내리고 돌들은 굴러갔다가 다시 돌아왔다. 그는 이 활동을 통해 진정되었고, 흥분하기보다는 차분해졌으며, 어떤 것도 자각하지 않으면서 그 과정에 오롯이 집중할 수 있었다. 그는 이러한 장면이 하루의 끝자락에 일어난다고 보면서 "모든 일이 끝나고 잠들 때를 생각해 보세요."라고 말했다. 그는 모래는 언제든지 변할 수 있고 제자리로 다시 돌아올 수 있다고 보았다. 모래를 움직이고 옮기고 모래 상자 안의 풍경을 바꾸는 이러한 간단한 과정을 통해 청소년들은 강렬한 감정에 대처하고 진지한 생각으로 참여하는 것에 더 편안함을 느낄 수 있다. 어느 소녀가 제안한 것처럼 '상상력을 활용

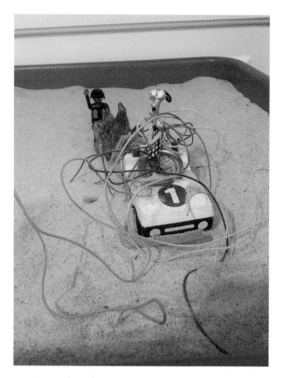

그림 12.5 화재 현장에서 탈출하는 타임머신

하는 것'은 생각과 경험을 다른 방식으로 바라보고 경험하는 데 큰 도움이 될 수 있다.

때때로 이 작업은 자발적으로 시작된다. 어떤 청소년들의 경우, 특히 그림 실력이 뛰어나거나 완벽주의가 강한 청소년들이 더 자유롭게 작업하려면, 또는 그림이라도 그리게 하려면 상당한 설득이 필요하다. 한 소년은 그림 그리기를 너무 좋아해서 빼놓지 않고 그림 재료를 갖고 다녔다. 하지만 치료의 맥락상 그가 늘 그림 그리기를 선택할 수 있는 건 아니었다. 우리는 그를 위한 치료의 과정 안에서 그가 그림을 그리기에 적합한 방식을 찾아내야 했다. 그는 많은 이미지를 만들어 작은 책 한 권으로 엮을 수 있게 아주 작은 종이를 사용하기로 했다. 그가 즐거웠던 것, 재미있었던 것, 그리고 위로가 되었던 것 등 일련의 이미지 연작들을 넘기면서 우리의 대화는 그가 원래 더 실존적으로 생각했던 것들로 바뀌어 갔다. 그림을 통해 위안을 받은 후, 그는 자신이 그린 이미지와 무관한 커다란 질문을 던질 수 있었는데, 그 질문은 위안을 얻었기 때문에 가능한 것이었다. 우리는 두려움에 대처하는 방안과 우리의 생각이 어떻게 두려움을 느끼게 하는지를 논의했다. 그는 '당신이 좋아하는… 다른 무언가를 생각하는 것'이 기분이 나아지는 데 도움이 될 수 있다고 제안했다. 그는 그림 그리기를 통해 자기만의 사고 과정에 집중하면 서 불안을 덜 느끼게 할 방안을 찾기 시작했다. 이렇게 표현적이면서 위로가 되는 과정 이 확립되면, 청소년이 치료에서 직면할 수 있는 도전의 영역이 더 넓어진다. 그림을 그 리는 동안 일어나는 감정은 한 소녀가 묘사한 것처럼 때로는 '무섭고 슬프지만', Henley (2018)가 언급한 바와 같이 '창의적인 결과물은 창작자의 미약한 실존을 인식하게 하고' (p.81) 더 큰 이해와 관점을 가져다준다.

　미술 제작과 놀이는 청소년이 두려움을 이해하고 극복하는 데 도움이 된다. 때때로 우리는 예술을 통해 이러한 결과를 만나기도 한다. Moon (B. Moon, 2008)은 심오하고 강렬한 감정을 담아내는 예술의 힘에 주목하면서 예술에서 창작과 성찰이 갖는 중요한 실존적 기능에 대해 논의했다. 미술 작품이나 모래 상자 속의 세상을 만들다 보면 문득 두려운 생각이 떠오르기도 한다. 그러고 나면 청소년은 자기 생각과 느낌 사이의 관계 를 작업할 수 있게 되고 두려움 그 자체뿐만 아니라 두려움을 다루기 위해 적극적으로 무언가를 하거나 두려움에 집착하지 않게 주의를 돌리는 것이 얼마나 도움이 될 수 있 는지를 탐색할 수 있다. 청소년들은 만다라와 유사한 형태일 수 있는 균형 잡히고 구조 적인 패턴을 그들의 미술이나 모래 상자에 만들면서 불안감을 해소할 수 있다. 그들은 이러한 과정이 얼마나 안정감을 느끼게 하는지를 종종 표현하곤 한다. 우울증과 악몽에 시달리던 한 소년은 꿈 이미지로 작업한 경험이 마치 '무한한 공간'과 같았고 두려움보 다는 편안함을 느꼈다고 말하면서 보다 긍정적인 느낌의 꿈 이미지를 만들기로 했다.

　생각과 감정을 표현하고 역동적으로 처리하는 방법을 경험하고 나면, 청소년들은 자신의 삶과 세상을 더 개방적으로 탐색할 수 있게 된다. 미술 작업을 하거나 모래 상자 를 만드는 것은 생각과 감정, 심지어 압도적으로 느껴지는 감정까지도 새로운 관점으로 바라볼 수 있게 된다. 한 소년은 블랙홀이 무서운 이유가 모든 것을 빨아들이기 때문이 라고 말했다. 블랙홀에 대한 사색은 그가 인간의 삶 그리고 우주 안에 있는 우리의 공간 에 대해 생각하게 했다. 그는 놀이를 통해 우주에 대한 매력과 자신이 이해한 바를 묘사 하고, 광활한 우주가 주는 매혹과 두려움을 탐색할 수 있게 되었다. 그는 미술 작업으로 이것을 탐색하고 싶지는 않았지만, '대기, 행성, 태양'으로 방을 채우기 위해 열심히 재 료를 모았다. 색색의 스카프, 다양한 색의 동그란 광물, 돌, 동그란 나무 등은 대기, 은하, 행성들이 되었다. 이 공간에 있는 자연 재료들을 직접 보고, 만지고, 고르는 것은 하나 의 중요한 과정이었다. 자연물로 된 오브제를 선택하는 것은 '자연과의 정서적 연결'을 위한 기반을 마련하는 데도 도움이 된다(Kopytin & Rugh, 2017). 이 소년은 자연 현상 을 묘사하기 위해 자연물을 선택해서 그의 이야기를 전달할 수 있었다. 실크 스카프로 만든 '가스'로 둘러싸인 노란색 탱탱볼이 태양 역할을 했다. 그는 방 전체를 이 설치물로 가득 채웠다. 그런 다음 그는 블랙홀을 만들기 위해 여닫기가 가능하면서 물건도 삼킬

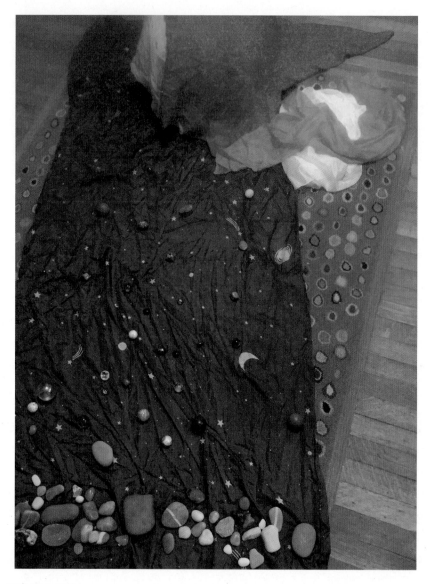

그림 12.6 은하수

수 있는 커다란 공을 하나 골랐다. 그는 엄청난 에너지로 전체적인 구성에 활기를 넣었다. 이렇게 매우 활동적인 세션이 끝날 무렵, 그는 자신이 만든 우주를 바라보았다. 그는 블랙홀이 실제로 얼마나 멀리 떨어져 있는지를 알고 생각해 볼 수 있었다. 그리고 블랙홀의 에너지를 조절함으로써 자신의 두려움을 승화시켰다. 그는 "저는 이제 블랙홀에 대해서 그렇게 걱정하지 않아도 돼요."라고 말했다.

일부 어린이와 청소년에게는 비구조화된 놀이보다 미술 작업이 더 친숙하고 편안하게 느껴질 수 있다. 하지만 놀이는 나이가 많은 청소년도 긴장을 풀고 문제에 대해 다양한 해결책을 갖고 탐색하게 하는 데 도움이 된다. 때로는 무엇을 할지 정하지 않고 노는 게 더 어려울 수도 있다. 청소년들은 무엇을 해야 할지 막막하거나 불확실하다고 느낄 수도 있고, 놀이 재료에 끌리기는 하지만 막상 사용하기에는 불편하다고 느낄 수도 있다. 한 청소년은 걱정과 불안에 대처하는 방법에 대한 작업을 했다. 우리는 그가 불편함을 느끼기 시작하는 시점을 파악하고 대처하는 데 도움이 될만한 전략을 사용하는 등 구체적인 목표와 아이디어를 도출할 수 있게 도움을 주었다. 그는 걱정거리를 적고, 자신이 해야 할 일을 계속 추적하고, 어른들과 대화하고, 휴식을 취하는 등 자신에게 도움이 되는 전략들을 잘 찾아냈다. 그는 내가 장난을 쳐도 되는지 궁금할 정도로 매우 열심히 작업했다. 아동이 초기 청소년기에 접어들게 되면, 놀이는 학교에서 늘어나는 기대치와 공부량에서 벗어날 수 있는 좋은 휴식처가 될 수 있다. 하지만 나이가 많은 아동과 청소년들은 '놀아도 좋은지', 아니면 '이야기하는 것이 더 성숙한 행동인지'에 대해 고민할지도 모른다.

한 사춘기 소녀가 열심히 인형을 고르다가 멈춰서 양손에 손 인형을 하나씩 든 채 당황한 표정을 짓는 것을 본 적이 있다. 우리는 이 표정이 그녀가 학교에서 스트레스를 받았을 때 "뭘 해야 할지 모르겠어요"라고 느낄 때와 비슷하다는 것을 알았다. 나는 그녀가 나도 같이 참여하기를 원하는지 물었다. 나는 두 개의 손인형을 들고서는 한 인형이 다른 인형을 관찰하고 그들이 본 것에 반응하도록 연습을 시켰다. 그런 다음 "두 번째 인형이 뭘 해야할지 잘 몰랐어! 그래서 우선은 다른 인형이 지켜보게 했어."라고 설명했다. 이 인형들은 내게 있던 용 모양의 손 인형들었는데, 불을 내뿜는 큰 용 인형, 그리고 아직은 불을 뿜을 수는 없지만 "불을 뿜고 싶어요"라고 말하는 작은 용이었다. 작은 용의 혀가 갈라진 채 내밀게 만들었지만, 작은 용은 여전히 큰 용이 하듯이 불을 뿜을 수는 없었다. 처음에는 작은 용이 매우 좌절했지만 이를 지켜보던 다른 용은 계속 흥미를 보였다. 우리는 내가 인형들과 함께 방금 한 것들에 대해 이야기를 나누었다. 나는 이 놀이가 다른 사람(또는 손인형)이 하는 것을 지켜보고(또는 이 경우에는 인형이 지켜보는 것) 어떻게 움직일지 또는 그 다음에는 어떻게 놀지 아이디어를 얻는 '즉흥곡' 같다고 말했다. 즉흥적이라는 것에 대해, 나는 어른들이 함께 음악을 연주하거나 춤을 출 때 연

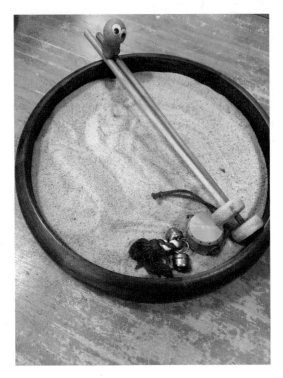

그림 12.7 모래에서 앞을 내다보고 있음

습하는 실제 기술이라고 설명해 주었다. 이러한 놀이가 지닌 '즉흥적인 잠재력'(Brown, 2010, p.19)은 놀이를 하는 사람이 새로운 아이디어나 새로운 작업 방식에 더 열린 태도를 갖게끔 해 준다. 한 청소년이 안심하며 설명한 것처럼 '놀아도 괜찮다'는 것뿐만 아니라, 아무리 놀고 싶어도 놀이는 '어린애들이나 하는 것'이라고 생각하는 나이가 많은 아이들에게도 이런 식으로 놀이를 맥락화하는 것은 중요하다. 우리는 각자 손인형을 든 채 서로에게 반응을 보이고, 제스처를 취하고, 손을 흔들고, 꼬리를 흔드는 연습을 했다. 그녀는 놀이와 즉흥적인 무언가를 하는 것이 '머릿속이 복잡할 때' 할 수 있는 좋은 것이라는 데 동의했다.

청소년들은 놀이에 높은 집중력을 보일 수도 있다. 이들은 놀이의 과정을 통해 전환, 결정, 그리고 이러한 변화에 영향을 미치는 감정과 관계를 탐색할 수 있다. 한 고등학교 남학생은 모래 상자를 사용하여 새로운 학교로 전학을 간 자신의 감정, 음악을 더 배우고 싶은 마음, 그리고 음악을 통해 다른 사람들과 소통하고 싶은 마음을 탐색했다. 또 다른 학생은 모래 상자를 사용하여 자신이 어떤 활동에 참여할지 의사 결정을 내리고, 할

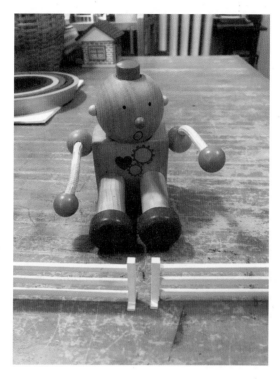

그림 12.8 경계와 맞닥뜨린 로봇

수 있는 모든 즐거운 활동거리를 모래에다가 조심스럽게 넣거나 가끔 필요한 활동과 덜 재미난 활동 간에 균형을 잡는 데도 활용했다.

그리고 한 젊은 여성은 모래 상자를 사용하여 고등학교 졸업 후의 변화와 미래에 대한 자신의 목표를 탐색하여 자기 삶에서의 발전과 미래에 대한 희망을 시각적이면서도 직관적으로 표현했다.

자폐 청소년이 성인과 또래의 관점을 이해하기 위해 노력하는만큼, 그들의 관점도 다른 사람들에 의해 이해받을 필요가 있다. 청소년기에 접어든 자폐 청소년들은 더 향상된 관찰력으로 종종 다른 사람의 관점을 취하기도 하고 다른 사람과의 경계를 설정하는 데 도움이 되는 기술을 습득하는 경우도 많다. 한 소년은 실제 울타리를 사용하여 또래와의 편안한 경계의 윤곽을 그렸다. 그 소년의 친구는 다른 사람의 경계를 존중하는 것에 능하지 못했다. 나는 그 소년이 다른 친구에게 필요한 것이 무엇인지를 알고 있다는 것에 놀랐다. 그는 까다로울 수 있는 친구와의 관계에 대해 "친구는 저를 이해해 주고 많은 것을 함께 해요"라고 말했다. 그는 간식을 비롯해 깊은 관심사에 이르기까지 자신이 원하는 것은 무엇이든 가져가면서 다른 사람의 사적 공간을 침범하는 로봇 피규어를 자신의 친구로 골랐다. 그런 다음 로봇 주변에 문이 있는 울타리를 만들어 물리적인 경계를 만들었다.

청소년들은 이 창의적이고 유쾌한 과정 역시 생산적이라는 것을 이해할 필요가 있다.

감각적인 재료는 청소년들이 미술작업을 하거나 놀거나 이야기를 나누는 데도움이 될 때가 있다. 부드러운 파란색 소파에 앉아있던 한 소녀는 비즈로 가득 장식된 벨벳 베개를 들고 손으로 움직이고 쓰다듬으면서 자신의 분노, 슬픔, 실망의 감정을 이야기했다. 세션 초반에 "앉아서 이야기해요"라며 편안함을 위해 베개를 선택한 것이 그녀의 아이디어였음에도 불구하고 우리는 대화에서 큰 진전을 이루지 못했다. 나는 미술 작업을 한 번 해보자고 제안했다. 나는 그녀의 내면에 어떤 사람이 있는지, 그리고 지금 그녀에게 도움이 될 수 있는 아이디어가 무엇인지 작업을 통해 알아보자고 했다. 청소년에게 미술 제작과 놀이를 위한 치료 공간과 재료는 '자기 탐색을 가능하게 하는 경험의 또 다른 영역에 속하는 것으로 자신을 즉시 파악하게 하는 것'이다(Fox, 1998, p.77). 청소년들은 점점 더 성숙한 방식으로 이러한 가능성을 경험한다. 창의적인 공간에 접근하는 것은 작업을 통해 자유와 통제력을 모두 얻을 수 있게 한다. 그러나 이 치료 공간에 들어서면서 그들은 이 과정에 참여할 준비가 되어 있어야 한다. 자폐를 지닌 한 청소년 소녀는 자신이 창작하고 있는 이미지에 대해 '생각하고 주의를 기울이는 것'(Richardson, 2012, p.110)이 예술을 통한 자신의 의사소통이라고 설명했다. 그런 다음 그녀는 이러한 주의 집중이 어떻게 더 큰 자기-이해로 이어지는지를 설명했다. 재료와 이미지에 중점을 두는 능동적인 작업은 개개인이 즉각적으로 집중하게 하고 부담감도 덜어준다. 운동 감각, 감각, 상상적 수준에서의 치료적인 몰입은 감정과 생각을 탐색할 수 있는 여지를 만들어 준다.

베개를 든 젊은 여성은 소파에서 일어나 늦은 오후의 햇살이 내리쬐는 두 개의 기다란 창문 사이에 놓인 작업대로 자리를 옮겼다. 그 곳에 자리를 잡은 그녀는 작업을 시작하기에 앞서 자신의 에너지를 보충할 간식이 필요하다고 말했다. 사과를 나눠 먹기 위해 사과를 꺼낸, 그녀는 '사과 안에 별 모양이 있다'는 것을 알아챘다. 그녀는 사과로 판화작업을 해 보기로 했다. 나는 이 단조로운 이미지가 재미있게 만들어져서 그녀가 묘사한 '끈끈한' 느낌으로 움직임을 만들어낼 수 있기를 바랐다. 나는 이 판화가 만다라 같은 별 문양을 만들 수도 있다는 점을 깨달았고, 그녀는 내가 이것을 깨닫기도 전에 이러한 이미지들에 끌려 그림과 모래 상자에 만다라와 같은 별 문양들을 만들어내고 있었다. 그녀는 '태양처럼' 노란 템페라 물감으로 판화를 찍기로 했다. 그녀는 종이를 펼쳐놓은 후 손으로 쓰다듬으면서 "기분이 좋아요"라는 말과 함께 차분해졌으며, 그후로는 우

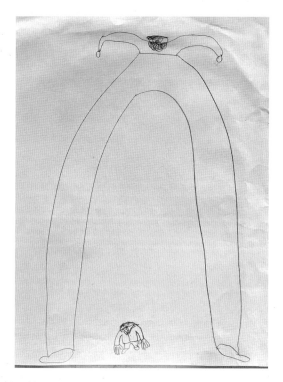

그림 12.9 너무 다른 친구들

리 둘을 위한 판화작품을 만들면서 활기차게 변하기 시작했다. 청소년에게 있어서 '내면에 무엇이 있는지'를 드러낸다는 것은 새로운 차원으로 다가온다. 자신이 만든 작품의 깊이와 재료가 지닌 잠재력에 몰입하게 되면서 그들의 아이디어와 감정은 다른 사람들이 알 수 있을만큼 더 충분히 표현되며 청소년 자신에게도 더 명확하게 드러나게 된다. 자기만의 상상력과 창의성이라는 감각이 자신에 대한 이해와 통찰력의 원천이 될 수 있다는 것을 인식하는 것은, 자아에 대해 더 긍정적으로 느끼게 하고, 청소년들이 다른 사람과의 관계를 탐색할 수 있게 도와준다.

　한 소년은 자신의 작품과 스토리텔링을 통해 친구들이 서로의 강점을 찾게끔 도울 방안을 생각해 보았다. 그는 키가 아주 큰 친구와 키가 아주 작은 친구 두 명을 만들었다.

　이 두 친구는 서로의 공통관심사를 발견했다. 그는 이들의 이야기를 이렇게 전했다. "둘 다 팬케이크를 좋아해서…팬케이크 가게에서 만났어요. 그리고 둘 다 팬케이크 스무 개를 주문했어요. 그러고나서 둘 다 숲에 산다는 사실을 알게 되었죠. 두 사람은 함께 팬케이크 식당을 열었는데, 친절하지 않은 사람을 상대하기 위해 그들의 마당과 숲에서 산책할 수 있는 집을 짓기로 했어요. 그 못된 사람에게는 그 집으로 들어갈 수 있는 열쇠가 없었어요. 오직 두 명의 가족과 친구들만 그 열쇠를 가지고 있었죠. 두 사람은 힘을 합쳐 자신들의 성공을 질투하던 그 못된 사람의 마음을 되돌렸고, 그는 자신이 못되게 굴었던 것에 대해 사과했어요. 이 이야기는 저와 아무리 다른 사람이라 해도 친구가 될 수 있다는 것을 보여준답니다"라고 설명했다.

Chapter 13

스펙트럼과 연속선상

표현치료연속성(The expressive therapies continuum, 이하 ETC)(Lusebrink, 1990, 2016)은 미술 재료와 미술 제작 과정에서 정서적이고 감각적이고 움직임을 기반으로 한 상호작용이 어떻게 표현, 통합 및 더 깊은 이해와 통찰을 돕는지를 보여주는 하나의 발달 모델이다. 루즈브링크(Lusebrink)는 이 연속성이 기본 감각과 동적 감각으로부터 언어적 수준에서 통합적인 창의적 수준으로 어떻게 이동하는지를 그려낸다. 손가락으로 그림을 그리거나 점토를 굴리는 등 가장 단순한 수준의 미술을 제작하는 경험도 예술가에게는 의미 있는 풍요로움을 가져다주며 창의적인 경험을 제공할 수 있다. Proulx (2002)가 설명한 것처럼 초기 발달 단계에서는 '과정이 상징이 되며'(p.164), 재료와 작업 과정에 몰입하는 것으로부터 의미 있는 표현으로 향하게 된다. 창작경험은 수용적이고 평온한 정서적 상태를 만들어 낸다.

예술을 창작함에 따라 아이들은 즐겁거나 통합적인 감각 활동에 노출되어 자연스럽게 그들에게 즐거운 것의 범위를 서서히 넓혀간다. 유아들과 함께 작업해 온 Proulx (2002)는 놀이와 감각에 기반한 공동 미술제작의 창의적인 과정을 전개하는 하나의 가이드로, 부모에게 '아이의 발달 능력'(p.17)을 따를 것을 조언했다. Evans와 Dubowski (2001)는 자폐증이 있는 아동을 위한 미술치료에서 어떻게 하면 보다 자유롭고 편안한 관계로 미술제작 과정에 임할 수 있는지를 설명한다. 이는 완성품을 만들어야 한다는 압박감이 있던 미술 수업과는 완전히 다른 경험이었다. 결과물을 만들어야 한다는 압박감이 줄어들면 미술 제작의 동적 경험과 재료의 감각적 특성을 편안하게 탐색할 수 있다. 미술 작품을 만드는 동안 아이들은 새롭고 통합적인 감각을 경험할 수 있을 뿐 아니라 자기만의 시각적인 표현 양식을 개발할 수 있게 된다. 아이가 작업하는 동안 치료사는 아이와 함께 호흡을 맞추고 아이의 작업 리듬, 편안함의 정도, 언어 및 비언어적인 의사소통 양식에 눈높이를 맞춘다.

오늘날 자폐증은, 뇌와 자폐증에서 나타나는 행동 간에 생물학적인 연관성이 있다는 것을 인정하는 입장에 있다. Herbert (2012)는 자폐증이 '몸 전체'(p.7), 마음과 뇌와 관련이 있다고 본다. Miller 외(2015)는 '과정을 기반으로' 관계적이면서 다감각적으로 개입하는 것이 아동의 관계형성을 돕고 아동이 더 잘 통제하도록 하는 데 어떻게 도움이 되는지 논의했다(p.153). Grandin (Grandin & Scariano, 2005)은 "저는 촉각이 지나치게 예민했었어요…하지만 저의 동적 감각은 학습을 위해서라면 활짝 열려 있었죠"(p.151)라고 설명한다. 개개인의 감각적인 선호도가 파악되었을 때, 반응성이 뛰어나고 유연한 재료로 작업하는 것과 그 과정은 아이의 유연성을 기르며, 새로운 재료로 탐색하는 것은 표현력의 향상으로 이어질 수 있다. 한 아이는 이전에 자신이 터뜨렸던 뽁뽁이에다가 짙은 색의 얼룩진 빨강 물감을 뒤덮으면서 "피처럼 보여요!"라며 신나게 외쳤다. 그림을 계속 그려나가면서 물감을 칠하는 속도가 느려졌고, 다른 색을 더 칠하기도 했으며, 더 차분하게 호흡하면서 그림을 그리는 행위뿐 아니라 그 이미지에도 집중하게 되었다. 그의 제스처와 색은 이 단순한 판화지를 바꿔놓았으며, 색이 변하면서 '무지개'가 나타나자 그는 더욱 편안해 보였다.

미술치료는 자폐증에서 관찰되기도 하는 시각적인 강점을 기반으로 하지만, 치료사들은 시각적인 것이 주가 아닌 예술 창작의 감각적인 측면에도 촉을 세워야 한다. Burri (Vecchi & Giudici, 2004)는 미술에 반응을 보이는 아이들을 관찰하면서 "우리는 눈의 망막으로도 현실을 경험하지만 피부의 모공을 통해서도, 그리고 온몸을 통해서도 현실을 경험한다"(p.33)라고 언급했다. 그가 설명한 경험, 즉 몸과 감각을 매개로 시각적인 세상을 받아들이는 것은 우리가 치료상황에서 미술을 창작하고 함께 나눌때도 존재한다.

예술 제작 과정을 통해 아이들은 즐겁고 통합적인 감각 활동에 노출되어 즐거움의 범위를 넓히고 심지어는 스스로를 조절할 수 있게 된다. Hinz (2009)는 아이가 '붓에 묻은 색을 흐리게 하는 것처럼 감각적인 재료를 사용하고 나면 그 결과 새로운 무언가(편안한 상태)를 이끌어낼 수 있기 때문에'(p.7) 이러한 평온한 내면 상태로의 전환을 경험하는 것 자체가 창의적인 행위라고 언급한다. Schweizer 외(2014)는 자폐증이 있는 아동을 위해 '다양한 재료와 표현의 기회를 제공하여 다양한 운동감각적, 창의적, 감각적 수단으로 의사소통할 수 있게 하는 것'(p.14)이 중요하다고 보았다. Prizant (2015)는 '재료의 느낌과 재료에 대한 이해 및 의사소통의 조화에서 파생되는 기쁨이 자폐증을 지닌 아동들에게 어떻게 나타날 수 있는지'(p.36)를 설명한다.

Kranowitz (2006, 2018)는 처리 능력에 차이가 있는 '감각적인 아동'의 욕구에 대해 논의하면서 이러한 아이들은 몰입이나 거부와 같은 그들의 모든 고유한 특성을 지닌 재료를 **느껴야** 한다고 강조한다. 크라노비츠(Kranowitz)는 '감각에 대한 욕구가 높은 아이들이 촉각에 지나치게 민감해지면 만지거나 만져지는 것이나 지저분한 놀이는 피할 것이다 … 하지만, 그 아이들이 촉각에 대한 반응이 낮아지게 되면 만지거나 만지는 것을 갈망하게 될 것이다. 이런 아이들은 자신의 팔에 핑거페인팅을 할 것이다!'(2018)라고 설명하고 있다. 이 아이들이나 청소년이 가장 많이 반응하는 재료는 감각적인 민감성에 의해 전달된다. 예를 들어, 보그다시나(Bogdashina)가 지적했듯이, 아이가 감각적인 것을 얻고자 할 때는 '촉각을 자극하는 다양한 사물과 상호작용하기를 갈망한다'(Darewych, 2018, p.318). 더 많은 감각 자극을 거부하는 다른 아이들은 조용히 작업하는 것을 선호하거나 질감이나 향이 있는 재료를 거부할 수 있다. Bogdashina (2016)가 관찰한 바와 같이, 자폐증의 감각 및 지각 세계는 독특하다. 그녀는 "자폐증이 있는 사람들도 신경전형인과 동일한 물리적 세계에서 살아가고 동일한 '원 재료'를 다루지만, 그들이 지각하는 세계는 비자폐 당사자들과는 현저하게 다른 것으로 밝혀졌다"(p.55)라고 제시한다. 그랜딘이 자폐증을 지닌 사람들에 대해 설명했듯이, 감각적 선호도와 민감성은 '자폐 경험의 핵심'이다(Silberman, 2015, p.425). 따라서 미술 재료와 미술 제작 과정이 갖는 감각적이고 지각적인 요소는 모든 발달 수준상의 치료에서 중요하게 고려된다.

감정 조절에 대한 어려움은 경험, 미술 재료, 또는 이러한 활동을 보여주거나 참여하는 다른 이들에 대한 자폐증적 아이들의 반응에 영향을 미칠 수도 있다. 자신이 하는 일에 주의를 집중하고 다른 사람이 요구하는 반응을 애써서 하느라 과도한 자극을 받는 아이들은 혼란과 두려움을 느낄 수도 있으며, 눈에 띄게 불안해하거나 자신을 진정시키는 행동을 하며 움츠러들 수 있다. 또한 아이들은 소리, 냄새, 질감, 또는 다른 사람이나 특정 사물의 존재 등 환경 자극에 극도로 민감하게 반응할 수 있다. 그들의 감각 반응은 너무 예민하고 불편해서 방향 감각을 완전히 잃을 수도 있다. 이러한 상황에서는 공간이나 활동을 공유하는 것조차 어려워할 수 있으며, 심지어는 Henley (1992)가 자폐증적 아동과 작업실에서 작업할 때 관찰한 바와 같이 '같은 곳을 보는 것'(p.70) 조차 어려울 수 있다.

언어보다는 시각적으로 표현하는 것을 강점으로 지닌 아이들에게는 의사소통이 지닌 사회적 실용주의가 어리둥절하게 느껴져서 상호간에 만족스러운 관계를 형성한다는 것이 어려울 수 있다. 미술 제작은 아이들에게 미술을 만들고 공유하면서 소통할 수 있는 기회를 제공할 뿐만 아니라, 자신이 만든 것에 대해 이야기하거나, 말하지 않고도 소통할 수 있는 기회를 제공한다. 이러한 의사소통 과정은 아동을 호혜적이고 관계적인 과정에 참여시키는데, Prizant (2006)는 이를 사회적 의사소통이라고 부른다. 사회적 의사소통에서는 상호 만족하에 공유 활동에 참여하는 능력과 이에 대해 소통하는 능력이 포함된다. 사회적 의사소통에 필요한 기술 중에는 공동 관심 능력과 상징적인 행동이 있다. 이러한 기술들은 아이들이 활동과 재료에 집중하고 상징적으로 소통할 수 있는 미술 작업을 통해 강화되는 것들이다. Wetherby와 Prizant (2000)는 사회적 의사소통이

다양한 방식으로 아이의 성장 능력을 지원하는 방법을 설명하면서, 아이들이 다른 사람들과 더 편안하게 소통할 때 자신의 의도와 감정을 더 충분히 공유할 수 있다고 말한다. 그러고나면, 아이들의 생각, 의도 및 감정은 예술과 놀이를 통해 전달될 수 있다. 자폐 성향이 있는 사람들 개개인을 지원하기 위한 개별화된 SCERTS 모델은 사회적 의사소통과 정서 조절의 상호 관계에 주의를 기울이며 정서적이고 의사소통적인 것뿐 아니라 신체적이고 감각적인 '교류 지원'(Wetherby & Prizant, 2000)을 통해 이러한 치료 목표를 촉진한다. 자폐증이 있는 아동 및 청소년에게 미술, 놀이 또는 다른 표현적인 접근법을 사용할 때 치료사는 탐색, 표현 및 의사소통을 참작하여 스트레스, 불안 및 대처방안을 지원해주고 이와 더불어 환경이나 재료를 변경할 수도 있다.

Goucher (2012, p.296)가 설명했듯이, 치료사들이 '공유된 창의적 경험을 통해 상징을 만들어내고 아이디어를 더 잘 전달하기 위해 협력할 때' 비로소 미술 제작은 자폐증에서 볼 수 있는 강점을 토대로 이루어질 수 있다. 그리고 Rubin (2005)이 설명한 것처럼, 이러한 의사소통은 미술 제작이 관계적인 맥락에서 탐색되면서 드러나는 발달 과정이다. Gray (2002)는 공유되고 의미 있는 활동을 통해 자폐증적 아이들이 '호혜적인 사회적 의사소통의 다채로운 춤사위'(p.4)에 더 온전하게 빠져든다고 설명했다. 미술 작업을 하면서 우리는 미술 재료와도 관계를 맺는 것이다. Moon (B. Moon, 2008)은 이러한 관계가 미술치료 과정에서도 얼마나 중요한지에 대해 "미술치료에서는 촉각적, 시각적, 절차상의 경험과 같은 다양한 경험들이 동시적으로 일어난다. 미술치료의 치료적인 측면은 관계와 경험의 교차점에서 일어난다."(p.117)라고 설명하고 있다.

McNiff (1995)가 제안한 바와 같이, 재료는 무언가를 떠올리게 한다. 이는 감각적 반응, 정서적 반응 또는 이미지의 창작 등 어떤 반응을 불러일으키든 마찬가지다. Dolphin (2014)은 재료가 지닌 고유한 잠재력이 의사소통, 창작, 그리고 관계성의 다양한 가능성을 제공하는 데 있어 본질적으로 얼마나 중요한지 논의했다. 비구조화된 재료와 천연 재료들 모두 자유롭게 변형할 수 있고 즉흥적으로 다룰 수 있다. 미술 작업은 시각적인 경험뿐만 아니라 촉각적인 경험이기도 하다. 아이들이 미술품의 제작 과정을 탐색하거나 탐색을 꺼릴 때 촉각적이고 공간적인 어려움이 발생할 수 있다. Vecchi (2010)는 그림을 처음 접하는 아동이 '크고 새하얀 종이를 마주한 채 처음으로 붓질을 하며…이 텅 빈 미지의 공간과 맺는 관계'(p.110)를 어떻게 다루어야 하는지에 관해 설명했다. 미술 제작은 자폐증적 아동을 위한 매우 흥미로운 '교차로'가 되어가며, Martin (2009)이 설명한 바와 같이, "강점(시각적 학습자, 감각적 관심사)과 결점(상상력, 감각 조절의 필요성)이 합쳐지는 활동이기 때문이다."(p.28). 예를 들어, 물감을 탐색하는 아이는 흥분하거나 두려움을 느낄지도 모른다. 자폐증이 있는 아동을 대상으로 한 연구는 아니지만, Vecchi (2010)는 재료에 대한 몰입과 두려움 사이에 놓인 이러한 균형을 포착한 바 있다. 그녀는 "3세 아동이 종이 위에서 재료와 물감을 다루다가 손으로 재료를 다루는 것은, 어떤 아이들에게는 방해가 되기도 하고 원치 않는 작업이 될 수도 있는데, 이렇게 손에 묻은 물감이나 재료를 씻어낼 수 있고 손이 원래 상태로 돌아갈 수 있다고 확신을 줄 필요가 있다."(p.110)라고 설명한다. 아이들은 안심하면서 미술 작업을 하고 싶어 한다. 아이들은 자신이 선택한 색이 '지저분한' 것이 아니라 표현력이 풍부하고 아름답다는 것을 알고 싶어 한다. 물감이 흐르고, 섞이고, 변할 뿐만 아니라 자신의 공간과 이미지를 자신이 만든다는 사실을 안다는 것은 놀라운 일이다. 아이들은 그림을 그리는 경험이 전적으로 자기 통제하에 있지는 않더라도 즐거울 수 있다고 느껴야 한다.

　치료에서 미술 재료를 사용할 때는 치료적인 관계의 맥락 안에서 재료를 고려해야 한다. 아이들은 이러한 관계적인 지원을 통해 재료를 다루는 과정을 신뢰하는 법을 배운다. 또한, 아이들은 관계 안에서 그들의 창작 과정과 자신의 창작물로 소통하는 방법을 배우기도 한다. 의사소통이 가능한 언어를 구현하기 위해 재료를 활용하는 것은 Wadeson (1987)이 언급한 미적 선택, 즉 개인의 욕구와 개인이 만든 이미지의 고유한 의미를 고려한 개인의 선택을 필요로 한다.

재료의 속성

　미술치료사들은 종종 재료와 매체가 미술 제작 과정에 어떤 영향을 미치는가에 따라 재료를 정의하기도 한다(Lusebrink, 1990). 유동적인 매체는 감정을 불러일으키는 것으로 구분되거나, 단단한 매체는 창작 행위 중에 내부 구조를 일깨워주는 것으로 구분되기도 한다. Kagin과 Lusebrink (1978)는 재료를 유연한 것에서부터 저항적인 것까지 분류한 다음 재료가 어떻게 이미지와 정서에 영향을 미치는가에 대해 논의했다. 일반적으로 '유동적인 매체는 감정적인 반응을 끌어내고 저항적인 매체는 인지적인 반응을 불러일으킬 가능성이 높다'(p.32). Martin (2009)은 자폐 스펙트럼 아동의 감각통합과 관련하여 재료가 지닌 이러한 속성을 논의하면서, 재료는 마음을 끌어당기되 압도적이지 않은 방식으로 선택되거나 제시되어야 한다고 지적한다. 어린이와 청소년은 재료를 다루는 자기만의 방식, 그리고 재료와 자신의 관계를 찾을지도 모른다. Orbach (2020)가 경고한 바와 같이, 치료사는 스스로 아동과 재료의 관계를 '관찰하고, 궁금해하고, 억압하지 않아야 한다'(p.14). Bogdashina (2016)가 설명한 것처럼 미술 제작을 위한 환경은 안전하다고 느껴져야 하며, 치료사들도 아동과 마찬가지로 '동일한 감각 세계에서 움직이려고'(p.235) 노력하여 아동이 선택권을 갖고 연결감을 느낄 수 있게 해야 한다.

　자폐증을 지닌 사람들의 경우 재료에 대한 감각 반응은 개별적인 처리 및 지각 방식과 관련이 있다. Grandin (2016)은 재료에 대해 개인이 반응을 보이는 방식과 동일하게 세상에 대해 다양하게 반응하는 방식을 논의했다. 그녀가 논의한 처리의 범주란 시각 처리, 청각 처리, 접촉 및 촉각 민감도와 후각 민감도이며, 이러한 모든 것들은 개인이 특정 재료를 쾌로 경험하는 방식과 관련이 있을 수 있다(위의 책, 1238). Bogdashina (2016)는 "어떻게 아이들이 각 감각 채널을 통해 세상을 경험하는 방식과 보고, 듣고, 느끼는 것을 해석하는지 어른들이 알아야 한다"(p.116)라고 제안한다.

　아이들은 재료에 대한 호불호가 강하다. 단단한 재료로 입체 작품 만들기를 좋아하던 한 여자아이는 내 작업 선반에 있던 바구니를 뒤적거리며 "제가 골판지를 좋아하는 줄 어떻게 아셨어요?"라고 외쳤다. 물론 그녀는 골판지를 오리거나 찢는 과정, 판지의 질감, 심지어 찢어지는 소리까지 즐겼다. 그녀는 골판지를 찢을 때 나는 은은한 냄새조차도 좋아했다. 밀랍이나 콩 왁스로 만들어져 부드럽게 발라지는 크레용만 좋아하는 아이들도 있고, 뾰족한 마커만 좋아하는 아이들도 있다. 아이들은 이렇게 자신이 신중하게 고른 재료를 사용하여 자기가 상상했던 것을 실제로 구현해 낸다. Treffert (2013)는 자폐 스펙트럼에 있는 사람들과 함께 미술 작업을 할 때 치료사들이 종종 '다양한 감각

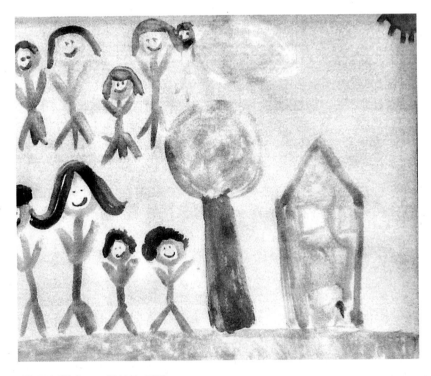

그림 13.1 빛(glowing)이 나는 가족

자극에 대한 비범한 민감성, 뛰어난 시각적 기억력… 그리고 '그림 사전'으로 불려 온 타고난 접근법과 일맥상통하는 능력'을 발견한다고 본다(Treffert, 2013). 한 어린 소녀는 자신의 가족 초상화에 칠할 물감을 선택하면서 이러한 민감성을 활용하기도 했다. 그녀의 그림 양식은 매우 단순했지만, 펄이 반짝이는 물감을 선택하여 자신뿐만 아니라 치료사도 느꼈을 수 있는 온가족의 빛을 표현했다. 그녀는 자신의 가족 구성원도 표현하고 자신에게 가족이 얼마나 중요한지도 모두 표현할 수 있었다. 이 그림을 작업하면서 이야기는 그녀의 가족 구성원으로 흘러갔고, 가족들이 모두 얼마나 다른지, 그리고 그녀에게 얼마나 특별한 존재인가를 이야기하게 되었다.

물감과 같은 전통적인 미술 재료는 심상 표현을 위한 감각적인 참여와 신체적인 제스처를 모두 필요로 한다. 디지털 매체는 개인에게 의미 있는 시각적 이미지에 접근하고 창작이 가능한 대안방식을 제공하여, 자폐증이 있는 이들에게도 매우 매력적으로 다가갈 수 있다. 나와 함께 작업한 많은 아이들은 나의 미술실에 있는 전통적인 평면재료와 입체 재료 사용을 좋아하면서도 자신의 관심사와 독창적인 이야기를 주제로 애니메이션과 동영상을 제작하고 공유하는 것을 즐겼다. 더 많은 감각적인 참여가 필요한데

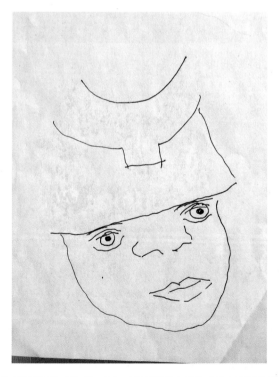

그림 13.2 컴퓨터 화면에 있는 얼굴을 따라 그린 아이의 초상화: "제가 경관이 되게 해 주세요"

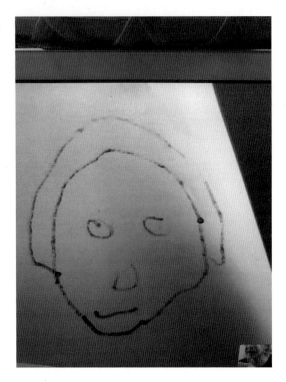

그림 13.3 아이가 컴퓨터 화면에 있는 치료사의 얼굴을 따라 그린 초상화

재료를 불편해할 때 디지털공정을 활용하면 감각 민감도가 높은 개개인을 작업에 참여시킬 수 있다. 자폐증적인 아동이나 청소년을 대상으로 하는 가상 원격 놀이나 미술치료는 디지털 공정을 탐색하고 디지털 매체에 대한 아이들의 흥미를 이끌어내는 것이 꼭 필요하다. 코로나19 팬데믹 기간 동안 아이들과 나는 디지털로 공유하는 놀이와 그림 그리기, 디지털 이미지 만들기, 그리고 이 두 가지를 혼용한 작업을 모두 시행해보았다. 우리는 손으로 직접 그림을 그리고 디지털로 소통하고, 화면 속 상대방의 이미지를 따라 그리면서 서로의 초상화를 만들고, 주제나 예술가의 요구에 따라 그림을 장식하기도 했다. 아이들은 미니언즈, 우주 탐험가, 또는 메이저리그 야구 선수가 되어 그들이 살아가는 사회적 세계뿐 아니라 자신의 디지털 세계에 존재하는 인물로 치료사를 표현했다.

  Darewych (2018)는 대면 치료에서 그림 그리기 앱을 사용하는 것이 여전히 중요한 경험 및 관계와 연결되고 치료 세션 내에서 의사소통을 가능케 하는 안전한 작품제작 방법 중 하나라는 것을 발견했다. 빠른 반응을 보이면서 유연한 재료로 작업하는 것은 유연성과 탐색하기를 촉진할 수 있지만, 모든 재료로 작업하는 주된 목표는 표현력과 의사소통을 향상하기 위한 것이다. 재료에 대한 몰입과 편안한 표현 사이에서 균형을 잡는 것은 사용되는 재료의 성격에 관계없이 치료에서 예술을 창작하는 데 있어 꼭 필요하다.

다양한 재료는 다른 느낌과 다른 가능성을 드러낸다. 드로잉, 페인팅, 또는 점토 만들기를 통해 진정 효과나 활력을 얻을 수 있지만, 자폐증이 있는 아동이나 청소년들이 늘 그렇게 할 수 있는 것은 아니다. 치료사들은 항상 아이들 개개인의 주기와 관심사를 존중해야 하며, 그 아이를 만나지 못했다면 생각하지 못했을 거라는 방식으로 유연하게 반응해야 한다. 예술의 창작과정이 많은 아동청소년들에게 감각적인 욕구를 충족시키기도 하지만, 되려어 감각적으로 어렵게 할 수도 있다. 치료사들은 아동이나 청소년, 그리고 재료에 대해 모두 알아야 하며, 그들에게 제공할 재료를 신중하게 선택해야 한다. 치료사는 재료를 탐색할 수 있게 도와주는 존재다. 이러한 재료들을 같이 사용함으로써 작품들은 그들의 관심사, 생각 및 감정의 표현물이 되어 간다. 가장 중요한 것은 치료사의 이러한 존재감이 치료 관계를 도와 성장과 변화를 가능하게 하고 개개인의 선호도와 주기를 맞춰줄 수 있다는 점이다. Hosseini (2012)는 자폐증을 지닌 예술가들의 작품을 조사하면서 "자르고, 찢고, 색을 섞고, 막대기와 기타 재료를 자신의 작업물에 넣으려는 강렬한 욕구로 인해 자폐 스펙트럼에 속하는 개개인은 자기만의 독특한 예술 형태, 자신이 선호하는 예술 형태로 자연스럽게 이끌리게 된다"(p.10)는 사실을 관찰했다. 그들에게 내재한 표현적인 특성을 발견하기 위해 재료를 가지고 작업하고, 미술을 통해 개인적인 주제를 발전시키는 것은 아이들의 소통, 자기조절, 자기인식을 돕는 치료적인 과정들이다. Mullin (2015)이 제안한 바와 같이, 이미지를 만들고 공유하는 것은 개개인의 인식과 예술 제작의 감각적이고 물리적인 과정을 통해 세상에 참여하고 세상을 '필터링'(p.16)하는 데 도움이 된다.

발달 과정과 표현치료연속성(ETC)

ETC가 지닌 개별 수준에는 명확한 기능이 있다고 보는데, 움직임은 이러한 수준을 거치면서 더 큰 표현력을 키우고 자아의 확장을 돕는다. Moon (C. Moon, 2010)이 언급했듯이, "미술치료사는 각각의 발달 수준에서 다양한 재료들이 어떻게 구체적인 표현을 돕는지 탐색한다"(p.40). 그리고 Robbins와 Sibley (1976)는 ETC에 '재료의 심리학이 존재하며, 각각의 재료가 사용자에게서 독창적인 반응을 활성화하는 능력을 지녔다'(p.136)라고 본다. 아이들을 주의 깊게 관찰하다 보면 Vecchi (2010)가 묘사한 "아이와 재료가 함께 대화하는 것"(p.33)을 볼 수 있다. 치료사들은 다양한 재료와 작업과정을 통해 자폐증이 있는 아동·청소년에게 꼭 필요한 대화를 지원하여 즐겁고 유쾌한 방식으로 미술 제작의 경험을 넓혀나가게 한다.

Lusebrink (2016)는 연속선상의 다양한 수준에 대해, 뇌의 양측 반구가 통합적이면서 발달 기반적인 방식으로 관여한다고 설명한다. 어린이든 성인이든 예술을 작업하는 사람들은 재료의 사용과 이미지 창작을 통해 보다 '통합적으로 기능하게 된다'(p.61). 루즈브링크는 연속선상의 모든 수준에서 창의적인 경험이 가능하다고 말한다.

연속성의 기본적인 동적/감각적 수준에서 아이들은 공간 안에서 스스로 움직임을 경험해 보아야 재료의 흔적을 남기거나 이미지를 창작할 준비가 된다. 발달상 이 수준은 율동적이고 촉각적이며 감각적인 경험을 하는 전-언어적 단계에 있다. 어린 아이들은 재료를 다루는 데 있어서 많은 연습이 필요하다. 처음에는 일부러 마크 메이킹을 하지 않을 수도 있지만, 종이를 두드리거나 마커를 종이에 대고 뛰어다니다가 자신이 흔적을 남겼다는 사실을 알고는 도리어 기뻐할 수도 있다.

자폐증적 아동을 대상으로 한 Miller (1989)의 관찰에서와 같이, 이들은 '신체 동작을 의도적으로 종이에 표시하는 것'(p.302)을 통해 학습에 대한 만족감을 느낄 수 있다. 재료는 아이들이 자신이 만든 흔적에서 자기가 움직였다는 것을 볼 수 있을 만큼 충분히 반응적인 것이어야 한다. 밀러(Miller)가 자폐증 아이들을 위해 사용하는 방법처럼, 벽에다가 종이를 넓게 펼쳐 놓으면 아이들이 그리기 도구를 들고 걷거나 뛰었을 때 나타나는 흔적을 볼 수 있게 된다. 여기에서는 재료가 지닌 미묘한 차이가 중요하다. 밀러의 접근법으로 작업한 한 치료사는 "나는 압력에 매우 잘 반응하는 마커를 사용하여 조금만 힘을 가해도 종이에 큰 흔적이 남도록 했다."(p.309)라고 보고했다.

찰흙을 두드리거나 종이를 찢는 등의 운동감각적인 경험은 활력을 불어넣을 수 있다. 또한, 조용하게 물감을 퍼뜨리거나 역동적인 방식으로 그림을 그리거나 판화를 통해 모양을 반복적으로 찍어내는 것을 차분하게 되풀이할 수도 있다. 이렇게 만들어진 리듬은 동반(entrainment)[1](Kossak, 2015; Hinz, 2009)을 만들어낼 수도 있으며, 이렇게 긴장을 완화하고 편안하게 해 주는 내적 리듬감과 같은 동시적인 리듬은 자폐증에 특히 중요한 의미를 갖는다.

극심한 감각 장애가 있는 아동(Gabriels, 2003)의 경우, 감각을 통한 조절이 치료의 쟁점이 될 수 있다. 재료의 감각적 특성, 특히 점토나 물감처럼 반응성이 높은 재료는 진정과 집중에 도움이 될 수 있다. 자폐증적 아이들도 미술 작업을 통해 다루기가 쉬우면서 즐거운 감각 수준을 경험할 수 있다. Evans와 Dubowski(2001)는 미술치료에서 미술

---

1) 역주: 유기체의 리듬이 환경의 리듬 및 흐름에 맞춰져 함께 가는 과정을 의미함.

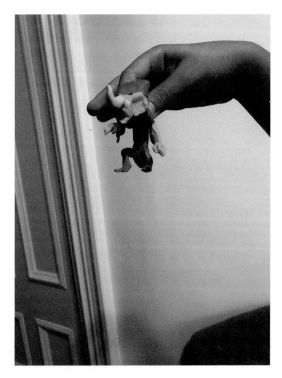

그림 13.4 자연 건조 점토로 만든 말하는 생명체

제작 과정이 갖는 이러한 합리적인 요소를 치료적 관계의 근간으로 활용할 것을 논한 바 있다. 연속성 중 동적/감각적 수준은 그러한 자폐증에 특히 중요한 의미가 되어준다. Bogdashina (2016)는 '감각 경험의 질적 특성'(p.58)은 늘 개인마다 다르며, 모든 발달 단계에서 여전히 존재하고 중요하다고 설명한다.

감각적 수준에서 재료를 탐색하다 보면 이미지를 창작하는 수준으로 발전할 수 있다. Lusebrink (2016)는 재료를 활용한 단순한 동적 표현이 에너지의 변화를 드러낼 뿐만 아니라 심상화의 시작을 예견할 수 있다고 보았다. 그리고 Hinz (2009)가 논의한 바와 같이, 감각 자극으로 인해 발생하는 '창발적 기능(emergent function)'[2]은 창작하는 동안 일어나는 정서를 더 많이 인식하게 한다. 가령, Lusebrink (2016)가 제시한 바와 같이,

---

2) 역주: 개별 요소에서는 나타나지 않다가, 수많은 요소들이 모였을 때만 실현되는 속성, 현상 및 기능을 의미함.

움직임의 속도를 늦추면 감각에 집중하고 감각에 대해 소통하는 능력이 향상될 수 있다. 한 어린 청소년은 움직이는 생명체를 만드는 것을 좋아했다. 그는 점토 작업을 시도하면서 그가 갖고 있던 야수와 새 인형들의 다양한 신체 부위를 서로 복잡하게 연결시킬 방안을 찾았다. 이 생명체들의 세부표현은 놀라웠으며 보기에도 아름다웠지만, 움직이는 감각은 그의 성에 차지 않았다. 그는 생명체들의 움직임을 탐색하는 과정에서 자신이 만든 모든 창작물을 수용할 수 있었고 자신의 속도도 늦출 수 있었다. 그런 다음 그는 놀랍도록 빠르게 종이에 색을 칠해 날아다니는 새 한 마리를 만들었는데, 이 새는 세심하게 표현한 점토 생명체에 비하면 세부 묘사가 다소 떨어지긴 했지만, 날쎄고 우아하게 움직이면서 움직임에 대한 그의 욕구와 상상력을 충족시켜 주었다.

그러나 Martin (2009)이 설명한 바와 같이(p.71), 아이들은 때때로 자신의 감각 상태를 진정시키기보다는 감각 상태와 '일치하는' 재료에 끌리기도 하는데, 이러한 재료를 지나치게 많이 사용하면 조절 장애가 발생할 수 있다. Van Lith 외(2017)는 자폐증이 있는 아동을 위한 ETC에서 '하향식'(p.82)으로 작업하는 것이 때로는 적절한 방법이 될 수 있다고 논한다. 아이가 할 수 있는 가장 높은 수준부터 시작하면 새로운 기술의 통합을 받아들이고 도울 수 있다. 또한 이 접근법은 아이가 친숙함과 숙달감을 더 많이 느끼게 하는 재료와 감각적 경험으로 시작함으로써 발달상의 격차를 해소할 수도 있다. 내가 함께 작업한 많은 아이가 초반에는 검은색 크레파스나 가느다란 사인펜을 사용하고 싶어하는데, 이러한 재료들은 재료의 농도와 완성된 이미지의 선명도를 모두 조절해주는 감각을 제공한다. 이렇게 자폐증에 특화된 작업 방식은 Van Lith 외(2017)가 지적한 바와 같이, 치료 관계를 구축하는 과정에서 재료와 미술 제작의 중요성을 민감하게 받아들이도록 한다.

> ETC는 상향식으로 진행되는 경우가 많기는 하지만, 연속성 모델은 하향식, 상향식, 그리고 유동적인 접근 방식에 대한 유연성을 갖고 있다. ETC를 통한 하향식 접근 방식은 … ASD를 지닌 개개인의 발달 과정에서 발생하는 격차를 조절해 준다.
>
> p.82

ETC는 이를 위해 처음에는 마커와 같은 구조화된 재료를 사용한 후 유동적이거나 손에 묻는 재료로 넘어갈 것을 제안하는데, 자폐증이 있는 아동은 처음에는 작업을 거부하거나 심지어 부담스러워할 수도 있다. 마커나 연필로 시작하는 것을 더 편안하게 느끼는 일부 아이들은 그림에서 색을 전혀 사용하지 않을 수도 있다. 자신이 좋아하는 이미지나 주제를 마음에 들게 제대로 그릴 수 있다는 것을 알게 되면, 새로운 재료, 작업 과정, 놀이적인 접근법을 더 거리낌 없이 실행해볼 수 있다.

그림 재료를 능숙하게 다루던 한 청소년 여자아이는 자신이 통제할 수 있는 친숙한 재료들을 선호했다. 그녀는 연필로 인상적인 자화상을 그려서 자신이 강조하고자 하는 특징들을 성공적으로 공유했으며, 재료는 그녀가 갖고 있던 이러한 면들을 되돌아보게 했다. 처음에 그녀는 젖은 종이에 수채화로 그림 그리는 것을 두려워했지만 나중에는 보람을 느꼈다. 그녀는 물감이 흐르는 것을 느끼고 보는 것뿐만 아니라 풍경을 하나의 이미지로 만들어냈다는 것에 만족감도 느꼈다. 그녀의 그림은 자신이 즐겨 찾던 장소의 느낌을 전해 주었으며, 작업을 다시 들여다보았을 때는 평온감을 안겨주었다. 그녀의 경험은 유동적이고 통합적인 접근 방식으로 연속선상의 다양한 단계를 넘나드는 하나의 예시가 된다. 그녀는 감각적으로 운동감각의 발달수준을 훨씬 뛰어넘었지만, 더 유동적이고 통제하기 어려운 재료를 사용함으로써 많은 이점을 얻을 수 있었고, 이것을 가능하게 한 매우 다양한 이미지들을 감상할 수 있었다.

보람과 좌절감을 동시에 느낄 수 있는 또 다른 재료로는 점토가 있다. 점토는 형태를 만드는 것이므로 우리의 움직임을 필요로 한다. 점토에는 신체적인 에너지, 그리고 때로는 작업하기 위한 도구도 필요하다. 아이와 함께 찰흙을 만지거나 아이가 만든 피규어와 상호작용하는 치료사와의 교감을 통해 아이는 창작 과정이나 치료사와의 유대감을 적당히 느낄 수 있다. Henley (2018)는 산만하거나 극도로 활동적인 아이들이 치료사 또는 집단 내의 다른 아이들과 의사소통할 수 있을 만큼 충분히 집중하는 데 있어 '손으로 직접 만지기'(p.22)가 어떻게 아이들을 돕는지를 설명한다. 점토 작업에 내재한 지속적인 움직임과 점진적인 변화는 몇몇 아이들에게는 주의를 집중시키고 지속적인 초점 맞추기를 가능하게 하면서 유쾌함과도 연결될 수도 있다.

어떤 날 어떤 아이들에게는 점토가 유난히 어렵거나 부담스럽게 느껴질 수 있다. 나의 미술용 작업대에는 나무로 된 작은 용기가 두 개 있는데, 한 용기는 합성 모래로 채워져 있고 다른 용기는 매우 부드럽고 푹신한 하얀 눈같은 '경량점토(floof, 역주: 천사 점토로도 불림)'로 채워져 있다. 때때로 아이들은 손으로 직접 만지기 위해 이러한 재료 중 하나를 고르기도 하고 재료가 움직이거나 용기 안으로 다시 떨어지는 것을 관찰하기도 한다. 또는 원래 만들려던 것과 다르게 '모래성'이나 '눈덩이'를 만들거나 작은 집처럼 더 복잡한 형태를 만들려고 시도할 수도 있다. 이러한 재료들로 형태를 만들려면 최소한의 손의 힘, 집중력과 시간이 필요하다. 때때로 아이들은 자신이 만든 것을 가지고 놀고 싶어 하기도 하고, 때로는 차분하면서 만족스러운 감각 탐색에 머물고 싶어하기도 한다. 아이들이 편안함을 느끼게 되면, 더 오래 보존되는 이미지를 만들기 위해 점토처럼 잘 변하지 않는 재료를 사용하려고 한다. 전환에 대한 아이들의 이러한 노력은 색칠과 보관이 가능하면서 자신이 만들고자 한 모습에 더 가깝게 변경할 수 있는 더 영구적인 형상으로 보상받을 것이다.

Martin (2009)이 관찰한 바와 같이 운동감각의 과정은 흥미롭고 매력적이지만, 자폐증이 있는 아동이나 청소년의 경우 재료를 반복적으로 탐색하거나 사용하면 '고착화'될 수도 있다. 그러면 재현적인 작업으로 넘어가는 것이 어렵게 되고, 때로는 의사 소통을 위해 하는 어떤 작업이든 어려워질 수가 있다. 그렇기 때문에 감각적인 재료로 살펴보려면 적절한 시점에 난화를 발달 과정의 하나로 안내하고 지원해야 하는 경우도 종종 있다. '난화 쫓기(scribble chase)'(Hinz, 2009; Malchiodi, 2003; Malchiodi & Crenshaw, 2014)는 치료사가 먼저 그리기 시작하는 난화 기반의 상호 작용 과정이다. 치료사나 부모가 아이들과 함께 선을 그리기 시작하면 난화는 점점 놀이가 되어 가고, 아이에 의해 '쫓기는' 선들이 그려지게 된다. 단순하기는 해도, 난화를 그리는 동안 관계적으로는 많은 일들이 일어나게 된다. Malchiodi (2011)가 설명한 것처럼, 난화 쫓기를 하는 동안 상대방의 움직임, 흔적과 존재를 인식하는 것은 상대방과의 조율뿐 아니라 아이의 유연성에도 도움이 된다. 치료사의 선을 따라 그리기만 하면 되므로 작업을 머뭇거리는 아이들도 이 공유된 드로잉에 쉽게 참여할 수 있다. 아이들은 그저 색을 고르기만 하면 된다. 어른과 아이는 상대방의 움직임을 따라 공유된 리듬 속으로 빠져들게 되며, 그들은 그 안에서 상대방에 따른 자신을 볼 수도 있고 느낄 수도 있다. Osborne (2017)은 이러한 상호작용 과정을 말하지 않고도 서로 연결될 수 있는 '리듬의 창'(p.17)이라고 설명한다.

가족 세션에서 난화 쫓기 게임을 하게 되면, 많은 아이는 자신이 리더가 되거나 치료사가 자신의 난화를 따라오거나 부모나 형제 자매가 함께 참여하는 것을 즐거워한다. 치료사를 먼저 따라가며 무엇을 해야 하는지 알고 나면 아이는 주도권을 잡을 수 있다. 난화 쫓기는 동적인 활동이긴 하지만, 구조적이면서도 명확한 것을 기대하게 하므로 아이들이 참여를 거부하는 경우는 거의 없다.

난화를 다 그리고 난 다음 할 것은 난화에서 이미지들을 찾아내 그림으로 만들어 보는 것이다. 이미지를 찾아 정교하게 만드는 동안 아이와 어른은 같이 이야기와 의미를 만들어 나간다. Athanasiou와 Kharkou (2017)가 설명한 하나의 예시처럼 역동적으로 함께 그림을 그린다는 것은 비언어적인 '근접 소통'(p.274)이 관계를 맺게 한다.

Hinz (2009)가 제시한 바와 같이, 이렇게 미술 제작과정을 함께 나누는 것은 아이가 ETC의 수준을 순차적으로 이동하는 데 도움이 된다. 움직임이라는 강력한 감각인 기본적인 동적/감각적 수준(때로는 마커나 다른 재료의 냄새를 맡는 것을 포함하여)에서의 작업은 이미지를 구분하고 정교화하면서 지각적/정서적 수준으로 발전한다. 어떤 아이들은 자신의 그림에 대해 이야기를 만들 수 있지만 그렇지 않은 아이들도 있다. 스토리텔링은 이러한 활동을 인지적/상징적 수준으로 끌어올리는데, 아이들이 항상 이런 수준으로 이동하는 것은 아니다. Hinz (2009)는 유연성을 높이기 위해 각 수준 간의 이동을 돕는 것이 중요하다고 지적한다. 나는 그 이미지들이 갖고 있는 '이야기'가 때로는 모래 위에서, 때로는 미술 작업대 위에 놓인 장난감이나 이미지를 통해 비언어적으로 펼쳐진다는 것을 알게 되었다.

신체 따라 그리기처럼 큰 규모로 신체를 활용하는 많은 형태의 운동감각적인 미술 제작은 감각적으로 편안하든, 아니면 사적 영역을 유지하는 데 필요한 개인간의 경계선이 되었든, 그들의 경계를 침범할 수도 있으므로 자폐증적 아동에게는 방해가 될 수 있다(Martin, 2009). 아이들이 이렇게 큰 규모의 작품을 편안하게 만들 수 있게 되면, 작품과 연관된 이야기를 들려주기도 한다. 큰 종이에 그림을 그리다 보면 더 '읽기' 쉬운 방식으로 느낌을 반영한 이미지가 만들어질 때도 있다.

커다란 크기의 마크 메이킹을 하는 한 가지 접근법으로는 Miller (1989)가 고안한 '대화형 창'이 있다. 이 창은 커다란 수직형의 아크릴 그림판으로, 아이와 어른 사이에 놓인다. 부모나 치료사는 아이와 함께 그림을 그리면서 서로의 움직임을 관찰하고 반응을 보인다. 어른이 만들어내는 '움직이는 그림'에서 자신이 보고 있는 것에 몰입하게 될 때, 아이는 '그 패턴이 만들어지는 것에 관심을 갖게 되고', 자신과 함께 그림을 그리는 사람에게도 더 관심을 갖게 된다(p.313). 밀러는 이렇게 공유된 그림을 그리는 경험이 관계의 성장에 어떻게 도움이 되는지에 주목했다. 그는 또한 자녀가 함께 그림을 그릴 때 부모에 대한 인식이 어떻게 바뀌는지를 관찰했는데, "이 경험은 어머니를 움직이는 그림으로 만들고… 어머니를 바라보게 만들고… 어머니에 대해 인식했던 것이 완전히 바뀌면서… 어머니를 훨씬 더 많이 바라보게 된다"(p.312-313)라고 설명한다.

연속성의 두 번째 발달 수준은 지각적/정서적 수준이다. 이 수준에서의 표현에는 말(words)이 나올 수도 있고 나오지 않을 수도 있다. 이미지가 감정적으로 충만해져서 감정을 표현할 수도 있고, 예술의 형식적인 요소에서만 감정이 드러날 수도 있고, 감정이 그냥 단순하게 나타날 수도 있다. 이 단계는 아이들이 자신이 이해한 세상을 그림으로 표현하는 단계다. 아이들의 그림은 개성적이고 표현적이며 감정이 풍부하다. 지각적인 경험을 묘사하고 함께 나누는 것은 다른 사람의 입장도 이해하기 시작하는 하나의 방법이 된다. 이 수준과 연관된 발달 단계에 있는 아이들은 형식을 사용하여 자신이 세상을 관찰하면서 느낀 경험을 묘사한다. 그림 그리기에 열중할 수 있고 시각적인 언어에 능숙한 자폐증이 있는 아동에게 그림은 의사소통의 중요한 형태가 되어간다. 지각적/정서적 수준에서 이루어지는 작업이 의미 전달을 위해 항상 말을 필요로 하는 것은 아니다. Lowenfeld (1975)가 관찰한 바와 같이, 아이들은 그림을 통해 자신이 이해한 세상을 표현한다. Martin (2009)의 설명처럼 자폐증적 아이들에게 있어서 미술을 함께 만들고 다른 사람의 작품을 관찰하는 것은 '그들의 관점을 경청하는 것과 비슷하다'(p.71).

미술치료사는 아이와 함께 그림을 그림으로써 아이가 그림을 그리는 방식과 관련된 제3의 손을 사용하게 된다. 미술치료사는 아이가 그림을 그리려는 의지와 능력 또는 새로운 재료를 사용할 발판을 마련할 수도 있다. 또한, 치료사는 "선생님이 하실 수 있는 한 가지는 가장자리를 천천히 도는 거예요"라고 내게 조언한 여덟 살짜리 자폐증적 아이처럼, 그리는 대상의 형태를 느끼기에 충분할만큼 천천히 섬세하게 그리는 방식을 배우고 있는지도 모른다.

스포츠에서 영감을 받아 진행한 우리의 놀이 '규칙'에 대해 확실하면서도 완고한 입장을 보였던 또 한명의 아이는 주로 게임 규칙을 어기던 나의 어떤 '실수'도 용납하지 않아 내가 계속 힘들었던 적이 있다. 우리의 과제 중 하나는 함께 놀 수 있는 방안을 찾고, 이 놀이에서 일어나는 일에 대한 서로의 견해와 입장을 이해하는 것이었다. 야구, 농구, 레슬링의 규칙과 통계에 대해 내가 아는 바가 그 아이보다 훨씬 부족했으므로 나는 놀이 도중 '심판 콜'을 잘못해서 그를 곤혹스럽게 하곤 했다. 그래서 나는 그가 좋아하는 활동인 트레이딩 카드를 함께 만들자고 제안했다. 그는 종종 영화 인사이드 아웃에 등장한 피규어를 가지고 놀며 모래 상자에서 스포츠를 주제로 놀기도 했다. 베이스를 달릴 차례, 슛을 던질 차례, 레슬링을 할 차례 등이 되면 그는 늘 통제불증의 '분노'를 보였다. 그가 자신의 카드에다가 농구 선수의 이미지를 매우 세밀하게 그리는 동안 나는 인사이드 아웃에 등장한 피규어를 활용하여 '감정과 레슬링'이라는 제목의 카드 시리즈를 만들기로 했다. 서로의 그림을 살펴본 후, 그는 자신이 전에 본 적도 없고 매장에서도 구할 수 없는 '새로운 카드 시리즈'를 내가 만들었다고 했다.

우리는 '분노'가 강한 만큼 경기에서 '두려움'을 어떻게 물러나게 하는지, 그리고 분노가 실리면 얼마나 비효율적일 수 있는지를 관찰했다. 우리는 예술 제작을 공유하면서 함께 한 놀이를 덜 반복적이고 더 상호적인 공간으로 나아가게 했다. 그는 자기만큼 많이 알지는 못하지만 새로운 것을 배우려고 노력하는 나의 입장을 이해하기 시작했다. 내가 만든 카드를 그가 집으로 가져가고 싶어 해서 우리는 서로 카드를 교환했다. 그로부터 얼마 지나지 않아 그는 나의 모래 상자용 컬렉션에 자신이 아끼는 레슬링 피규어 중 하나를 선물로 갖다 놓았다.

Hinz (2009)는 "내담자가 지각적인 차원에서 작업하면 자신과 자신이 속한 세상을 다르게 인식하는 것을 도울 수 있다"라고 말하며 "이미지에서 지각할 수 있는 것은 아마도 실제 삶에서 더 수월하게 파악될 수 있을 것이다"라고 지적했다(p.89). 공유에 대한 이 아이의 능력, 좌절감을 다루는 능력, 그리고 분노를 조절하는 능력은 모두 이러한 놀이와 이러한 이미지들을 사용함으로써 성장했다. 자폐증이 있는 사람의 경우 자신의 감각 경험과 마찬가지로 세상에 대한 경험도 다르게 지각한다, Bogdashina (2016)는 "자폐인은 우리와 똑같은 물리적 세계에 살고 있고, 똑같은 '원재료(raw material)'를 다루지만, 그들이 지각하는 세계는 비자폐 성향을 지닌 사람이 지각하는 세계와 현저하게 다른 것으로 밝혀졌다"(p.53)라고 설명한다. 아이들이 경험에 대해 더 열린 자세를 갖게

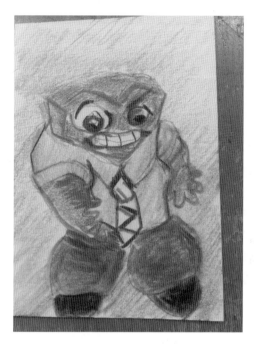

그림 13.5 치료사가 만든 예술가 트레이딩 카드: '레슬링과 감정'

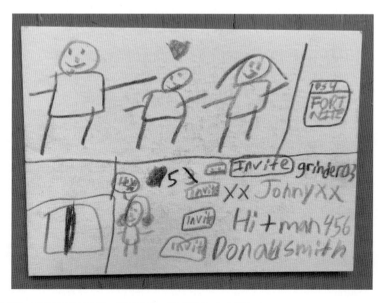

그림 13.6 아이가 레슬링하는 사람들을 그려서 만든 트레이딩 카드

하려면, 때로는 아이들이 선호하는 관심사와 이미지들을 새롭고 더 호혜적인 방식으로 다뤄줄 필요가 있다.

아이들은 미술 작업을 통해 다른 사람들의 세계와 이렇게 공유된 세계에서 자신의 입장을 더 명확하게 바라볼 수 있게 된다. 아이는 자신이 책상의자에 앉는 것이 너무 불편해서 교실에 출석하는 데 지속적인 문제를 겪었는데 한 치료사의 제안에 따라 교실에 있는 모든 아이들의 물리적인 공간을 그림으로 그리게 되었다. 그는 자신과 사이가 좋지 못했던 아이로 인해 괴로워하는 자신의 모습을 그림으로 묘사했다. 그의 허락하에 이 그림이 그의 교사들과 공유되자, 교사들은 이 아이가 얼마나 스트레스를 받았는지 (그동안의 관찰에서 놓친 부분)를 즉시 알아차렸고 변화가 일어났다. 교실에서 그의 자리를 물리적으로 바꾸게 되면서 교실이라는 사회적 환경에 대한 그의 경험도 바뀌었기 때문에 그는 학교 수업 중에 더 편안하고 더 세심하고 더 긍정적인 느낌을 받을 수 있었다.

동적/감각적 수준에서와 마찬가지로 지각적/정서적 수준에서도 이미지를 모방하거나 반복적으로 만들어내면서 아이들이 '고착화된' 것처럼 보일 수도 있다. 자폐증적 아동과 함께 작업할 때의 과제는 이렇게 아이들이 선호하는 이미지를 의식적으로 사용하여 의사소통과 유연성을 촉진하는 방식으로 작업하는 것이다. 따라서 이미지가 수반된 이야기는 아이가 자신의 경험을 공유하는 것에서 더 나아가 자신의 경험으로 소통할 수 있게 도와주므로 더 역동적으로 된다. 한 아이는 기차에 대한 이야기를 들려주면서 그림과 모래 상자 놀이를 결합했다. 그 이야기의 주제는 많은 사랑을 받은 영화에서 가져왔지만, 얼굴들은 아이가 직접 그려서 나무로 만든 기차에 붙였다. 아이는 터널 안에서 멈춰버려서 주차된 채 나오지 않으려는 엔진을 그렸다. 잠깐의 휴식을 취한 후 편안함을 느낀 엔진은 다른 사람들과 함께하고 싶다고 생각을 바꿨다. 이 이야기는 또래 친구들과 함께 행사에 참여하기를 망설이던 이 아이의 모습과 비슷했다. 아이가 만든 얼굴들은 표정이 매우 풍부했다. 아이는 이 얼굴들을 바라보고 가지고 놀면서 이 놀이에서 생겨난 감정과 맞닿을 수 있었다. 그림 그리기와 놀이를 통해 아이는 자신을 더 편안하게 느낄 수 있었고 궁금했던 활동에 참여할 방안도 생각하게 되었다.

Kramer (1979)는 치료사가 아이들을 친숙하고 편안한 이미지에서 너무 빨리 멀어지게 해서는 안 된다고 경고했다. 이는 자폐증이 있는 아동에게도 마찬가지다. 때로는 관습적이거나 심지어 고정관념적이기까지 한 이미지들은 내면의 혼돈이나 혼란에 저항하는 방어 수단을 드러낸다. 아이들이 선호하는 이미지들은 의사소통의 형성에 활용될 수 있으며, Grandin (2015)이 언급한 바와 같이 제한된 관심사를 서서히 넓혀나갈 수 있다. Hinz (2009)는 어떻게 미술치료가 '아이들의 언어적인 의사소통과 유사한 과정으로 시각적인 언어를 사용하여 내면의 경험, 생각과 감정을 구분하고 묘사하는지'(p.98)를 설명한다. 미술 작업을 창작하고 반추하는 것은 말 그대로 아이들이 감정과 경험을 더잘 인식하고 더 명확하게 볼 수 있게 한다.

연속성의 세 번째 수준인 인지적/상징적 수준은 보다 추상적으로 사고하고 개개인의 경험 외의 경험을 의미 있게 이해하는 능력에 해당한다. 이 수준의 예술 제작 과정에는 더 많은 계획이 따르고 작품 이면에는 더 많은 의도가 담겨 있다. 아동, 특히 청소년은 이 단계에서 자신의 경험을 시각적으로 개념화할 수 있는 능력이 점점 더 향상된다. 한 청소년은 자신의 친구들을 꽃밭으로 묘사하여 고개를 끄덕이고 움직이며 그녀를 받아들이는 친구들의 모습을 표현했다. 이런 종류의 표현적인 작품을 바라보고 창작하는 것은 자신에게 확신과 깨달음을 줄 수 있다. 이 수준에서의 미술 작업은 문제나 혼란스러운 상황을 의식적으로 해결해주는 하나의 방법이 된다. 치료사들은 일련의 그림이나 책을 만드는 등 시간이 흐름에 따라 미술 작업을 정교화하고 발전시킬 수 있는 방안을 알려주면서 이러한 과정을 도와준다. 일단 자신이 갖고 있던 문제가 시각적으로 표현되고 나면, 이 문제가 다루어질 수 있고, 시간이 흐르면서 그 변화를 함께 관찰할 수 있게 된다.

연속성에서 제일 멀리 있는 부분, 즉 창조적 수준에서는 이전 수준에서의 모든 요소들이 통합된다. 이 수준에서는 재료에 대한 감각적인 몰두, 형태에 대한 인식과 드러난 형태의 의미, 의도적인 창작 계획이 모두 중요한 역할을 한다. 예술 작품은 개인적인 표현이나 상징으로서 더 심층적인 의미를 갖게 된다. Lusebrink (2016)에 따르면 창조적인 경험은 뇌의 양쪽 반구를 통합할 수 있는 잠재력을 가지고 있으며, 연속선상의 어떤 수준에서든 일어날 수 있다. 그녀가 제시한 한 가지 사례는 자폐증에서 특별한 의미를 지닌다. 그녀는 "외부 이미지를 만들어내지 않고 매체를 경험하는 자체, 단순한 재료만으로도 편온함이 생겨날 수 있다"(p.30)라고 설명한다. 재료와 교감하게 되면, 몸과 마음을 모두 사로잡는 예술 작품이 만들어질 수 있다. 이러한 마음, 몸, 감각들의 균형은 창작 과정에 대한 비-서구적인 관점에도 존재하며, 이는 모든 발달 수준에서 창의성의 역할을 이해하는 데 도움이 될 수 있다.

창조적 수준, 그리고 창조성으로의 몰입(Flow)

예술 제작과 에너지의 역동적인 흐름이 서로 얽혀 있다는 생각은 중국 예술의 철학과 비-서구권에 있는 예술치료사들의 작업에서 꼭 필요하다(Richardson 외, 2012). 2011년 Creative Arts Therapy Conference 컨퍼런스를 위해 베이징을 처음 방문했을 때 내가 알게 된 중국 회화의 기본 원리는 생명과 정신 에너지의 움직임을 시각적으로 표현하는 것이었다(Van Briessen, 1998). 중국인의 관점에서 볼 때, 치료에서 에너지와 함께 작업한다는 것은 예술뿐만 아니라 마음, 몸, 감각 등 전인적인 것과도 관계를 맺는 것을 의미한다. McNiff (2011)는 "창의적인 표현에는 즉각적이면서 무한히 변화하는 개인의 삶의 조건에 따라 변화가능한 자유가 있다"라고 말했으며, Ross (2011)는 예술 작업이 감정에 관여하고 창의성의 저조함을 회복시켜준다고 언급한 바 있다.

Werner (2012)는 다양한 경험 수준에서 어떻게 창의적으로 참여할 수 있는지를 설명한다. ETC와 마찬가지로 베르너(Werner)의 발달 단계는 기본적으로 감각운동기를 중요하다고 본다. 베르너는 감각운동-정서 수준을 어린 아이들이 자신을 외부 세계와 명확하게 구분하지 않고 자신과 자신이 지각한 것 사이에서 일체감을 느끼는 경험의 수준으로 설명한다. 이 수준에서 아이들은 자신이 사물과 분리되어 있다는 것을 인식하지만, 자신과 연결되어 있다고 느끼는 사물에 더 선택적으로 주의를 기울인다. 그러나 베르너는 아동과 성인이 추상적 사고 수준에 도달하더라도 이전 수준에서 풍부하게 지각한 것과 이러한 수준들을 창의적인 방식에서 통합할 수 있는 능력도 여전히 활용할 수 있다고 본다.

베르너는 이렇게 감각에 기반하여 접근하는 초기의 능력을 미시발생적 이동성(microgenetic mobility)이라고 불렀다. 그는 아이들이 다양한 발달 단계를 거치는 방법(Crain, 2005)뿐 아니라 성숙한 발달과 더 충만한 표현이 어떻게 초기 발달 단계에서 처음으로 경험되는 감각, 운동 감각, 지각에 의해 풍부해지는지에 관심을 가졌다. 다양한 발달 단계를 거치는 이러한 능력은 원시적인 사고와 더 복잡한 형태의 사고를 통합하는 하나의 과정이다. 다양한 발달 단계를 거치는 이러한 움직임은 감각과 운동 감각을 보다 복잡한 형태의 사고와 통합하는 하나의 과정이 된다. 지각에 기반하면서도 움직임이 가득한 감각적 경험은 초기 수준의 사고와 지각에서 전형적으로 나타나는데, 이는 더 높은 수준에 있는 감각, 감정 및 인지를 창조적으로 통합하고 연결하는 역할을 한다. 베르너에 따르면 이러한 유동성과 풍부함은 예술가가 가장 잘 활용하기 쉬운 것이다. 나의 인도 동료인 샬루 샤르마(Shaloo Sharma)는 자폐증적인 예술가인 안슈만 카르(An-shuman Kar)의 작업 과정을 통해 이러한 움직임과 감각 인식을 어떻게 보았는지를 설명하면서, "그는 정말로 종이 위에 색이 닿는 것을 좋아한다."라며 강렬한 이미지를 만들어내는 과정을 언급했다. 그녀는 "그림을 그리는 동안 그는 완전한 이완상태가 되며, 그의 흐르는 듯한 두 손에 의해 획이 이완되는 것을 볼 수 있다."라고 설명한다(Sharma, 2020).

예술가들이 그러하듯이 아이들은 그들이 보아 오고, 느껴 왔던 이미지를 재료로 탐색하고, 궁극적으로는 그들이 공유해 온 것과 연결시킨다. 아이들은 감각적, 운동 감각적, 지각적 탐색을 통해 세상에 대한 자신의 이해와 각자의 느낌을 표현할 방법을 찾는다. Picasso (Ashton, 1988)가 어린아이처럼 그림을 그리는 것이 매우 중요하면서도 어렵다는 유명한 말을 한 것도 바로 이 때문이다.

서번트 스킬(savant skills)을 지닌 일부 자폐 성향의 사람들은 창의적인 작업 안에서 이러한 발달단계를 자유롭게 넘나들면서 초기 단계의 기억과 경험에 쉽게 접근할 수 있다. Bogdashina (2016)는 자폐증 예술가의 기억력과 '기억에 대해 특권을 지닌 접근법이 예술 분야에서 얼마나 뛰어난 성과를 이루어내는지'(p.135)에 대해 언급한다. 자폐증적 예술가 마이클 톨레슨 로블스(Michael Tolleson Robles)의 작품과 작업 과정은 움직임과 기억의 창의적인 상호작용이 어떻게 통합되어 그림 안에서 드러나는지를 보여주는 놀라운 예가 된다. 61세가 되자 그는 자신을 '진정한 자폐증'으로 묘사하게 된다. 그는 독학으로 그림을 그리며 국제적으로 뛰어난 경력을 쌓은 특출난 예술가다. 그는 자신이 묘사한 것처럼, '미술계에서 나만의 방식, 즉 내 영혼과 나의 창의적인 능력으로부터의 여정'을 '구상했다'(개별 담화, 2019년 1월 16일).

톨레슨 로블스(Tolleson Robles)는 그림을 그리기 시작하기 전에는 "나 자신의 잠재력을 발견하지 못했다"라는 것을 깨달았다. 오히려 그가 발견한 것은 사회에 적응하기 위해 '자신을 위장하는 154가지 방법'이었다고 말한다. 예술은 그에게 상황과 감정을 탐색하는 하나의 수단이 되었고, 다른 사람들과 '열린 대화'를 가능하게 하는 방법도 되었으며, 이러한 것을 통해 그는 "예술이 나를 사회화시킨다"라는 느낌을 받는다(개별 담화, 2019년 1월 16일).

"예술은 어디에서 오는 건가요?"라는 질문에 그는 "저도 모르겠어요"라고 답했다. 수년 동안 그는 "나라는 페르소나, 내가 표현하는 페르소나를 … 예술 안으로 끌어들일 수 있었어요"라고 말했다. 그런 다음 그는 "말하는 예술에는 감정이 있어요"라고 덧붙였다. 그는 그림이 '창작을 담는 그릇'이자 감정적으로 충만한 이미지가 되어가면서 '절망, 실망, 강점 등 우리의 모든 것을 반영할 수 있다'는 자신의 견해를 나누었다. 그는 "그림의 언어는 곧 나의 목소리예요"라고 말했다(개별 담화, 2019년 1월 16일).

그는 그림을 그리기 시작하면서 예술가가 된다는 것이 어떤 것인지 알았고, 그림에 몰두하는 방법을 알게 되었다고 말한다. 그는 "그림을 그릴 때면 모든 것이 멈추고 오로지 캔버스와 물감만이 남지요"라고 말한다. 하지만 "제가 가장 중요하게 생각하는 것은 제가 근원으로 돌아갔다는 겁니다. 저는 저의 유년기로 돌아갔어요. 그 아이를 잃지 않으려고 노력합니다."라고 말했다. 그는 자신의 작품에 완전히 몰입했기 때문에 '우리의 내면에 있는 아이에게 진솔하면서도 길들여지지 않은 최고의 작품'을 만들 수 있었다. 그는 아이들과 함께 작업할 때 어른들이 반드시 '새로운 강점과 소통을 지원하기 위해 항상 아이의 눈으로 바라봐야 한다'는 점을 상기시켜 주었다(개별 담화, 2019년 1월 16일).

톨레슨 로블스는 자신의 작업에서 과정이 갖는 지속적인 의미에 대해 매우 단호한

태도를 보인다. 그는 가끔 연작으로도 작업하지만, 그가 다루는 주제, 가령 보트와 같은 주제는 '하나의 과정이 아니라 주제'라고 설명한다. 그가 그린 보트 그림 중 한 작품에서 보자면, '물의 특성'에 더 집중할 수도 있으며, "섬광은 어디에 있고, 자연스러움은 어디에 있는가?"라고 질문함으로써 작품 전체에 울리는 공명에 더 집중할 수도 있다(개별 담화, 2019년 1월 16일).

자폐증적인 예술가들의 사고 방식, 지각 방식, 그리고 감각 정보 사용 방식은 그들의 작업을 매우 강렬하면서도 생생하게 만든다. 톨레슨 로블스는 자신이 '색 안에서 색을 보는 방법'을 설명한다. 중학교 때 파스텔 작업을 하던 그는 선생님으로부터 "그림자 안에는 보라색이 없단다"라는 말을 들은 경험에 대해 이야기했다. 이것은 그가 지각한 경험과는 완전히 모순되는 말이었다. 그는 "그 당시에, 그 나이의 저는 그 색을 **봤어요.**"라고 설명했다. 이제 예술가로서의 그는 이렇게 자신이 예리하게 인식한 것과 계속 관계를 맺어가면서 색에 대한 자신의 직접적인 경험을 바탕으로 자유롭게 작업하며 "옳다고 느끼는 것을 하세요. 파란색 그림자는 차가우면서도 내가 옳다고 느낀 거예요."라고 말한다. 그는 이미지를 통해서뿐만 아니라 색을 통해서도 어떻게 '느낌과 감정을 전달하는지'를 자신의 개인용 팔레트와 그림들 안에서 떠올렸다. 그는 여전히 "저는 이미 알고 있었어요."라고 말한다. 그에게는 색채에 대한 높은 인식과 이러한 지각적인 즉시성을 자신의 작품으로 가져올만한 능력이 있었다. 자폐증을 지닌 예술가에게 다른 방식이란 것은 없다. 톨레슨 로블스는 "있지도 않은 필터를 만들 수는 없잖아요"라고 말했다(개별 담화, 2019년 1월 16일).

톨레슨 로블스가 설명하는 예술과 자폐증의 관계는 필수적이면서도 근원적인 것이다. 그는 자신이 그림을 그리는 과정이 '자폐증 안에서 일어난다'라고 설명하면서 '자폐증에서 벗어나야 알 수 있음을 느낀다'라고 말한다. 내가 베르너의 미시발생적 이동성 개념에 대한 그의 생각을 물었을 때, "그림은 저에게 그림 그 자체를 보여줘요"라는 그의 대답은 이러한 과정이 그의 인식과 예술에서 작용하고 있음을 제시했다. 이미지 창작을 위해 어떤 것에서 지각적인 단서를 얻는지 묻자, 그는 "아직 개념이 잡힌 것은 아니에요…어떤 모습일지 모르겠어요. 저는 하나의 접시고 자폐증은 접시에 담긴 물감이에요."(개별 담화, 2019년 1월 16일)라고 말했다.

Chapter 14

경험은 하나의 관문이 된다: 어느 부모의 이야기

제니퍼 데미안(Jennifer Damian)과의 인터뷰를 바탕으로

예술은 상상력과 사회적인 세계가 한 데 모이는 장소를 마련해 준다. 예술에서의 경험들은 표현과 자기 인식을 성장시키며, 경험을 공유하고 관계를 심화할 수 있는 기반도 만들어줄 수 있다. 음악가이자 어머니인 제니퍼 데미안(Jennifer Damian)의 서술에 따르면 예술은 '경험한 것의 진실'을 그려낸다(개별 담화, 2012년 4월 19일). 한 살 때 자폐증 진단을 받은 제니퍼의 아들 카이(Kai)에게 시각 예술, 음악과 춤은 표현, 의사소통, 성장을 위한 언어를 제공해주는, 그의 삶에 없어서는 안 되는 부분이었다. Greenspan(1996)이 언급했듯이, "아이는 내면의 이미지를 끌어내고 다듬을 수 있는 경험을 해야 풍부한 내면의 삶을 발전시킬 수 있다"(p.84). 예술을 통해 표현되는 이러한 내적 이미지들은 자기를 다른 사람들에게 드러낼 수 있게 하는데, 이는 특히 공동작업일 때 더 가능해진다.

치료에서 예술을 활용하는 치료사들은 예술가의 가족을 포함한 인간관계, 예술이 실시되고 공유되는 다른 관계들로부터 많은 것을 알게 된다. 중학생이 된 나의 아들이 심화예술프로그램에 입학하기 위한 에세이를 한 편 썼는데, 제목은 '예술이 있는 곳이 곧 집이다'였다. 그는 학교에서 배운 것 이상의 미술사적 지식뿐만 아니라 자신을 둘러싼 환경과 자기 발전의 역동적인 면을 보여주는 시각 예술의 창작을 통해 자신이 얼마나 성장했는지에 대해 이야기했다.

Leonora Gregory Collura (2012a)가 설명한 것처럼 예술은 예술공동체에서와 같이 가정에서도 자폐증이 있는 아이들을 위해 '자연스럽게 지원'될 수 있다. 제니퍼처럼 정통적으로 훈련받은 음악가에게 예술이란 "마음을 움직이게 하고 집중력을 주는 것뿐 아니라 주변을 둘러싼 더 큰 상황에 마음의 문을 열게 한다"(Collura, 2012a).

제니퍼는 예술가로서의 삶과 자폐 진단을 받은 한 아이의 엄마로서의 삶이 어떻게 얽혀 있는지, 그리고 자신이 아들과 음악을 공유할 수 있을런지가 의문이었다. 그녀는 청각 장애를 가진 자녀가 자신의 음악을 들을 수 없다는 사실을 알게 된 가수 비벌리 실스(Beverly Sills)의 비통한 사연을 기억해냈다. 제니퍼는 아들 카이가 자신의 공연을 보고 자신이 연주하는 음악을 들을 수 있을까 궁금했다. 그녀는 카이가 지금처럼 음악을 통해 "내가 경험하는 것을 경험할 수 있을지" 알 길이 없었다. 수년간의 교사 생활을 통해 제니퍼는 특별히 도움이 필요한 학생들과 함께 하면서 폭넓은 경험을 쌓았고, 음악가로서 그녀가 받은 훈련은 '상황을 둘러싼 창의적인 가능성을 보게 하는 데' 도움이 되었다(Collura, 2012b). 또한 제니퍼는 예술이 창의성과 호기심을 확장하고 세상을 새로운 방식으로 인식하게 하는 기회도 제공하지만, 이와 동시에 아이들을 조절해줄수 있는 구조적인 면도 제공한다는 것을 알게 있었다. 학습에서 예술이 갖는 역할에 대한 이러한 폭넓은 이해는 그녀가 아들 카이와 예술을 공유하는 방법을 찾는 것을 도와주었다. 그녀는 아들을 지원하면서 "내가 음악에 개방적인만큼 아들도 그러기를 바래요."(Collura, 2012b에서 인용)라고 말했다. 그녀는 부모, 치료사 또는 교사들이 예술에 기반한 창의적인 기회와 접근 방식을 알고 활용할 때 예술 경험과 구조화된 치료 목표가 통합될 수 있다는 가능성을 발견했다.

　제니퍼는 자기만의 경험을 카이와 나누고 싶었고, "카이가 성장하면서 춤과 시각 예술, 그리고 결국에는 음악에 관심을 가지게 되어 저처럼 충분히 많은 것을 알게 된 게 행운이라고 생각해요."(J. Damian, 개별 담화, 2012년 4월 19일)라고 말했다. 카이는 자신의 어머니가 음악에 몰두하는 것을 보았고, 어머니가 예술을 통해 다른 사람들과 소통하는 모습을 보았다. 제니퍼에게 있어서 예술을 통한 이해의 기반이란, 부모, 교사 또는 치료사들이 아이들에게 소통적이고, 표현적이고, 통합적인 기회를 제공할 수 있는 하나의 구조다.

　제니퍼는 바다 소리조차 괴로울 정도로 소리에 많이 예민한 카이의 감각적 특성을 이해하게 된 경험이 있다. 어떤 음악 장르는 그를 완전히 압도시켰다. 하지만 Leonora Gregory Collura (2012a)가 어머니에게 "당신이 살아오면서 경험한 모든 것들은 당신의 아들을 위한 것"이라고 말한 것처럼 카이가 성장하면서 어머니는 아들에게 자신의 모든 것을 열어주었다. 제니퍼는 카이가 아기였을 때 그를 진정시키는 리듬 패턴을 발견했는데, 처음에는 카이의 등을 토닥이는 리듬 패턴이었다. 카이가 성장하게 되면서 그는 엄마를 따라 드럼을 치고 엄마가 연주하는 리듬을 따라 할 수 있게 되었다. 이렇게 공유된 리듬은 상호적인 관계를 형성하고 서로 조율할 수 있게 해 주었다.

　창작 과정에 몰두하는 것은 카이에게 자연스러운 학습 방식이었다. "예술은 마음속에 더 큰 그림을 그릴 수 있는 문을 열어준다"(J. Damian, 개별 담화, 2012년 4월 19일)는 어머니의 깨달음은 그에게 이러한 그림을 그리게 해 주었다. 그녀는 실천하는 예술가에 중점을 둔 목표가 '외부자원인 예술로부터 도움을 받을 필요성'(2012년 4월 19일,

개별 담화)과 더불어 어떻게 아이들이 구조화와 새로운 능력을 모두 흡수하는 데 도움이 되는지 설명했다. 이와 동시에 아이들은 유연하고 표현력이 풍부하며 잘 반응할 수 있게 격려를 받는다.

어머니가 자신을 음악과 예술로 끌어들이는 동안 카이는 소리에 익숙해지도록 도와주는 음악을 배경으로 심화적인 감각 기반 치료를 받고 있었다. Greenspan (2012)은 이를 두고 "영재 부모들의 일상적인 노력이 가능성을 가져다 준다"라고 설명했다. 자폐증의 신경학적 문제, 의사소통 및 감각 문제를 다루기 위해 개별화된 프로그램을 만드는 것은 힘겨운 작업이었다. 제니퍼는 "전문가마다 카이가 어떻게 발달할지, 발달하지 않을지에 대한 자기만의 이론을 가지고 있었다."라고 떠올린다(Collura, 2012c). 카이는 16개월에 언어 치료를 시작했다. 또한 감각통합 문제를 해결하기 위해 물리 치료사들, 작업치료사들과 함께 치료에 임했다. 카이의 어머니가 프로그램을 만드는 데 있어 가장 중요하게 생각한 원칙은 '카이의 성격을 살펴보는 것'(J. Damian, 개별 담화, 2012년 4월 19일)뿐 아니라 그의 욕구도 살펴봄으로써, 전인적이고 양육적인 치료 환경을 구축하는 것이었다. 이 치료의 초석은 보호자와 아동 간의 조율과 의사소통을 만들어주는 그린스펀(Greenspan)의 DIR 플로어타임(Greenspan & Wieder, 2009)이었다. 그의 어머니는 특히 플로어타임이 없었다면 카이가 지금과 같은 잠재력을 발휘하지 못하고 다른 아이가 되었을 거라고 느꼈다. 그린스펀이 플로어타임의 도입과정을 설명하기 위해 사용한 언어는 통합적이고 예술기반적인 제니퍼의 접근방식과 매우 유사하다. Greenspan (2012)은 어떻게 아이들이 '더 창의적이고 더 확장될 수 있는가'를 치료 목표에 포함시킬지에 대해 설명한 바 있다. 아동과 부모와 함께 작업하는 플로어타임(Greenspan & Wieder, 2009) 접근법은 '아이의 관심사, 감정, 목표에 맞춰'(p.93) 아이를 유심히 관찰하는 것을 토대로 한다. 양방향 의사소통에 아이를 참여시키려면 아이의 관심사나 활동을 소통 과정안에 포함시켜야 한다. 그린스펀은 그 예로, "아이가 방에서 춤을 추고 있으면 보호자가 손을 내밀어 아이가 손을 잡을지 확인하고 두 사람이 같이 춤을 출 수 있다. 이게 바로 양방향 춤이다."(p.84)라고 제시한다. 제니퍼는 플로어타임의 관계적이면서 상호 작용적인 과정을 통해 카이가 더 잘 조절되고, 더 차분해지고, 더 연결되는, 그린스펀의 표현을 빌리자면 여러 측면에서 더 '확장'되는 것을 보았다. 그의 어머니가 내게 일러준 바에 의하면, 자폐증을 지원하고 치료하는 모범 사례들은 다른 활동에 많은 시간을 할애하지 않기 때문에 카이가 새로운 경험도 받아들이고 발전할 수 있었다는 것이다.

플로어타임을 시작한 후, 카이의 어머니는 '완화되고 자연스러운 응용행동분석(ABA)' (J. Damian, 개별 담화, 2012년 4월 19일)으로 설명되는 치료법을 소개했는데, 이는 더 엄격한 ABA 프로토콜보다 더 많은 선택권을 카이에게 주었다. 그녀는 항상 신경가소성을 의식하고 있었고, 카이가 더 나은 유연성을 갖고, 의사 소통을 하고 통합을 이뤄내도록 돕는, 필요한 학습이 이루어져야 하는 중요한 시기에 대해 알고 있었다. 이러한 가능성을 넓혀나가기 위해 노력하던 제니퍼는 "이 지식을 바탕으로 저는 다른 문제들에도 매우 집중하게 되었어요."(Collura, 2012c에서 인용)라고 말하며 알레르기 및 위장 증세와 같은 생리적인 문제를 해결하기 위해 집중 치료를 하고 생의학적으로 개입하게 되었다. 집중적인 치료를 통해 소리에 대한 카이의 민감도는 떨어졌지만 그는 여전히 어머니의 음악을 듣기 싫어했다. Porges (2011)는 청각적으로 극도로 예민한 자폐증이 있는 아동집단을 살펴본 적이 있는데, 카이는 이러한 부류의 아동 중 한 명이었던 것으로 보인다. 이렇게 높은 민감도는 불편감을 느끼게 한다, 포게스(Porges)는 이런 아이들에게 음악은 위협적인 것으로 인식될 수 있으며, 심지어는 사회 참여에도 불리할 수 있다고 지적했다. 현명하게도 그의 어머니는 카이에게 음악을 강요하지 않고 다른 예술 분야를 경험할 수 있게 해 주었다. 제니퍼가 보기에 모든 예술은 아이들이 핵심 과제를 새로운 기술로 대체할 수 있게 해 주는 잠재력을 갖고 있었다. 그녀는 음악 역시 그가 준비만 된다면 그를 '매우 행복하게' 해줄 수 있는 잠재력이 있다는 것을 깨달았다.

카이는 5살 때부터 특수아동을 위한 발레 수업에 참여하기 시작했다. 그는 또한 신경학에 기반을 둔 매우 상호 작용적이면서도 창의적인 동작 접근법인 조앤 라라(Joanne Lara)의 역동적 자폐동작치료(Autism Movement Therapy, 이하 AMT)에도 참여했다. 나는 이 통합적인 접근법에 대한 교육을 직접 진행하면서 카이와 그의 어머니를 만나게 되었다. 수업과 훈련을 받는 동안 학생이든, 아이든, 전문가든 관계 없이 수강생들은 반복하고 집중하고 모방하면서 배워나갔고 결국에는 다같이 그 과정에 몰입하게 되었다. 조앤 라라는 그녀의 작업이 갖는 기본 원칙에 대해 'AMT는 뇌의 좌반구와 우반구의 연결에 동기를 불어넣는 감각통합 전략'이라고 설명한다(개별 담화, 2012년 3월 3일). 제니퍼는 AMT를 신중하게 진행한 것이 '카이의 뇌를 조금 더 개방적으로 만들었다'고 본다(J. Damian, 개별 담화, 2012년 4월 19일). 나는 카이가 동작수업에 참여했을 때 처음에는 짝으로만 활동하다가 나중에는 다른 아이들의 리더가 되는 것을 보았다.

실제로 AMT는 순차적인 동작 패턴을 반복하고 다양한 감각을 통합하여 아이들의 잠재력을 바탕으로 새로운 방향으로 전환할 수 있게 고안되었다. 아이들은 동작 패턴을 보고, 음악을 듣고, 자신의 몸을 활용하여 반응한다. 조안 라라는 "말로 해야 하는 모든 것이 몸을 통해 나와요. 입이 할 수 없는 말은 몸을 통해 할 수 있어요."라고 설명한다(개별 담화, 2012년 3월 3일). 상호간의 동작 감각과 정서적 인식을 통해 표현할 준비가 되고, 실제 몸으로 그렇게 반응하게 되면, 아이들은 나중에 동작을 통해 묘사할 이야깃거리나 시를 구상하게 된다. 이는 다감각적이면서도 통합적인 접근방식이다, 라라는 '자폐증이 있는 사람이 보다 효율적이고 효과적인 방식으로 정보를 처리하고 저장하고 생각해낼 수 있도록 도와주며'(개별 담화, 2012년 3월 3일), 이를 통해 일상적인 의사소통에서 그들에게 보다 자유롭게 접근할 수 있다고 설명한다.

자신의 아들에게 이러한 과정이 펼쳐지는 것을 지켜본 제니퍼는 "무용이 없었더라면 아이는 완전 다른 사람이 되었을 것"(개별 담화, 2012년 3월 9일)이라고 확실히 느꼈다. 제니퍼는 '학습에 대한 명확하고 유기적인 구조'(개별 담화, 2012년 4월 19일)를 제공함으로써 아이들이 먼저 동작을 느끼고, 그 다음에 다른 사람들과 소통하고 연결되는 방식으로 성공적으로 움직일 수 있도록 하는 것이 필요하다고 본다.

카이는 다양한 수준의 능력을 가진 친구들을 사귀게 되면서 자신의 예술 활동 및 환경과 관련한 우정도 쌓았다. AMT 그룹에서 나는 서로의 뉘앙스와 동작에 대한 선호도를 알아채고, 경험이 쌓여갈수록 이를 바탕으로 자기만의 동작을 공유하는 아이들 간의 연결고리를 관찰할 수 있었다. 제니퍼 역시 이에 동의하면서 아이들이 서로에게 세심한 주의를 기울이고 서로를 안정시키면서 서로의 성격을 알고 수용하게 된 과정을 설명했다. 이들은 서로를 지지하고 격려하며, 서로간에 좋은 결과를 낳는 표현의 나눔에 '경의를 표하면서'(개별 담화, 2012년 3월 3일) 서로의 에너지를 기반으로 관계를 형성한다. 아이들이 서로의 동작에 숨어있는 의도를 이해하게 되면, 댄스 테라피에서 거울 뉴런이 갖는 역할에 대한 논의에서 McGarry와 Russo (2011)가 언급한 바와 같이, '감정 인식의 중요한 경로 중 하나인 다른 사람의 감정적인 행동에 대한 신경 시뮬레이션을 통해 그 행동의 의도를 추론하고 공감하는 것'(p.178)이 가능해진다. 이러한 '모방하기'의 과정은 '다른 사람에 대한 정서적인 이해와 공감능력을 향상시키는 것'으로도 여겨진다(위의 책). 모방하기에는 동작을 따라하거나 동작을 통해 감정을 전달하는 것도 포함될 수 있다. 카이와 그의 친구들에게 있어서 동작, 예술, 그리고 이야기를 공유하는 것은 더 친밀한 관계와 더 큰 공감을 형성하는 방법이 된다.

라라의 AMT는 '행동적, 정서적, 학업적, 사회적, 담화 및 언어적인 능력을 크게 향상시킬 수 있는 '전뇌적인' 인지 사고 접근법을 통해 모방화, 시각적인 동적 계획, 청각 처리, 리듬 및 배열을 결합하여 작동한다.'(Lara, 2016, p.1). Greenspan(2012)이 말한 것처럼 창의적이고 상호작용적인 접근 방식은 '아이에게 많은 작업을 시키는 것이 아니라 잘 할 수 있게 이끄는 도전적인 새로운 경험'을 준다. 새로운 경험은 뇌로 연결되는 것을 돕고 성장의 기회를 제공한다.

이러한 몰입감과 호혜적인 의사소통이 결합된 정서적 안정감은 자폐증의 신경학적 문제를 다루기 위한 '가장 심층적인 기반'(Greenspan, 1996, p.41)이 된다. 그리고 Siegel (2012)은 대인관계 의사소통에서의 감정적인 공명이 가까운 관계 및 감정 조절을 경험하기 위한 우리의 능력에서 매우 중요한 부분이라고 본다. 그는 자폐증이 있는 아동의 경우 '성장을 촉진하는 대인 관계'를 만들어야 한다고 제안한다(2012, p.317). 그린스펀과 시겔은 모두 개방적이고 반응적이며 유쾌한 방식으로 아이와 연결될 수 있는 방안을 제시하고 있다. 제니퍼의 말을 빌리자면, 이 놀이적이면서도 예술을 기반으로 한 아이와의 연결감은 '조금 더 열린 형태의 뇌를 만들어준다'.

Siegel(2012)은 이러한 과정을 촉진함에 있어 '말(words)'이라는 것이 "우리의 내적 상태를 전달하는 능력에 상당히 제한적일 때가 많다."(p.181)라고 본다. 상대방과 비언어적인 감정 전달 방법을 조율하는 것은 다른 사람들과 훨씬 더 직접적이고 만족스러운 관계를 맺게 한다"(p.181). 이는 특히 언어적인 의사소통의 어려움을 겪는 자폐증이 있는 아동에게 해당된다. Siegel (2012)이 제안한 것처럼 이러한 아이들에게는 우리 모두 "성장을 촉진하는 대인 관계를 알려주고 관계를 유지하는 데 두움이 되는 창의적인 전략에 대해 열린 마음을 갖게 하는 것"이 도움이 된다(p.317). 카이와 음악에 대한 제니퍼의 경험이 말해주듯이, 이러한 전략은 반드시 그 아이에 대한 우리의 반응에서 출발해야 한다.

카이는 완벽한 음정을 갖고 있었지만 작년까지도 음악을 피했다. 제니퍼는 "음악을 싫어한다고 말했던 아들이 어떻게 합창단에 들어가고 싶어졌는지"(J. Damian, 개별 담화, 2012년 4월 19일)를 설명한다. 텔레비전에서 '합창단(The Choir)'이라는 프로그램을 본 카이는 매 회기에 빠져들게 되었고, 자신이 합창단에서 정말로 노래를 부르고 싶다는 것을 어머니에게 알렸다. 제니퍼는 카이에게 어떻게 이런 영감과 열정이 어떻게 생겨났는지에 대해 다음과 같이 설명했다:

> 가레스 말론(Gareth Malone)이라는 사람이 있는데, 그는 BBC 프로그램 '합창단'의 지휘자이자 매우 뛰어난 음악 교육자이기도 해요. 그는 젊었는데, 런던 심포니와 다른 많은 음악 그룹과도 함께 일했죠, 그는 기본적으로 자신이 만나는 모든 사람들, 특히 장애 아동을 포함한 이들에게 긍정적인 자세로 학습할 수 있게 하는 능력을 갖고 있었어요. 그는 예술이 어떻게 각각의 어린이들에게 배움의 플랫폼이자 하나의 관문이 되어주는지를 충분히 알고 있었어요. 그는 카이가 어린이 합창단에서 노래하고 싶게끔 진정으로 영감을 주었고, 그렇게 해도 안전하다고 느끼게 해 주었지요. 그 공연은 제가 수년간 카이 옆에서 몸소 보여줬던 것을 뒷받침해 주었기 때문에 카이가 음악을 바라보는 관점에 큰 영향을 미쳤다고 봐요. 그는 예술과 교육에 대해 나와 같은 가치관을 갖고 있는 사람이자 외부인이었기 때문에 카이가 이를 마음에 두었다고 봅니다.
>
> 개별 담화, 2012년 4월 19일

다행히도 다음날 어린이 합창단 오디션이 있었는데, 감독들이 카이의 강점이라 할 수 있는 음정과 리듬을 잘 아는 어린이를 찾고 있었다. 그는 합창단에 선발되었고, 나중에는 LA 오페라단과 함께 공연할 기회를 얻게 되었다.

그의 어머니가 일찍이 서서히 알려준 모든 음악적인 경험은 그에게 음악에 대한 안전감을 심어주었다. 이러한 안전감은 강점을 풍부하게 하고 학습, 관계 및 자기 표현을 위한 초석을 마련하는 데 꼭 필요하다. Leonora Gregory Collura (2012c)가 '아동 개개인을 위한 지원과 개발의 적절한 조합'이라고 칭한 것처럼 아이들에게는 안전함에 대한 필요성을 반드시 심어주어야 한다. 강점에 대한 인식은 자기 인식의 초석이 될 수 있다.

카이와 그의 어머니는 둘 다 승마를 하고 동물을 사랑한다는 공통점이 있다. 카이는 치료 차원에서 승마를 해왔고, 그의 가족은 소중한 반려견을 키워 왔는데, 이 반려견은 카이가 초기에 받은 물리 치료와 작업 치료의 목표 달성에 큰 역할을 했다. 동물에 대한 카이의 감수성과 교감은 치료사들이 반려견과 함께 산책할 때 더 차분해지는 카이와의 소통에도 도움이 되었다. 이 반려견에게는 카이가 울려고 하거나 진정해야할 때를 감지하는 특성이 있었기에, 반려견이 치료에 참여함으로써 더 차분하고 자연스러운 치료 환경이 조성될 수 있었다.

카이는 촉각 활동과 공예에 대한 관심도 커졌다. 이제는 자신에게 중요한 것을 그리는 데 열정을 쏟기도 한다. 그는 '시각적으로 매우 상세한 시나리오에 집중할 수 있는'(Collura, 2012c) 능력을 갖게 되었으며, 그의 어머니는 그가 미술 수업에 들어갈 수 있게 했고, 심지어는 어머니가 가르치는 영재 아동을 위한 여름 캠프에도 참여하게 해 주었다. 카이는 시각 예술에 점점 더 관심을 가지게 되면서 파스텔화도 많이 그리고 동물 모양의 점토 조각도 많이 만들었다. '동물과 함께 있는 것이 너무나 즐거웠던'(Collura, 2012c) 어린 시절의 카이는, 미취학 아동기에 접했던 점토로 공룡부터 강아지에 이르는 다양한 생명체들을 즐겁게 만들면서 자신의 시각적인 강점을 키워주고자 했던 교사와 함께 작업하고는 했다. 카이는 이 매력적인 재료로 몰입하는 것이 좋았다. 그는 동물에다가 자신의 감정을 반영하여 피규어를 만들었다. 카이는 방향제시뿐 아니라 유연성을 길러준 자신의 교사들에게서도 배움을 얻었고, 점토로 자신에게 소중한 동물들의 이미지를 끄집어낼 수 있게 격려해준 어머니의 말씀처럼 '마음을 조금 더 사용하는'(Collura, 2012b에서 인용) 방법을 찾아가면서 재료 그 자체에서도 배움을 얻었다. 레오노라 그레고리 콜루라(Leonora Gregory Collura)는 제니퍼와의 대화에서 카이가 예술을 통해 어떻게 더 온전히 소통할 수 있었는지에 대해 언급했다. 드로잉, 페인팅, 점토, 파스텔 등 카이가 탐구한 각각의 재료들은 다양한 방식으로 그를 몰입시킨 것 같았다. 그의 어머니는 "카이가 동물의 세상을 어떻게 바라보는지에 대한 멋진 자폐적 해석"이라고 설명한다(Collura, 2012c에서 인용).

카이가 게임 컨트롤러에서부터 노트북 컴퓨터에 이르기까지 모든 것을 직접 디자인

하고 골판지로 만들어 비디오 게임을 만들었을 때 그의 어머니는 카이가 어떻게 문제를 해결해 나가는지 그 과정을 다시 한 번 지켜보았다. 그는 실제 게임을 오래할 필요없이 자신이 만든 창작물로 하는 게임에 몰두했다. 그는 전자 게임이라는 자칫 도발적일 수 있는 상황을 창의적이고 실제적인 대응물로 바꿀 수 있었다.

다른 사람들이 작품을 만드는 것을 관찰하고 그들과 함께 작업할 수 있는 기회는 카이가 성숙해지는 데 큰 영감이 되었다. 협업으로 진행한 그룹전시회인 <자폐증 예술>에서 카이는 아틀리에에서 '자기만의 작업을 하는'(J. Damian, 개별 담화, 2012년 4월 10일) 자신보다 더 나이가 많은 자폐증적 예술가들을 알게 되었고 그들과 함께 그림을 그리고 싶어했다. 아틀리에라는 환경 안에서 카이는 '자폐증이 있는 창의적인 사람들의 공동체'와 조우하게 되었다(Collura, 2012b). 라라(개별 담화, 2012년 3월 3일)가 예술 분야에서 모든 배움의 근원으로 보는 '예술에 함께 참여하는 능력'은 예술을 사랑하는 사람들과 함께 작업할 수 있는 기회와 같은 맥락이다. 이것이 바로 아이들이 예술을 배울 때 관계를 통해 도움을 받는 방식이자 관계로부터 배우는 방식이다.

카이는 자기보다 더 나이도 많고 경력도 많은 시각예술가들을 통해 그림과 오브제를 만드는 것이 중요하다는 것을 느꼈다. 그는 예술가들의 작업과정에 흥미를 느껴 직접 따라 해보기로 했다. 카이의 어머니는 전시회에 참여한 선배 예술가들이 '자기만의 작업을 열정적으로 하고 있었다'(J. Damian, 개별 담화, 2012년 4월 19일)는 사실을 카이가 알고 있었고, 그들이 많은 얘기를 해 준 것은 아니지만 오히려 모범을 보이며 아들을 가르친 것이라고 말한다. 그의 어머니가 설명한 이 학습법처럼, 뛰어난 작품에 노출되는 것은 카이의 호기심을 일깨웠다. 그녀는 "내면에 잠자고 있던 예술에 대한 폭발적인 관심이 갑자기 문이 열고 표현되는 것 같았다"라고 설명했다(Collura, 2012c에서 인용). 카이에게 예술은 그를 둘러싼 공동체와 소통하고 우정을 쌓을 수 있는 하나의 장을 마련해 주었다. 예술은 그에게 개인적인 탐구를 위한 출발점이자 다른 사람들과 함께 예술에 몰입할 수 있는 기회를 제공했다. 자폐증적 예술가인 조엘 앤더슨(Joel Anderson)이 아틀리에에서 작업하는 모습을 지켜보던 카이의 어머니는 "조엘과 함께 그림을 그려보는 건 어때?"라고 제안했다(Collura, 2012c에서 인용). 어머니는 카이가 처음에는 어디서부터 시작해야 할지를 몰라 혼란스러워했지만 이내 스케치북을 꺼내 그림을 그리기 시작했다고 말했다. 그의 어머니는 다른 사람을 바라보기만 하던 아들이 나중에는 차분하고 집중된 방식으로 자기 자신을 창작하는 것으로 전환되면서 자연스럽게 "몰입하게 되었다"(Collura, 2012c에서 인용)라고 설명했다. 제니퍼는 부모, 교사, 치료사에게 "어떻게 하면 아이가 새로운 경험을 할 수 있을까요?"라고 질문하는 것이 중요하다고 보았다. 이 질문에 대한 아이의 대답은 '자신이 어떤 사람인지, 그리고 어떤 사람이 될 것인지에 대한 인식'을 드러낸다(개별 담화, 2012년 4월 19일).

Chapter 15

결론

유아들은 치료에서 그림 그리기, 색칠하기 또는 모래놀이 등을 고를수도 있다. 이 아이들은 말을 아주 많이 하거나 거의 안 하기도 한다. 이들은 감각 장난감이나 재료에 오랫동안 머물러 있거나 놀이와 창작에 몰두할 수도 있다. 더 나이가 있는 아이와 청소년도 미술과 놀이의 비구조화된 재료와 작업 과정을 활용하여 자신에 대한 이해를 탐구하지만 그 방식은 다르다. 예술과 놀이의 창의적인 과정을 통해 아이들은 자기 생각과 감정, 자신이 누구인지, 또 어떤 사람이 되어가는지를 보여준다. 예술 제작은 자기만의 비전을 만들고 자신의 이야기를 공유할 수 있다고 생각하게 하므로 자신감의 원천이 될 수 있다. 치료에서의 이러한 경험들은 세상에서의 경험을 반추하고, 더 폭넓고 만족스러운 경험과 그들이 속한 세상의 한 부분인 타인과의 관계를 형성하는 데 도움이 된다. 아이들이 치료를 통해 유연성과 의사소통 기술을 습득하고 나면, 다른 사람들과 관계를 맺고 싶고, 같이 놀고 싶고, 나누고 싶은 그들의 욕구는 가족뿐만 아니라 지역사회와 또래들로부터 충족될 수 있다.

한 미취학 아동이 찰리 브라운 피규어를 모래 상자에 두고는 "나는 착한 소년이야." 라고 말했다. 모래 상자에서 찰리 브라운이 한 이 말은 아이의 긍정적이고 새로운 경험을 반영하는 것이기도 했다. 아이와 내가 함께 작업을 하고 놀기 시작한 지 몇 달 만에 아이와 또래 친구간의 상호작용이 변하기 시작했다. 새로운 학교의 일과와 기대에 적응하고 나자 그의 욕구는 더 나은 방향으로 충족되었고, 그를 둘러싼 새로운 환경에 익숙해짐에 따라 또래 친구들로부터 놀아달라는 요청도 많이 받게 되었다. 의사소통이 원활해지면서 적응도 더 쉬워졌고, 그의 유대감은 치료 과정에서뿐만 아니라 놀이 과정에서도 반영되었다. 그는 자신의 놀이 속 캐릭터들에게 상징성과 감정을 부여하기 시작했고, 모래 상자에다가 피규어 친구들을 불러 모았다. 그는, "안녕 리누스"라고 말하며 찰리 브라운과 함께 놀 친구를 데려왔다. 그리고는 그 곳에 나를 초대해 그의 친구들을 같

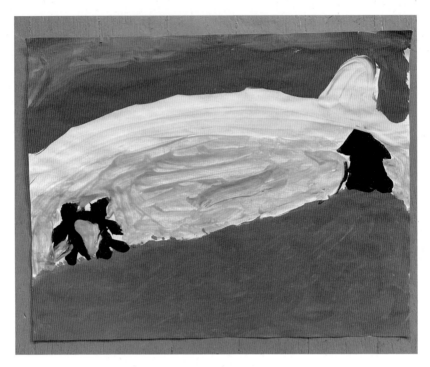

그림 15.1 함께 걷는 두 친구

이 살펴보자고 했다. 자신의 놀이에 등장할 캐릭터들이 책상 가장자리를 따라 줄지어서자 그는 내게 "캐릭터가 말을 하게 해 주세요!"라고 부탁했다. 내가 겁에 질린 표정의 피규어를 하나 집어 들고는 "무서워요"라고 말하자 아이는 약간 몸을 떨면서 이 피규어를 내게서 뺏은 다음 인형의 집 안에 넣어 버렸다. 그는 "괜찮아, 내가 네 친구가 되어줄게"라고 말했다. 아이들은 마음이 편안해지면 표현력도 늘게 되면서 다른 방식으로 자신을 경험하기도 한다. 그러고나면 자신이 치료에서 배운 것을 자신의 삶과 다른 사람들과의 관계에서 적용하게 된다.

치료사, 부모 또는 교사는 아동과 청소년에게서 일어나는 변화를 볼 때 무엇이 변했는지를 알고 어떻게 변한 것처럼 보이는지 이해하는 것이 중요하다. 놀이를 하고, 그림을 그리고, 색칠하고, 점토로 모양을 만드는 것은 자기 조절이라는 효과를 가져온다. 예술과 놀이를 위한 유연한 재료는 의사소통을 가능하게 하면서도 유연성을 촉진한다. 이미지를 통해 감정과 생각이 모두 표현될 수 있다. 아동과 청소년들이 자신의 관심사와 감각을 활용하여 놀이를 하는 것은 그들이 예술이나 놀이를 통해 자신의 이야기를 더 온전히 전달할 수 있게 돕는다. 무엇이 변했는지를 알아차리는 것은 아동이나 청소년들

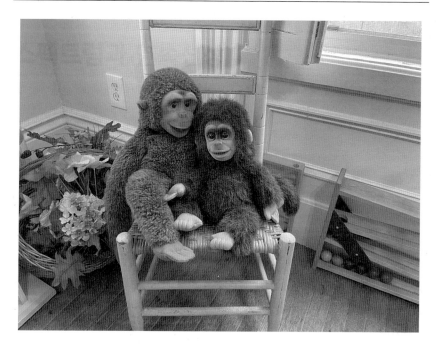

그림 15.2 원숭이 인형들이 치료사를 만나고 있다.

이 변화의 과정 자체나 일어난 변화를 얼마나 말로 표현할 수 있는가와 상관없이 그들이 자신의 성장을 감사하게 여기는 데 도움이 된다. 의미라는 것은 놀이의 과정 안에서, 그리고 예술의 심상에서 드러나기 때문에 우리가 듣지 못하는 것의 의미를 경청하는 것은 말을 경청하는 것만큼이나 중요하다. 하지만 한 어린 아이가 내게 손 인형을 소개하면서 "무서워하지 마세요… 저는 아기 원숭이예요! 안녕하세요, 제인 박사님."이라며 사회적인 의사소통을 훌륭하게 완수하며 나를 안심시켰던 그 날처럼 음성 언어 역시 꽃피울 수 있게 된다.

델리에서 만난 한 미취학 아동은 동물로 꽉 찬 정성스러운 모래 상자를 고심하며 만들었고, 자기 마음에 드는 동물을 골라 모래에 지어진 자기만의 세계로 보냈다. 함께한 시간이 거의 끝날 무렵이 되어서야 그 아이는 자신이 만든 장면에다가 편안한 의자에 같이 앉아있는 두 명의 어린 소년들을 골라 넣었다. 그는 소년들 앞에 식탁을 둔 다음, 같이 먹을 음식을 찾다가 거대한 장난감 당근을 발견하고는 식탁 위에 올려놓았다. 그는 첫 번째 소년을 의자에 앉히면서 "이건 저예요."라고 미소를 띠며 말했다. 나는 그가 교실에서 다른 아이들에게 다가갈 때 처음에는 때리면서 접근한다는 것을 알게 되었다. 이 놀이를 통해 그는 다른 사람들과 함께 할 수 있는 새로운 방식에 대해 많이 생각하는 것 같았다. 그는 미소를 짓고 콧노래를 흥얼거리는 등 눈에 띄게 편안해졌다. 다른 사람들과 함께할 수 있는 또 다른 대안을 보여준 것이 나에게는 놀라운 일이었다. 내가 자폐증 지원을 위한 치료 및 표현방법 강좌의 교수진으로 참여했던 나라인 인도에서 그 아이와 내가 함께 했다는 것이 더욱 놀라웠다.[1] 놀이를 통한 우리의 의사소통은 문화를 뛰어넘어 자폐증이 있는 이 작은 소년에게 새로운 가능성을 가져다주었다.

이런 두 개의 세션에서 아이와 관계를 맺고 아이를 주의 깊게 관찰한 것은 내가 그들의 세상, 즉 아이들이 모래에다가 만든 세상, 그리고 그들이 실제로 살아가는 또래와 가족이 있는 세상을 알아가는 데 도움이 되었다. 어른들이 아이들로부터 배우고자 마음을 열 때 그들은 아이들의 경험, 놀이, 그리고 예술 작품을 통한 배움을 도울 수 있다. 아이들이 재료로 자신의 방법을 찾고, 작업 과정에 파고들든 아니면 천천히 걸어 들어가든 간에 치료사는 그들에게 새로운 놀이 방법을 찾아주면서 반드시 아이들이 편안함을 느낄 수 있게 우선적으로 도와야 한다.

자폐증적인 아동과 청소년들에게 편안함을 주기 위해서는 치료사들이 그들의 관심사와 선호도부터 파악해야 한다. 치료사들은 그들이 알고 있고 관심 있어 하는 것을 나눌 공간을 만들 수도 있다. 한 아이는 내가 작업대 위 바구니에 넣어둔 여러 가지 장난감들을 꺼내, 자신이 가장 좋아하는 것을 분주하게 찾으면서 그가 처음에 치료를 시작했던 순간을 자연스럽게 떠올렸다. 나는 그가 고른 장난감이 우리가 처음 만났을 때 고른 것과 똑같은 것임을 눈치챘다. 그는 알았다는 듯이 고개를 끄덕였다. 그는 자석, 프리즘, 스펀지공을 가지고 노는 것이 새로운 장소를 편안하게 느끼게 한다는 점에 동의했으며, 다른 어떤 것이든 할 준비가 되었다고 느꼈다. 그는 "이제 여기 오는 게 너무 좋아요!"라고 말했다. 아이들에게 이 정도 수준의 편안함을 조성해 주고, 아이들이 치료를 받게 된 문제를 편안하게 대처할 수 있게 하려면, 아이가 주도하는 대로 따라주는 것, 그리고 구조화를 통해 지원해주는 것 사이에서 신중하게 균형을 잡을 필요가 있다. 아이가 주도하는대로 따르는 것은 아이들이 인식한 세상을 어른들이 더 명확하게 이해할 수 있게 한다. 더 많은 구조화나 방향성을 제시하는 것은, 새로운 학습의 발판을 마련해주고 대처 및 의사소통을 위한 새로운 능력을 성장시킨다.

통합치료적인 접근법은 예술과 놀이 사이에서 역동적인 움직임이 일어나게 한다. 유연하고 반응이 빠르면서 개별화된 작업 방식은 변화를 일으키는 요소에 대해 폭넓은

---

1) 이 모래 상자는 『자폐증: 전통치료와 표현예술 접근법(Autism: Traditional Therapies and Expressive Art Approaches)』이라는 실습 시연 과정에서 한 아이와 함께 만든 것이다. 2018년 11월, 인도 델리.

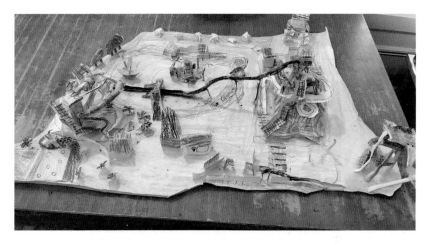

그림 15.3 가장 좋아하는 자연과 놀이공원을 종이세상으로 표현한 작품

관점을 가질 수 있게 한다. 예술과 놀이는 아이들이 자기만의 방식으로 감정과 생각을 표현할 수 있게 한다. 이렇게 표현적이고 창의적인 과정을 통해 아이들은 말을 하지 않고도 자신의 이야기를 나눌 수 있다. 또한 미술과 놀이의 치료적이고 표현적인 언어는 다감각적이면서도 아동 중심적인 작업 방식을 제공하며, 아이가 이끄는대로 따라 주면서도 자기 조절과 의사소통의 성장을 촉진하는 데 필요한 것들을 지원해준다.

우리는 미술 작업과 역동적인 놀이 과정을 통해 마음, 뇌, 감각을 연결한다. 혼돈이 질서로 바뀌고, 공격성이 보살핌으로 바뀌듯이 반복되는 놀이나 심상도 변화할 수 있다. 점토로 만들어졌거나 모래에서 노는 레슬링 선수들도 인형의 집에서 살 수 있고, 사랑스럽게 장식된 부드러운 펠트 담요를 덮어주며 아이들을 침대에서 재워줄 수도 있다. 아이들은 새로운 방식으로 자신을 경험하고 좌절과 두려움을 인내심으로 극복함으로써 새로운 경험에 더 자유롭게 다가갈 수 있다. 또한 아동과 청소년 모두 자신의 감정이나 생각을 담아내기 위해 만든 이미지의 힘을 깨닫고 자신들의 새로운 강점을 인식할 수 있다.

후드티에 달린 모자를 푹 눌러쓰고 고개를 숙인 채 자칭 '기분이 안 좋은' 상태로 나의 치료실에 온 한 청소년에게 있어서 창작 과정이란 길고 힘든 하루를 보낸 후 몸을 움직이고 자신의 관점을 만들도록 도와주는 것이었다. 그 아이는 앞서 설명했던 어린 친구와 마찬가지로 내 장난감 바구니를 뒤적이는 걸로 세션을 시작했다.

감각을 자극하는 활동은 아이의 나이와 상관없이 창작과 소통에 있어서 편안한 분위기를 조성하는 데 도움이 된다. 그리고 나서 그는 로봇 장난감에 사용할 얼굴 몇 개를

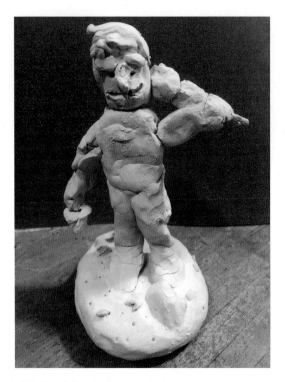

그림 15.4 세상에 대한 호기심이 많은 퀴리(Curie) 씨

골랐는데, 하나는 차분한 얼굴이었고 하나는 화난 얼굴이었는데 그 얼굴들을 하나씩 쌓아 올리며 "애는 **화가 났고요** 애는 괜찮아요."라고 말했다. 우리 둘은 그가 만든 로봇이 그가 이전 세션에서 그렸던 "좋은 사람/나쁜 사람"의 모습과 비슷하다는 것을 깨달았고, 그는 "한 가지 이상의 감정을 느끼는 로봇이에요"라고 설명했다. 복합적인 감정이 얼마나 혼란스러울 수 있는지에 대해 전하는 그의 능력은 정말 인상적이었다. 그는 자신도 가끔 여러 감정을 느낀다고 했는데, 하루 중 한 부분이 안 좋게 지나가서 그가 즐겼던 모든 것들의 즐거움이 사라지고 자신의 기분이 어두워질 때면 특히 그랬다. 함께 놀면서 이야기를 나누던 중 나는 그 아이에게 "점토를 옮겨도 되고, 모양을 바꿔도 되고, 원하면 뭉개거나 책상에 내려쳐도 되니까 우리 같이 점토로 작업해보자"라고 제안했다. 우리 둘은 손바닥 크기만한 점토 덩어리를 들고는 같이 방 안을 돌아다니기 시작했고, 잠깐 멈춰 서서 작업대 위에서 점토를 부숴보기도 했다. 소년은 환한 미소를 지으며 자리에 앉아 인내심을 다해 작업하며 점토로 단단한 공 모양을 만든 다음, 다듬고 모양을 내서 결합한 후 튼튼하게 서 있는 점토 피규어를 만들었다. 나는 그에게 이 피규어의

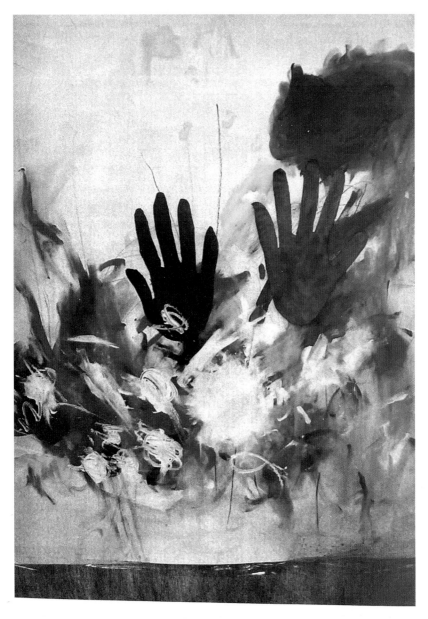

그림 15.5 아이의 손들이 에너지 넘치는 그림 속에서 등장하고 있다. 레즈나와 무스타파 (Rezwana Mustafa)의 허락 하에 그림 사용

이름을 지어보라고 했다. 아이는 미소를 머금은 채 "그는 퀴리(Curie) 씨예요."라고 말했다. "퀴리씨는 모든 것에 호기심이 많아요."라고 아이가 설명하자 나는 당황스러운 모습을 보였었다. 또래 친구와 함께 활동하는 데 어려움을 겪고, 무엇을 하는 것이 최선인지에 대해 "아무것도 하지 않는 게 최선이예요"라고 한결같이 주장했던 이 소년에게 이것은 중요한 깨달음이었다. 그의 호기심, 관심사, 강점을 활용하는 것이 그에게 새롭고 즐거운 경험으로 가는 길임이 증명된 셈이다.

자폐증적인 자녀가 있던 한 어머니는 나와 함께 자녀의 미술에 관해 대화하면서 "의사소통, 진정하기, 감정 표현을 위한 미술의 잠재력은 아이의 세상으로 들어갈 수 있는 하나의 도구가 된다"(R. Mustafa Moury, 개별 담화, 2019년 1월 14일)는 사실을 깨달았다. 이러한 잠재력은 무슨 일이 일어났고 무엇이 만들어졌는지를 설명할 수 있는 말을 하든, 하지 않든간에 모든 수준의 미술 제작에 존재하는 것이다. 그 어머니는 미술 작업이 의미하는 바에 대해 "우리의 관점을 바꾸는 것"이라고 하면서 예술이 창의적인 경험을 공유하고 "아이들을 기쁨으로 대할 수 있게 해요"라고 말했다(개별 담화, 2019년 1월 14일). 아이들은 색, 동작, 감각에 대한 탐색을 통해 표현력이 풍부해진다. 이미지를 만들어 배치하거나 놀이용 피규어를 만드는 과정에서 아이들은 의도성을 갖게 된다. 그리고 아이들은 자신이 만든 것을 되돌아보며 자신의 생각과 느낌을 나누기도 한다. 한 어린이는 자신이 좋아하는 동물을 모래 상자에다가 더 넣는 것에 대해 이 동물들이 어떤 기분을 느꼈는지도 알아보았다. 그는 나에게 "저 얼굴 좀 보세요! 기분이 좋아 보여요."라고 말했다. 치료사, 부모, 교사가 이러한 놀이, 창작, 상상력의 과정을 존중해줄 때 아이와의 의사소통과 관계성이 강화되고 아이에 대한 더 확고한 이미지가 생겨날 것이다.

Note

이 모래 상자는 『자폐증: 전통치료와 표현예술 접근법(Autism: Traditional Therapies and Expressive Art Approaches)』이라는 실습 시연 과정에서 한 아이와 함께 만든 것이다. 2018년 11월, 인도 델리.

참조

American Psychiatric Association. (1980). *Diagnostic and statistical manual of mental disorders* (3rd ed.). American Psychiatric Publishing.

American Psychiatric Association. (1994). *Diagnostic and statistical manual of mental disorders* (4th ed.). American Psychiatric Publishing.

American Psychiatric Association. (2013). *Diagnostic and statistical manual of mental disorders* (5th ed.). American Psychiatric Publishing.

Ariel, C., & Naseef, R. (2005). *Voices from the spectrum: Parents, grandparents, siblings, people with autism, and professionals share their wisdom.* Jessica Kingsley Publishers.

Ashton, D. (Ed.). (1988). *Picasso on art.* DaCapo.

Askham, A. V. (2020, July 3). Sensory networks overly connected early in autism. *Spectrum.* www.spectrumnews.org/news/sensory-networks-overconnected-early-in-autism/?utm_source=Spectrum+Newsletters&utm_campaign=30516b718f-EMAIL_CAMPAIGN_2020_07_02_01_47&utm_medium=email&utm_term=0_529db1161f-30516b718f-168619701

Athanasiou, F., & Karkou, V. (2017). Establishing relationships with children with autism spectrum disorders through dance movement psychotherapy. In S. Daniel & C. Trevarthen (Eds.), *Rhythms of relating in children's therapies: Connecting creatively with vulnerable children* (pp. 272-292). Jessica Kingsley Publishers.

Attwood, T. (1997). *The complete guide to Asperger's syndrome.* Jessica Kingsley Publishers.

Attwood, T. (2000). In the spotlight: Tony and Temple face to face. *Current Topics in Psychology.* www.fenichel.com/Temple-Tony.html

Attwood, T. (2006). Asperger's syndrome and problems related to stress. In G. Baron, J. Groden, G. Groden, & G. Lipsitt (Eds.), *Stress and coping in autism* (pp. 351-371). Oxford University Press.

Badenoch, B. (2008). *Being a brain-wise therapist: A practical guide to interpersonal neurobiology.* W. W. Norton and Company.

Badenoch, B., & Bogdan, N. (2012). Safety and connection the neurobiology of play. In L. Gallo-Lopez & L. Rubin (Eds.), *Play-based interventions for children and adolescents with autism spectrum disorders* (pp. 3–18). Routledge.

Baron, G., Groden, J., Groden, G., & Lipsitt, L. (Eds.). (2006). *Stress and coping in autism.* Oxford University Press.

Barron-Cohen, S., & Wheelwright, S. (2004). The empathy quotient: An investigation of adults with Asperger Syndrome or high functioning autism, and sex differences. *Journal of Autism and Developmental Disorders, 34*(2), 163–175.

Bauman, M. L. (2015). Foreword to the new edition. In S. M. Edleson (Ed.), *Infantile autism: The syndrome and its implications for a neural theory of behavior by Bernard Rimland, Ph.D.* (pp. 13–15). Jessica Kingsley Publishers.

Berger, D. (2002). *Music therapy, sensory integration, and the autistic child.* Jessica Kingsley Publishers.

Bogdashina, O. (2016). Sensory perceptual issues in autism and Asperger syndrome. In *Different sensory experiences-different perceptual worlds.* Jessica Kingsley Publishers.

Bolte, S. (2020, June 5). *Pluralistic view of autism using the ICF* [Keynote]. INSAR Institute 2020: Developmental Stages of Autism Through a Research Lens.

Bousted, G. (2015, March 11). Debating the merits of "autism" as a diagnostic category. *Spectrum.* www.spectrumnews.org/opinion/cross-talk/cross-talk-debating-the-merits-of-autism-as-a-diagnostic-category/

Bromfield, R. (2010). *Doing therapy with children and adolescents with Asperger's syndrome.* John Wiley and Sons.

Brown, L. (2011). Autism FAQ. *Autistic Hoya.* www.autistichoya.com/p/introduction-to-autism-faqs-of-autism.html

Brown, L. (2019, July 21). Identity-first language. *Autistic Self Advocacy Network.* https://autisticadvocacy.org/about-asan/identity-first-language

Brown, S. (2010). *Play: How it shapes the brain, opens the imagination, and invigorates the soul.* Avery.

Cane, F. (1983). *The artist in each of us.* Art Therapy Publications.

CDC Autism and Developmental Disabilities Monitoring Network. (2018). *Community report from the Autism and Developmental Disabilities Monitoring (ADDM) Network: A snapshot of Autism Spectrum Disorder among 8-year-old children in multiple communities across the United States in 2014.* CDC. www.cdc.gov/ncbddd/autism/addm-community-report/documents/addm-community-report-2018-h.pdf

Chapman, L. (2014). *Neurobiologically informed trauma therapy with children and adolescents: Understanding mechanisms of change.* W. W. Norton and Company.

Chawla, D. (2019, July 3). Large study supports discarding the term 'high-functioning autism'. *Spectrum.* www.spectrumnews.org/news/large-study-supports-discarding-term-high-functioning-autism/

Chilton, G., & Wilkinson, R. (2017). *Positive art therapy theory and practice: Integrating positive psychology with art therapy.* Routledge.

Chown, N., Hughes, L., & Baker-Rogers, J. (2019). What about the other side of double empathy? A response to Alkhaldi, Sheppard and Mitchell's JADD article concerning mind-reading difficulties in autism. *Journal of Autism and Developmental Disorders, 50*(2), 683–684.

Cohen, B., Barnes, M., & Rankin, B. (1995). *Managing traumatic stress through art: Drawing from the center.* Sidran Press.

Collura, L. G. (2012a, March 27). *Leonora speaks: Interview with Jennifer Damian* [Radio broadcast]. Naturally Autistic ANCA.

Collura, L. G. (2012b, April 4). *Leonora speaks: Interview with Jennifer Damian* [Radio broadcast]. Naturally Autistic ANCA.

Collura, L. G. (2012c, May 2). *Leonora speaks: Interview with Jennifer Damian* [Radio broadcast]. Naturally Autistic ANCA.

Courtney, J. (2017). The art of utilizing the metaphorical elements of nature in ecopsychology play therapy. In A. Kopytin & M. Rugh (Eds.), *Environmental expressive therapies: Nature-assisted theory and practice* (pp. 100–122). Routledge.

Cozolino, L. (2010). *The neuroscience of psychotherapy.* W. W. Norton and Company.

Crain, W. (2005). *Theories of development.* Prentice Hall.

Crenshaw, D. (2011, November 5). Fawns in Gorilla Suits. *New England Play Therapy Conference,* Natick, MA.

Csikszentmihalyi, M. (2008). *Flow: The psychology of optimal experience.* Harper Perennial Modern Classics.

Daniel, S., & Trevarthen, C. (2017). Introduction: Rhythm from the beginning. In S. Daniel & C. Trevarthen (Eds.), *Rhythms of relating in children's therapies: Connecting creatively with vulnerable children* (pp. 9–11). Jessica Kingsley Publishers.

Dannecker, K. (2017). Edith Kramer's third hand: Intervention in art therapy. In L. Gerity & S. Annand (Eds.), *The legacy of Edith Kramer: A multifaceted view* (pp. 141–147). Routledge.

Darewych, O. (2018). Digital devices as creative expressive tools for adults with autism. In C. Malchiodi (Ed.), *Art therapy and digital technology* (pp. 317–332). Jessica Kingsley Publishers.

Davis, J. (2017). Drawing nature. In A. Kopytin & M. Rugh (Eds.), *Environmental expressive therapies: Nature-assisted theory and practice* (pp. 63–78). Routledge.

De Domenico, G. (2000). *Comprehensive guide to the use of sand tray in psychotherapy and transformational settings.* Vision Quest Images.

Deweert, S. (2013, May 27). Funding agency shifts focus away from diagnostic groups. *Spectrum.* www.spectrumnews.org/news/funding-agency-shifts-focus-away-from-diagnostic-groups/

Dolphin, M., Byer, A., Goldsmith, A., & Jones, R. (2014). *Psychodynamic art therapy practice with people on the autistic spectrum.* Routledge.

Elbrecht, C. (2012). *Trauma healing at the clay field: A sensorimotor art therapy approach.* Jessica Kingsley Publishers.

Elbrecht, C. (2018). *Healing trauma with guided drawing: A sensorimotor art therapy approach to bilateral body mapping*. North Atlantic Books.

Elkis-Abuhoff, D. (2009). Art therapy and adolescents with Asperger's Syndrome. In S. Brooke (Ed.), *The use of creative therapies with autism spectrum disorders* (pp. 19–42). Charles C. Thomas.

Evans, K., & Dubowski, J. (2001). *Art therapy with children on the autistic spectrum: Beyond words*. Jessica Kingsley.

Fox, L. (1998). Lost in space: The relevance of art therapy with clients who have autism or autistic features. In M. Rees (Ed.), *Drawing on difference: Art therapy with people who have learning difficulties* (pp. 73–91). Routledge.

Franklin, M. (2017). *Art as contemplative practice: Expressive pathways to the self*. SUNY Press.

Furfaro, H. (2017, November 20). Race, class contribute to disparities in autism diagnoses. *Spectrum*. www.spectrumnews.org/news/race-class-contribute-disparities-autism-diagnoses/

Gabriels, R. L. (2003). Art therapy with children who have autism and their families. In C. Malchiodi (Ed.), *Handbook of art therapy* (pp. 193–206). The Guilford Press.

Gallese, V. (2009). Mirror neurons, embodied simulation, and the neural basis of social identification. *Psychoanalytic Dialogues, 19*, 519–536. http://old.unipr.it/arpa/mirror/pubs/pdffiles/Gallese/Gallese%20PD%202009a.pdf

Gandini, L., Hill, L., Cadwell, L., & Schwall, C. (2005). *In the spirit of the studio: Learning from the atelier of Reggio Emilia*. Teachers College Press.

Gandini, L., & Kaminsky, J. (2005). The construction of the educational project. In C. Rinaldi (Ed.), *In dialogue with Reggio Emilia: Listening, researching, and learning* (pp. 121–136). Routledge.

Gaskill, R., & Perry, D. (2014). The neurobiological power of play: Using the neurosequential model of therapeutics to guide play in the healing process. In C. Malchiodi & D. Crenshaw (Eds.), *Creative arts and play therapy for attachment problems* (pp. 178–194). The Guilford Press.

Gerity, L., & Annand, S. (Eds.). (2017). *The legacy of Edith Kramer: A multifaceted view*. Routledge.

Gil, E., Konrath, E., Shaw, J., Goldin, M., & McTaggart Bryan, H. (2014). Integrative approach to play therapy. In D. Crenshaw & A. Stewart (Eds.), *Play therapy: A comprehensive guide to theory and practice* (pp. 99–113). The Guilford Press.

Goebl-Parker, S., & Richardson, J. (2011). Inspiring our pedagogical imagination: Education through relationships, materials, and images. *Journal of Pedagogy, Pluralism, and Practice, 4*(3), 71–87. https://digitalcommons.lesley.edu/cgi/viewcontent.cgi?article=1139&context=jppp

Goldberg, L. (2013). *Yoga therapy for children with autism and special needs*. W. W. Norton and Company.

Goucher, C. (2012). Art therapy: Connecting and communicating. In L. Gallo-Lopez & L. Rubin (Eds.), *Play-based interventions for children and adolescents with autism spectrum disor-*

ders (pp. 295‑316). Routledge.

Grandin, T. (1996). *Emergence: Labelled autistic.* Warner Books.

Grandin, T. (2006a). *Thinking in pictures: My life with autism.* Vintage.

Grandin, T. (2006b, June). *VSA keynote presentation.* Bold Steps, Washington, DC.

Grandin, T. (2015, July 11). The autistic brain [Masterclass]. *46th annual conference of the American Art Therapy Association*, Minneapolis.

Grandin, T. (2017, October 4). *An evening with Temple Grandin.* University of Massachusetts.

Grandin, T., & Moore, D. (2016). *The loving push: How parents and professionals can help spectrum kids become successful adults.* Future Horizons.

Grandin, T., & Panek, R. (2013). *The autistic brain: Helping different kinds of minds succeed.* Mariner Books.

Grandin, T., & Scariano, M. (2005). *Emergence: Labelled autistic.* Grand Central Publishing.

Grant, R. J. (2017a). *AutPlay therapy for children and adolescents on the autism spectrum: A behavioral play-based approach* (3rd ed.). Routledge/Taylor & Francis Group.

Grant, R. J. (2017b, August 27). *Using art and play in play therapy with children diagnosed with Autism Spectrum Disorders.* Online Play Therapy Summit.

Gray, C. (2002). Welcome to the Jenison Autism Journal: The SCERTS model. *Jenison Autism Journal, 14*(4).

Green, E. (2012). The Narcissus myth, resplendent reflections, and self-healing: A Jungian perspective on counseling a child with Asperger's Syndrome. In L. Gallo-Lopez & L. Rubin (Eds.), *Play-based interventions for children and adolescents with autism spectrum disorders.* Routledge.

Greenspan, S. (1996). *The growth of the mind.* Addison Wesley.

Greenspan, S. (2012). Listen to Dr. Greenspan. *The Greenspan Floortime Approach.* www.stanleygreenspan.com/blog

Greenspan, S., & Shanker, S. (2004). *The first idea: How symbols, language, and intelligence evolved from our primate ancestors to modern humans.* Da Capo Press.

Greenspan, S., & Wieder, S. (1998). *The child with special needs.* Perseus Books.

Greenspan, S., & Wieder, S. (2009). *Engaging autism: Using the Floortime approach to help children relate, communicate, and think.* Da Capo Press.

Guest, J. D., & Ohrt, J. H. (2018). Utilizing child-centered play therapy with children diagnosed with autism spectrum disorder and endured trauma: A case example. *International Journal of Play Therapy, 27*(3), 157‑165. https://doi.org/10.1037/pla0000074

Happe, F. (2011, March 29). Why fold Asperger syndrome into autism spectrum disorder in the DSM-5? *Spectrum.* www.spectrumnews.org/opinion/viewpoint/why-fold-asperger-syndrome-into-autism-spectrum-disorder-in-the-dsm-5/

Hass-Cohen, N., & Findlay, J. (2015). *Art therapy and the neuroscience of relationships, creativity, and resiliency.* W.W. Norton and Company.

Henley, D. (1992). *Exceptional children exceptional art: Teaching art to children with special needs.* Davis Publications.

Henley, D. (2002). *Clayworks in art therapy: Plying the sacred circle.* Jessica Kingsley Publishers.

Henley, D. (2018). *Creative response activities for children on the spectrum: A therapeutic and educational memoir.* Routledge.

Herbert, M. (2012). *The autism revolution.* Ballantine Books.

Hillman, H. (2018). Child-centered play therapy as an intervention for children with autism: A literature review. *International Journal of Play Therapy, 27*(4), 198–204. https://doi.org/10.1037/pla0000083

Hinz, L. (2009). *Expressive therapies continuum: A framework for using art in therapy.* Routledge.

Hosseini, D. (2012). *The art of autism: Shifting perceptions.* The Art of Autism.

Hull, K. (2014). Play therapy with children on the autism spectrum. In D. Crenshaw & A. Stewart (Eds.), *Play therapy: A comprehensive guide to theory and practice* (pp. 400–414). The Guilford Press.

ICF. (2017). ICF core set for Autism Spectrum Disorder (ASD). *ICF Research Branch.* www.icf-research-branch.org/icf-core-sets-projects2/other-health-conditions/icf-core-set-for-autism-spectrum

Interdisciplinary Council on Developmental and Learning Disorders (Organization). (2000). *Clinical practice guidelines: Redefining the standards of care for infants, children, and families with special needs.* Zero to Three Press.

Jaswal, V., & Akhtar, N. (2018, June 19). *Being vs. appearing socially uninterested: Challenging assumptions about social motivation in autism.* Cambridge University Press. www.cambridge.org/core/journals/behavioral-and-brain-sciences/article/abs/being-versus-appearing-socially-uninterested-challenging-assumptions-about-social-motivation-in-autism/4E75B5E49CC0061E65A4D78552482AF9

Josefi, O., & Ryan, V. (2004). Non-directive play therapy for young children with autism: A case study. *Clinical Child Psychology and Psychiatry, 9*(4), 533–551. https://doi.org/10.1177/1359104504046158

Junge, M. B. (2007). The art therapist as social activist: Reflections on a life. In F. Kaplan (Ed.), *Art therapy and social action* (pp. 40–58). Jessica Kingsley Publishers.

Kagin, S., & Lusebrink, V. (1978). The expressive therapies continuum. *Art Psychotherapy, 5,* 171–180.

Kanner, L. (1943). Autistic disturbances of affective contact. *Nervous child, 2,* 217–250.

Kapitan, L. (2013). Art therapy's sweet spot between art, anxiety, and the flow experience. *Art Therapy: Journal of the American Art Therapy Association, 30*(2), 54–55.

Kaplan, F. (Ed.). (2007). *Art therapy and social action: Treating the world's wounds.* Jessica Kingsley Publishers.

Kaplan, F. (2016). Social action art therapy. In D. Gussak & M. Rosal (Eds.), *The Wiley handbook of art therapy* (pp. 787–793). John Wiley and Sons.

Kaplan, F. (2018, June 10). Art therapists for human rights Facebook page. *Art Therapists for Human Rights.* www.facebook.com/AT4HR/

Karpov, Y. (2005). *The neo-Vygotskian approach to child development.* Cambridge University Press.

Kaufman, S. B. (2012, April 9). Conversation with prodigious savant Daniel Tammet. *The Creativity Post.* www.creativitypost.com/conversations/conversation_with_daniel_tammet

Kellman, J. (2001). *Autism, art and children: The stories we draw.* Bergin and Garvey.

Kestly, T. (2014). *The interpersonal neurobiology of play: Brain building interventions for emotional well-being.* Norton.

Khalsa, S. (1998). *Fly like a butterfly: Yoga for children.* Sterling.

Khalsa, S. (2016). *The yoga way to radiance: How to follow your inner guidance and nurture children to do the same.* Llewellyn Publications.

Kim, J. A., Szatmari, P., Bryson, S. E., Streiner, D. L., & Wilson, F. J. (2000). The prevalence of anxiety and mood problems among children with autism and Asperger syndrome. *Autism, 4*(2), 117–132. https://doi.org/10.1177/1362361300004002002

King, J. (2016). Art therapy: A brain-based profession. In D. Gussak & M. Rosal (Eds.), *The Wiley handbook of art therapy* (pp. 77–89). John Wiley and Sons.

Kopytin, A., & Rugh, M. (Eds.). (2017). *Environmental expressive therapies: Nature-assisted theory and practice.* Routledge.

Kossak, M. (2015). *Attunement in expressive arts therapy: Toward an understanding of embodied empathy.* Charles C. Thomas.

Kramer, E. (1979). *Childhood and art therapy: Notes on theory and application.* Schocken Books.

Kramer, E. (2000). *Art as therapy: Collected papers.* Jessica Kingsley Publishers.

Kranowitz, C. (2006). *The out of sync child: Recognizing and coping with sensory processing disorder.* Tarcher Perigree.

Kranowitz, C. (2018, March 24). The out of sync child [Keynote Presentation]. *Parenting matters conference,* Bradley Hospital, Barrington, RI.

Landolf, H. (2015). Appendix V: My brother, Mark Rimland. In S. M. Edelson (Ed.), *Infantile autism: The syndrome and its implications for a neural theory of behavior by Bernard Rimland, Ph. D.* (pp. 306–311). Jessica Kingsley Publishers.

Lara, J. (2016). *Autism movement therapy method: Waking up the brain.* Jessica Kingsley Publishers.

Lara, J., & Bowers, K. (2013, September/October). Expressive arts: Learning, growing, and expressing. *Autism Asperger's Digest.* http://autismdigest.com/expressive-arts-learning-growing-and-expressing

Lara, J., & Richardson, J. (2019). Energy and nature in the arts and play: Supporting autism. In *Natures et cultures en arts-Therapies: Revue annuelle de la Federation Francaise des Art-Therapeutes.* Federation Francaise des Art-Therapeutes.

Levine, K., & Chedd, N. (2007). *Replays: Using play to enhance emotional and behavioral development for children with autism spectrum disorders.* Jessica Kingsley Publishers.

Liebmann, M. (2004). *Art therapy for groups: A handbook of themes and exercises.* Routledge.

Lord, C. (2020, June 11). *Working with autistic individuals across the lifespan: Current perspectives* [Conference Presentation]. INSAR Institute Research Conference.

Lovecky, D. (2006). *Different minds: Gifted children with AD/HD, Asperger syndrome, and other learning deficits.* Jessica Kingsley Publishers.

Lowenfeld, V. (1975). *Creative and mental growth.* Macmillan.

Lusebrink, V. (1990). *Imagery and visual expression in therapy.* Plenum Press.

Lusebrink, V. (2016). Expressive therapies continuum. In D. Gussak & M. Rosal (Eds.), *The Wiley handbook of art therapy* (pp. 57–67). John Wiley and Sons.

Macari, S., Chen, X., Brunissen, L., Yhang, E., Brennan-Wydra, E., Vernetti, A., Volkmar, F., Chang, J., & Chawarska, K. (2021). Puppets facilitate attention to social cues in children with ASD. *Autism Research*, 1–11. https://doi.org/10.1002/aur.2552

Malchiodi, C. (2003). Art therapy and the brain. In C. Malchiodi (Ed.), *Handbook of art therapy* (pp. 16–24). The Guilford Press.

Malchiodi, C. (2010, October 31). Cool art therapy intervention #1: The art therapist's third hand. *Psychology Today.* www.psychologytoday.com/us/blog/arts-and-health/201010/cool-art-therapy-intervention-1-the-art-therapist-s-third-hand

Malchiodi, C. (Ed.). (2011). *Handbook of creative arts therapy.* The Guilford Press.

Malchiodi, C. (2020). *Trauma and expressive arts therapy: Brain, body and imagination in the healing process.* The Guilford Press.

Malchiodi, C., & Crenshaw, D. (2014). *Creative arts and play therapy for attachment problems.* The Guilford Press.

Malchiodi, C., & Crenshaw, D. (2017). *What to do when children clam up in psychotherapy: Interventions to facilitate communication.* The Guilford Press.

Martin, N. (2009). *Art as an early intervention tool for children with autism.* Jessica Kingsley Publishers.

Mastrangelo, S. (2009). Harnessing the power of play: Opportunities for children with autism spectrum disorders. *TEACHING Exceptional Children*, *41*, 34–44.

McCarthy, D. (2007). *If you turned into a monster.* Jessica Kingsley Publishers.

McGarry, L. M., & Russo, F. A. (2011). Mirroring in dance/movement therapy: Potential mechanisms behind empathy enhancement. *The Arts in Psychotherapy*, *38*(3), 178–184.

McNiff, S. (1995). Keeping the studio. *Art Therapy: The Journal of the American Art Therapy Association*, *12*(3), 179–183. https://doi.org/10.1016/j.aip.2011.04.005

McNiff, S. (1998). *Trust the process: An artist's guide to letting go.* Shambhala Publications.

McNiff, S. (2011, September 21). Arts therapies and the intelligence of feeling [Keynote Address]. *European creative arts therapies conference.* Lucca, Italy.

McNiff, S. (2015). *Imagination in action: Secrets for unleashing creative expression.* Shambhala Publications.

McNiff, S. (2017). Forward: Artistic expression as a force of nature. In A. Kopytin & M. Rugh (Eds.), *Environmental expressive therapies: Nature-assisted theory and practice* (pp. ix–xii). Routledge.

Miller, A., & Eller-Miller, E. (1989). *From ritual to repertoire: A cognitive-developmental systems approach with behavior-disordered children.* John Wiley and Sons.

Miller, E. (2008). *Autism through art: The girl who spoke with pictures.* Jessica Kingsley Publishers.

Miller, L., Goodwin, M., & Sullivan, J. (2015). Rimland's contributions: The role of sensory processing challenges in autism spectrum disorders. In E. Edelson (Ed.), *Infantile autism: The syndrome and its implications for a neural theory of behavior* (pp. 149–155). Jessica Kingsley Publishers.

Mills, J. (2014). Storyplay: A narrative play therapy approach. In D. Crenshaw & A. Stewart (Eds.), *Play therapy: A comprehensive guide to theory and practice.* The Guilford Press.

Milton, D. (2012). On the ontological status of autism: The double empathy problem. *Disability and Society, 27,* 883–887.

Mitchell, P. (2016). *Mindreading as a transactional process: Insights from autism.* Routledge.

Moat, D. (2013). *Integrative psychotherapeutic approaches to autism spectrum conditions.* Jessica Kingsley Publishers.

Moon, B. (2008). *Introduction to art therapy: Faith in the process.* Charles C. Thomas.

Moon, C. (2010). *Materials and media in art therapy: Critical understandings of diverse artistic vocabularies.* Routledge.

Mullin, J. (2015). *Drawing autism.* Akashic Books.

Mundy, P. (2020, June 3). *Developmental stages of autism through a research lens* [Keynote Presentation]. INSAR.

Muzikar, D. (2016, October 5). An interview with Steve Silberman, author of Neurotribes. *The Art of Autism.* https://the-art-of-autism.com/an-interview-with-steve-silberman-author-of-neurotribes/

Myers, M. (2009). Reaching through the silence: Play therapy in the treatment of children with autism. In S. Brooke (Ed.), *The use of the creative therapies with autism spectrum disorders* (pp. 123–139). Charles C. Thomas.

Nader-Grosbois, N., & Mazzone, S. (2014). Emotion regulation, personality and social adjustment in children with autism spectrum disorders. *Psychology, 5,* 1750–1767. https://doi.org/10.4236/psych.2014.515182

Nemetz, L. D. (2006). Moving with meaning: The historical progression of dance/movement therapy. In S. L. Brooke (Ed.), *Creative arts therapies manual: A guide to the history, theoretical approaches, assessment, and work with special populations of art, play, dance, music, drama, and poetry therapies* (pp. 95–108). Charles C. Thomas.

Opar, A. (2019, April 24). In search of truce in the autism wars. *Spectrum.* www.spectrumnews.org/features/deep-dive/search-truce-autism-wars/

Orbach, N. (2020). *The good enough studio: Art therapy through the prism of space, matter, and action.* Nona Orbach.

Osborne, N. (2017). Love, rhythm, and chronobiology. In S. Daniel & C. Trevarthen (Eds.), *Rhythms of relating in children's therapies: Connecting creatively with vulnerable children* (pp. 14–27). Jessica Kingsley Publishers.

Park, C. (2001). *Exiting nirvana: A daughter's life with autism*. Little Brown and Company.

Penfold, L. (2019, March 12). Vygotsky on collective creativity. *Art. Play. Children. Learning.* www.louisapenfold.com/collective-creativity-vygotsky/

Pliske, M., & Balboa, L. (2019). *Integrating yoga and play therapy: The mind-body approach for healing adverse childhood experiences*. Jessica Kingsley Publishers.

Porges, S. (2011). *The polyvagal theory*. W. W. Norton and Company.

Prizant, B. (2015). *Uniquely human: A different way of seeing autism*. Simon and Schuster.

Prizant, B., Wetherby, A., Rubin, E., Laurent, A., & Rydell, P. (2006). *The SCERTS model: A comprehensive educational approach for children with autism spectrum disorders*. Paul H. Brookes Publishing.

Prizant, B., Wetherby, A., & Rydell, P. (2000). Communication intervention issues for children with autism spectrum disorders. In A. Wetherby & B. Prizant (Eds.), *Autism spectrum disorders: A transactional developmental perspective, volume 9* (pp. 193–224). Paul H. Brookes.

Proulx, L. (2002). *Strengthening emotional ties through parent-child-dyad art therapy*. Jessica Kingsley Publishers.

Ray, D., Sullivan, J., & Carllson, S. (2012). Relational intervention: Child-centered play therapy with children on the autism spectrum. In L. Gallo-Lopez & L. Rubin (Eds.), *Play-based interventions for children and adolescents with autism spectrum disorders* (pp. 159–176). Routledge.

Regensburg, E. (2016, February 16). Why children on the spectrum benefit from art therapy as a required service. *The Art of Autism*. https://the-art-of-autism.com/why-children-on-the-spectrum-benefit-from-art-therapy-as-a-required-service/

Reggio Children (Organization). (1987). *The hundred languages of children*. Reggio Children.

Reggio Children (Organization). (2015). *International study group on children with special rights*, Emilia, Italy.

Rhyne, J. (1984). *The gestalt art experience: Creative process and expressive therapy*. Magnolia Street Publishers.

Richardson, J. (2009). Creating a safe space for adolescents on the autism spectrum. In S. Brooke (Ed.), *The use of creative therapies with autism spectrum disorders* (pp. 103–122). Charles C. Thomas.

Richardson, J. (2012). The world of the sandtray and the child on the autism spectrum. In L. Gallo-Lopez & L. Rubin (Eds.), *Play-based interventions for children and adolescents with autism spectrum disorders* (pp. 209–227). Routledge.

Richardson, J. (2016). Art therapy on the autism spectrum: Engaging the mind, brain, and sense. In D. Gussak & M. Rosal (Eds.), *The Wiley handbook of art therapy* (pp. 306–316). John Wiley and Sons.

Richardson, J., Gollub, A., & Wang, C. (2012). Inkdance: Body, mind, and Chinese medicine as sources for art therapy. In D. Kalmanowitz, J. Potash, & S. Chan (Eds.), *Art therapy in*

Asia: To the bone or wrapped in silk (pp. 65‒77). Jessica Kingsley Publishers.

Riley-Hall, E. (2012). *Parenting girls on the autism spectrum: Overcoming the challenges and celebrating the gifts.* Jessica Kingsley Publishers.

Rinaldi, C. (2007, June 27‒29). Teachers, children, and families as co-researchers [Keynote Presentation]. *NAREA conference*, Santa Monica, CA.

Robbins, A., & Sibley, L. (1976). *Creative art therapy.* Brunner/Mazel.

Ross, M. (2011). *Cultivating the arts in education and therapy.* Routledge.

Rubin, J. (2005). *Child art therapy.* John Wiley and Sons.

Schadler, G., & De Domenico, G. (2012). Sandtray-worldplay for people who experience chronic mental illness. *International Journal of Play Therapy, 21*(2), 87‒99.

Schuler, A., & Wolfberg, P. (2000). Promoting peer play and socialization: The art of scaffolding. In A. Wetherby & B. Prizant (Eds.), *Autism spectrum disorders a transactional developmental perspective* (pp. 251‒278). Paul. H. Brookes.

Schweizer, C., Knorth, E. J., & Spreen, M. (2014). Art therapy with children with autism spectrum disorders: A review of clinical case descriptions on "what works". *The Arts in Psychotherapy, 41*(5), 577‒593.

Sharma, S. (2020, August 11). Anshuman Kar, a non-verbal painter with autism, reveals hidden depths of feeling in his art. *Newz Hook.* https://newzhook.com/story/anshuman-kar-non-verbal-painter-autism-autistic-awesome-artist-ashu-action-for-autism-afa-shaloo-sharma-evoluer-solutions-instagram-artists-autistic/

Sheffer, E. (2019). *Asperger's children: The origins of autism in Nazi Vienna.* W.W. Norton and Company.

Shore, S. (2006a). *Beyond the wall: Personal experiences with autism and Asperger syndrome.* Autism Asperger Publishing Company.

Shore, S. (2006b). *Understanding autism for dummies.* John Wiley and Sons.

Shore, S. (2013). *Exploring autism—from the inside out—through movement and music* [Presentation]. Autism Movement Therapy, New York.

Siegel, D. (2012). *The developing mind: How relationships and the brain interact to shape who we are.* The Guilford Press.

Siegel, D., & Bryson, T. (2012). *The whole brain child: Revolutionary strategies to nurture your child's developing mind survive everyday parenting struggles and help your child thrive.* Delacourte Press.

Siegel, D., & Hartzell, M. (2013). *Parenting from the inside out: How a deeper self-understanding can help you raise children who thrive.* Tarcher.

Silberman, S. (2015). *Neurotribes: The legacy of autism and the future of neurodiversity.* Avery.

Silberman, S., & Foye, R. (2020, May 6). Steve Silberman with Raymond Foye (No. 37) [Interview]. In *The New Social Environment.* The Brooklyn Rail. https://brooklynrail.org/events/2020/05/06/steve-silberman-with-raymond-foye/

Stagnitti, K., & Pfeifer, L. I. (2017). Methodological considerations for a directive play therapy approach for children with autism and related disorders. *International Journal of Play Thera-*

py, 26(3), 160–171. https://doi.org/10.1037/pla0000049

Steele, W., & Malchiodi, C. (2012). *Trauma informed practices with children and adolescents.* Routledge.

Stern, D. (1985). *The interpersonal world of the infant: A view from psychoanalysis and developmental psychology.* Basic Books, Inc.

Swank, J. M., Walker, K. L. A., & Shin, S. M. (2020). Indoor nature-based play therapy: Taking the natural world inside the playroom. *International Journal of Play Therapy, 29*(3), 155–162. https://doi.org/10.1037/pla0000123

Tortora, S. (2006). *The dancing dialogue: Using the communicative power of movement with young children.* Brookes Publishing.

Treffert, D. (2013, April 12). Darold Treffert M. D. talks about myths about autism and savant artists. *The Art of Autism.* https://the-art-of-autism.com/dr-darold-treffert-myths-about-autism/?fbclid=IwAR0t5rwPnYNYj-IAjPVSSs89wGSNDl7BA2uLxoumq4Izeb2KG1CjMqR-6bgU

Trevarthen, C. (2017). Health and happiness grow in play. In S. Daniel & C. Trevarthen (Eds.), *Rhythms of relating in children's therapies* (pp. 28–44). Jessica Kingsley Publishers.

University of Western Australia. (2019, June 20). Researchers call for the term 'high functioning autism' to be consigned to history. *Medical Xpress.* https://medicalxpress.com/news/2019-06-term-high-functioning-autism-consigned.html

Van Briessen, F. (1998). *The way of the brush: Painting techniques of China and Japan.* Charles E. Tuttle.

Van Lith, T., Stallings, J., & Harris, C. (2017). Discovering good practice for art therapy with children who have autism spectrum disorder: The results of a small scale survey. *Arts in Psychotherapy, 54*, 78–84.

Vecchi, V. (2010). *Art and creativity in Reggio Emilia: Exploring the role and potential of ateliers in early childhood education.* Routledge.

Vecchi, V., & Giudici, C. (Eds.). (2004). *Children, art, artists: The expressive languages of children, the artistic language of Alberto Burri.* Reggio Children.

Vygotsky, L. (1978). *Mind in society: The development of higher psychological processes.* Harvard University Press.

Wadeson, H. (1987). *The dynamics of art psychotherapy.* John Wiley and Sons.

Walker, N. (2014, March 1). What is autism? *Neurocosmopolitanism.* https://neurocosmopolitanism.com/what-is-autism/

Weinstock, C. (2019, July 31). The deep emotional ties between depression and autism. *Spectrum.* www.spectrumnews.org/features/deep-dive/the-deep-emotional-ties-between-depression-and-autism/

Weiser, J. (1999). *Phototherapy techniques: Exploring the secrets of personal snapshots and family albums* (2nd ed.). PhotoTherapy Centre Press.

Werner, H. (2012). *Comparative psychology of mental development.* Percheron Press.

Wetherby, A. M., & Prizant, B. M. (Eds.). (2000). *Autism spectrum disorders: A transactional developmental perspective*. Paul H. Brookes Publishing.

Wetherby, A. M., Prizant, B. M., & Schuler, A. (2000). Understanding the nature of communication and language impairments. In A. M. Wetherby & B. Prizant (Eds.), *Autism spectrum disorders a transactional developmental perspective* (pp. 109–142). Paul. H. Brookes.

WHO. (2021, June 1). Autism spectrum disorders. *World Health Organization*. www.who.int/news-room/fact-sheets/detail/autism-spectrum-disorders

Wilkerson, L. (2008, November 20). Sidecars follow-up session [Panelist, Plenary Session]. *American Art Therapy Association conference*, Cleveland, OH.

Wing, L. (1997). The history of ideas on autism. Legends, myths, and reality. *Autism: The International Journal of Research and Practice*, *1*(1), 13–23.

Wing, L. (2005). Reflections on opening Pandora's box. *Journal of Autism and Developmental Disorders*, *35*(2), 197–203. www.researchgate.net/journal/Journal-of-Autism-and-Developmental-Disorders-1573-3432

Winnicott, D. (2005). *Playing and reality* (2nd ed.). Routledge.

Wolfberg, P. (2003). *Play and imagination in children with autism*. Teachers College Press.

Wright, J. (2015, January 2). Questions for Eric London: Alternative diagnoses for autism. *Spectrum*. www.spectrumnews.org/opinion/questions-for-eric-london-alternative-diagnoses-for-autism/

Zeldovich, L. (2018, May 9). Why the definition of autism needs to be refined. *Spectrum*. www.spectrumnews.org/features/deep-dive/definition-autism-needs-refined/

Zero to three (Organization). (2016). *DC:0–5: Diagnostic classification of mental health and developmental disorders of infancy and early childhood*. Zero to Three Press.

Zoja, E. (2011). *Sandplay in vulnerable communities: A Jungian approach*. Routledge.

Index

영문 찾아보기

A

E

F

S